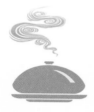

中等职业教育专业技能课教材

中等职业教育中餐烹饪专业系列教材

营养餐设计与制作

YINGYANGCAN SHEJI YU ZHIZUO（第2版）

主　　编　刘　玥

副主编　蔡圣明　王惠华

参　　编　甘晓伟　徐　倩　陈　恋

　　　　　师　萱　张　科　杨　宁　张克祥

U0280304

重庆大学出版社

内容提要

本书是参照国家营养餐配餐员和公共营养师的职业标准,结合烹饪营养专业和餐饮管理服务专业学生的实际工作,以人群配膳为主线,将儿童、青少年、老年人营养配餐的设计与制作内容进行精练,编写而成的一本烹饪专业教材。作者将营养配餐食谱设计与编制,菜点的营养价值评价和营养标签制作,膳食质量调查及评估,中式筵席的营养设计原则及分析等知识贯穿其中。全书内容丰富、条理清晰,知识性、实用性强,可作为中职中餐烹饪与营养、西餐烹饪与营养、食品工艺、餐饮服务等专业的配套教材,也可作为在职厨师、服务员、营养配餐员的培训教材和提高营养知识的辅助资料。

图书在版编目(CIP)数据

营养餐设计与制作 / 刘玥主编. -- 2版. -- 重庆:
重庆大学出版社,2023.2
中等职业教育中餐烹饪专业系列教材
ISBN 978-7-5689-0376-9

Ⅰ.①营… Ⅱ.①刘… Ⅲ.①膳食营养—中等专业学
校—教材 Ⅳ.①R151.3

中国版本图书馆CIP数据核字(2022)第022750号

中等职业教育中餐烹饪专业系列教材

营养餐设计与制作

(第2版)

主　编　刘　玥
副主编　蔡圣明　王惠华
策划编辑：沈　静

责任编辑：杨　敬　　版式设计：沈　静
责任校对：王　倩　　责任印制：张　策

*

重庆大学出版社出版发行
出版人：饶帮华
社址：重庆市沙坪坝区大学城西路21号
邮编：401331
电话：(023)88617190　88617185(中小学)
传真：(023)88617186　88617166
网址：http://www.cqup.com.cn
邮箱：fxk@cqup.com.cn(营销中心)
全国新华书店经销
重庆升光电力印务有限公司印刷

*

开本：787mm×1092mm　1/16　印张：14.75　字数：380千
2017年2月第1版　2023年2月第2版　2023年2月第5次印刷
印数：8 001—10 000
ISBN 978-7-5689-0376-9　定价：59.00元

中等职业教育中餐烹饪专业系列教材
主要编写学校

北京市劲松职业高中

北京市外事学校

上海市商贸旅游学校

上海市第二轻工业学校

广州市旅游商务职业学校

江苏旅游职业学院

扬州大学旅游烹饪学院·食品科学与工程学院

河北师范大学旅游学院

青岛烹饪职业学校

海南省商业学校

宁波市古林职业高级中学

云南省通海县职业高级中学（玉溪烹饪学校）

安徽省徽州学校

重庆市旅游学校

重庆商务职业学院

出版说明

2012年3月19日教育部职业教育与成人教育司印发《关于开展中等职业教育专业技能课教材选题立项工作的通知》（教职成司函〔2012〕35号），我社高度重视，根据通知精神认真组织申报，与全国40余家职教教材出版基地和有关行业出版社积极竞争。同年6月18日教育部职业教育与成人教育司致函（教职成司函〔2012〕95号）重庆大学出版社，批准重庆大学出版社立项建设中餐烹饪专业中等职业教育专业技能课教材。这一选题获批立项后，作为国家一级出版社和教育部职教教材出版基地的重庆大学出版社珍惜机会，统筹协调，主动对接全国餐饮职业教育教学指导委员会（以下简称"全国餐饮行指委"），在编写学校邀请、主编遴选、编写创新等环节认真策划，投入大量精力，扎实有序推进各项工作。

在全国餐饮行指委的大力支持和指导下，我社面向全国邀请了中等职业学校中餐烹饪专业教学标准起草专家、餐饮行指委委员和委员所在学校的烹饪专家学者、一线骨干教师，以及餐饮企业专业人士，于2013年12月在重庆召开了"中等职业教育中餐烹饪专业立项教材编写会议"，来自全国15所学校30多名校领导、餐饮行指委委员、专业主任和一线骨干教师参加了会议。会议依据《中等职业学校中餐烹饪专业教学标准》，商讨确定了25种立项教材的书名、主编人选、编写体例、样章、编写要求，以及配套电子教学资源制作等一系列事宜，启动了书稿的撰写工作。

2014年4月为解决立项教材各书编写内容交叉重复、编写体例不规范统一、编写理念偏差等问题，以及为保证本套立项教材的编写质量，我社在北京组织召开了"中等职业教育中餐烹饪专业立项教材审定会议"。会议邀请了时任全国餐饮行指委秘书长桑建先生、扬州大学旅游烹饪学院路新国教授、北京联合大学旅游学院副院长王美萍教授和北京外事学校高级教师邓柏庚组成审稿专家组对各本教材编写大纲和初稿进行了认真审定，对内容交叉重复的教材在编写内容划分、表述侧重点等方面作了明确界定，要求各门课程教材的知识内容及教学课时，要依据全国餐饮行指委研制、教育部审定的《中等职业学校中餐烹饪专业教学标准》严格执行，配套各本教材的电子教学资源坚持原创、尽量丰富，以便学校师生使用。

本套立项教材的书稿按出版计划陆续交到出版社后，我社随即安排精干力量对书稿的编辑加工、三审三校、排版印制等环节严格把关，精心安排，以保证教材的出版质量。此套立项教材第 1 版于 2015 年 5 月陆续出版发行，受到了全国广大职业院校师生的广泛欢迎及积极选用，产生了较好的社会影响。

在此套立项教材大部分使用 4 年多的基础上，为适应新时代要求，紧跟烹饪行业发展趋势和人才需求，及时将产业发展的新技术、新工艺、新规范纳入教材内容，经出版社认真研究于 2020 年 3 月整体启动了此套教材的第 2 版全新修订工作。第 2 版修订结合学校教材使用反馈情况，在立德树人、课程思政、中职教育类型特点，以及教材的校企"双元"合作开发、新形态立体化、新型活页式、工作手册式、1+X 书证融通等方面做出积极探索实践，并始终坚持质量第一，内容原创优先，不断增强教材的适应性和先进性。

在本套教材的策划组织、立项申请、编写协调、修订再版等过程中，得到教育部职成司的信任、全国餐饮职业教育教学指导委员会的指导，还得到众多餐饮烹饪专家、各参编学校领导和老师们的大力支持，在此一并表示衷心感谢！我们相信此套立项教材的全新修订再版会继续得到全国中职学校烹饪专业师生的广泛欢迎，也诚恳希望各位读者多提改进意见，以便我们在今后继续修订完善。

重庆大学出版社

2021 年 7 月

前 言

（第 2 版）

随着社会经济的快速发展、现代营养科学知识的普及，人们越来越重视生活的品质。虽然人们的生活水平得到很大提高，但是因为人们的食物和营养状况的改善很不平衡，所以营养不足和营养缺乏病仍然突出。加上消费者饮食观念的变化，将会引导餐饮行业向重视营养膳食的方向发展。餐饮行业从业人员要符合社会发展需求，就需要增加膳食营养搭配知识，确保菜品营养品质，以满足我国居民膳食消费和营养状况的生理需求和心理需求。本书是根据教育部提出的中等职业学校专业课程改革和教材编写要求，根据中等职业教育中餐烹饪专业人才培养目标来编写的。编者编写本书的目的是让学生掌握现代烹调操作技术和营养膳食组配制作技能，使学生具备一定的创新能力，能从事生产服务管理一线工作，满足我国居民各类人群膳食需求。

本书在内容上力求满足行业需求，从应用角度出发，结合学生基础知识和操作能力，尽量做到让实例具有可操作性、代表性、典型性。本书共有 7 个项目，主要包括营养配餐食谱设计与编制，菜点的营养价值评价和营养标签制作，膳食质量调查及评估，儿童营养配餐的设计与制作，青少年人群营养配餐的设计与制作，老年人群营养配餐的设计与制作，中式筵席的营养设计原则及分析。本书编写以项目教学法为主，每个项目中设计了项目导学、案例导入、任务布置、任务实施、知识拓展、练习与思考等环节，并将配餐菜品用图片、表格等形式呈现出来，让学生能有更加直观的认识。第 2 版中各种营养素的相关数据在 2013 年版《中国居民膳食营养摄入量表》的基础上进行更新，营养配餐食谱案例中的数据按照此次更新重新计算。各类人群营养标准按照 2022 年中国营养学会编写的《中国居民膳食指南.2022》进行更新，各种食物营养成分按照 2021年《中国各种食物营养成分表》进行更新。更新以后的数据将更好地为我们的健康营养生活做出理论指导，更符合现在人群的生活需求。

　　本书在编写过程中充分征求了烹饪专家和营养专家的意见和建议，由全国职业院校技能大赛烹饪专业优秀理论指导教师、重庆市旅游学校烹饪营养学科带头人刘玥担任主编，并负责本书统稿工作。由刘玥老师与上海、苏州多年从事营养学教学、中餐烹饪教学的专业教师，中药研究院的教师，以及工作在烹饪行业一线的专家、技术能手共同编写完成。本书由上海市商贸旅游学校烹饪专业学科带头人蔡圣明，重庆市旅游学校烹饪高级教师、中国烹饪大师、餐饮业国家级评委王惠华担任副主编。本书共7个项目，其中，项目1由重庆市旅游学校徐倩编写；项目2由重庆市中药研究院师萱编写；项目3由徐倩、刘玥和张克祥共同编写；项目4由重庆商务高级技工学校陈恋编写；项目5由刘玥编写，菜品由王惠华制作；项目6由江苏省苏州市电子信息技工学校甘晓伟编写；项目7由上海市商贸旅游学校蔡圣明和上海市第二轻工业学校杨宁共同编写。感谢重庆市尊森餐饮管理有限公司总经理张科提供的支持。本书在编写过程中参考和借鉴了部分资料，在此向原作者表示感谢。本书不仅可以作为烹饪专业学生学习营养配餐设计的教材，也可以作为重视自身营养健康人群的休闲阅读书籍。

　　由于编者水平有限，书中难免有不妥之处，希望各位专家学者、广大同人和读者批评指正。

编　者

2022 年 12 月

前　言

（第 1 版）

随着社会经济的快速发展和现代营养科学知识的普及，人们从重美味的基础上，开始追求吃得健康。如何吃得营养、吃得健康已成为餐饮消费者关注的焦点。消费者饮食观念的重大变化，必然引导中餐行业向重视营养膳食方向发展。这要求餐饮从业人员逐步增加膳食营养搭配知识，确保菜品营养品质。本书是根据教育部职业教育与成人教育司提出的课程改革和教材编写要求，根据中等职业教育中餐烹饪与营养膳食专业人才培养目标，为培养掌握现代烹调操作技术和营养膳食组配制作技能，具备一定的创新能力，从事生产、服务、管理一线工作，满足餐饮业需求的高素质劳动者而编写的。

本书由多年从事烹饪学、营养学的中职教师和研究院的老师编写。全书根据学生的基础知识和行业从业要求，从应用角度出发，较为系统地阐述了营养配餐食谱的设计原则、要求和几种人群营养配餐的设计与制作。本书的主要内容有营养配餐食谱设计与编制，菜点的营养价值评价和营养标签制作，膳食质量调查及评估，儿童营养配餐的设计与制作，青少年人群营养配餐的设计与制作，老年人群营养配餐的设计与制作，中式筵席的营养设计原则及分析。全书编写以项目教学法为主，每个项目中设计了项目导学、案例导入、任务布置、任务实施、知识拓展、练习与思考几个环节，并将配膳菜品用图片、表格形式呈现出各个步骤，让学生有直观的认识。

本书在编写过程中，充分征求了烹饪专家和营养学专家的意见和建议，由重庆市旅游学校烹饪营养学科带头人刘玥担任主编，并负责本书统稿工作。由上海市商贸旅游学校烹饪专业学科带头人蔡圣明，重庆市旅游学校烹饪高级教师、中国烹饪大师、餐饮业国家级评委王惠华担任副主编。本书共 7 个项目，其中，项目 1 由重庆市旅游学校徐倩编写；项目 2 由重庆市中药研究院师萱编写；

项目 3 由徐倩、刘玥和张克祥共同编写；项目 4 由重庆商务高级技工学校陈恋编写；项目 5 由刘玥编写，菜品由王惠华制作；项目 6 由江苏省苏州市电子信息技工学校甘晓伟编写；项目 7 由上海市商贸旅游学校蔡圣明和上海市第二轻工业学校杨宁共同编写。感谢重庆市尊森餐饮管理有限公司总经理张科提供的支持。本书在编写过程中参考和借鉴了部分资料，在此向原作者表示感谢。

由于作者水平有限，本书中不妥之处恳请各位专家学者和广大读者批评指正。

编　者
2017 年 1 月

目录

contents

目录

contents

项目 1

营养配餐食谱设计与编制

项目导学

✧《2002 年中国居民营养与健康状况调查报告》显示出许多膳食中的问题：城市居民膳食结构不尽合理，畜肉类及油脂消费过多；谷类食物消费偏低；城市居民谷类食物供能比仅为 47%，明显低于 55% ~ 65% 的合理范围；奶类、豆类制品摄入过低仍是全国居民普遍存在的问题；普遍存在铁、维生素 A 等微量营养素的缺乏；我国成人超重率为 22.8%，肥胖率为 7.1%，估计人数分别为 2.0 亿和 6 000 多万……

这些问题的出现与不合理的膳食结构和饮食习惯密切相关。事实证明，采用合理的措施对居民饮食进行干预，能在一定程度上改善营养不合理的状况。比如第二次世界大战以前，日本人身材较为矮小。战后，日本政府大力发展奶牛业，增加牛奶供应量，改善膳食结构。到 1992 年，日本人均消费牛奶量达到 68 kg，国民体质显著提高，特别是年轻人，平均身高比以前高多了。日本人总结发展奶牛生产、增强国民体质的经验，提出了"一杯牛奶强壮一个民族"的口号。

对于个人来说，也能通过营养配餐解决膳食结构不合理问题。作为营养配餐员，应该能根据不同就餐对象，综合运用营养、烹饪、食品原材料、食品化学、食品卫生学、中医滋补、养生理论等知识，通过科学合理的营养计算、食谱设计、烹饪原材料搭配及烹饪方法的改进，向就餐者提供既美味可口又营养均衡的膳食，使健康的人吃得更健康，使不健康的人吃出健康。

教学目标

知识教学目标

✧ 营养餐食谱编制的定义、意义和基本原则。

✧ 营养食谱的编制。

能力培养目标

✧ 掌握营养成分计算法的步骤。

✧ 掌握食物交换份法的使用方法。

✧ 能对已配制好的食谱进行合理的调整。

职业情感目标

✧ 树立合理的营养意识。

✧ 能将合理营养与美味烹饪相结合。

课时安排

✧ 10 课时。

任务 1　营养餐食谱编制的定义和意义

[课时安排]

1 课时。

[案例导入]

"爱加餐"——小力量，大不同

2008 年起，中国扶贫基金会开始实施爱加餐项目，通过为贫困地区小学生提供营养加餐、爱心厨房和营养知识培训，有效改善贫困地区儿童的营养状况。6 年来，爱加餐项目足迹遍布全国 6 个省、24 个市、39 个偏远山区的县区，为 14 万人次的贫困地区儿童提供了近 2 500 万份营养加餐，配备了 400 多个标准化的爱心厨房。爱加餐项目还携手联合国世界粮食计划署，为柬埔寨、尼泊尔、加纳挣扎在饥饿边缘的孩子们提供了膳食补充，实现了"粮食换教育"。

2013 年，中国扶贫基金会委托中国疾病预防控制中心营养与食品安全所，为在广西壮族自治区百色市田阳县（现田阳区）爱加餐项目学校中开展的爱加餐项目营养改善情况进行评估。中期报告显示，爱加餐项目促进了儿童身高的增长，学生中重度和轻度消瘦率明显下降。项目为贫困地区学生补充卤蛋和学生奶，结合改善厨房设施，是改善农村儿童营养状况的有效措施，也是操作性较强的营养改善措施。

这个项目的成功实施说明，只要能保证满足能量和营养素的要求，人体的营养状况就能得到改善。就算只是多了一盒牛奶、一个卤蛋，儿童的身体状况就大不一样。作为营养配餐员，应该能针对人群的营养需求进行合理配餐，满足人们营养需要，改善其身体状况。

本次课的主要任务是了解食谱和食谱编制的概念，理解营养餐食谱编制的意义。

1.1.1 营养餐食谱编制的定义

食谱泛指食物搭配与烹调方法的汇总，因为对非专业人士来说后者更为重要，所以现实生活中往往只注重味道，忽略了营养。食谱也可指膳食调配计划，即每日每餐主食、副食的名称与数量，要注意其规范性、科学性、可行性。

合理营养要求膳食能供给机体所需的全部营养素，并不能出现缺乏或过量的情况。平衡膳食则主要从膳食的方面保证营养素的需要，以达到合理营养，它不仅需要考虑食物中含有营养素的种类和数量，而且还必须考虑食物合理的加工方法、烹饪过程中如何提高消化率和减少营养素的损失等问题。

所谓营养餐食谱编制，就是按人们身体的需要，根据食物中各种营养物质的含量，设计一天、一周或一个月的食谱，使人体摄入的能量和营养素等比例合理，达到平衡膳食要求而制订膳食计划的过程。

营养餐食谱编制是一项技术性很强的工作，与人们的日常饮食直接相关。要做到营养配餐科学合理，需要一系列营养理论为指导。

1）中国居民膳食营养素参考摄入量（DRIs）

中国居民膳食营养素参考摄入量（DRIs）是每日平均膳食营养素摄入量的参考值，包括平均需要量（EAR）、推荐摄入量（RNI）、适宜摄入量（AI）和可耐受最高摄入量（UL）。制定DRIs的目的在于更好地指导人们进行膳食实践，评价人群的营养状况并为国家食物发展供应计划提供依据。

DRIs是营养配餐中能量和主要营养素的确定依据。DRIs中的RNI是个体适宜营养素摄入水平的参考值，是健康个体膳食摄入营养素的目标。

编制营养食谱时，首先需要以各营养素的推荐摄入量（RNI）为依据确定需要量，一般以能量需要量为基础。制定食谱后，还需要以各营养素的RNI为参考评价食谱的制定是否合理，如果与RNI相差不超过10%，说明编制的食谱合理可用，否则需要加以调整。

2）中国居民膳食指南和平衡膳食宝塔

膳食指南的目的就是合理营养，平衡膳食，促进健康。膳食指南的原则就是食谱设计的原则，营养食谱的制定需要根据膳食指南考虑食物种类、数量的合理搭配。

平衡膳食宝塔是膳食指南量化和形象化的表达，是人们在日常生活中贯彻膳食指南的工具。该宝塔中建议的各类食物的数量既以人群的膳食实践为基础，又兼顾食物生产和供给的发展，具有实际指导意义。

3）食物成分表

食物成分表是营养配餐工作必不可少的工具。通过食物成分表，在编制食谱时才能将营养素的需要量转化为食物的需要量，从而确定食物的品种和数量。

4）营养平衡理论

（1）膳食中3种宏量营养素需要保持一定的比例平衡

膳食中蛋白质、脂肪和碳水化合物除了各具特殊的生理功能外，其共同特点是提供人体所必需的能量。若按其各自提供的能量占总能量的百分比计，则蛋白质占 10% ~ 15%，脂肪占 20% ~ 30%，碳水化合物占 55% ~ 65%。打破这种适宜的比例，将不利于健康。

（2）膳食中优质蛋白质与一般蛋白质保持一定的比例

食物蛋白质中所含的氨基酸有 20 多种，其中有 9 种（包括组氨酸）是人体需要，但是不能在体内合成，必须由食物供给的必需氨基酸，人体对这 9 种必需氨基酸的需要量需要保持一定的比例。

在膳食构成中要注意将动物性蛋白质、一般植物性蛋白质和大豆蛋白质进行适当的搭配，并保证优质蛋白质（动物蛋白和豆类蛋白）占蛋白质总供给量的 1/3 以上。

（3）饱和脂肪酸、单不饱和脂肪酸和多不饱和脂肪酸之间的平衡

不同食物来源的脂肪，脂肪酸组成不同，有饱和脂肪酸、单不饱和脂肪酸和多不饱和脂肪酸。饱和脂肪酸可以使血胆固醇升高，不饱和脂肪酸特别是必需脂肪酸以及鱼贝类中的二十碳五烯酸（EPA）和二十二碳六烯酸（DHA）则具有多种有益的生理功能。

因此，必须保证食物中多不饱和脂肪酸的比例。动物脂肪相对含饱和脂肪酸和单不饱和脂肪酸多，多不饱和脂肪酸含量较少。植物油主要含不饱和脂肪酸。

两种必需脂肪酸亚油酸和 α- 亚麻酸主要存在于植物油中，鱼贝类食物含 EPA 和 DHA 相对较多。为了保证每日膳食能摄入足够的不饱和脂肪酸，必须保证油脂中植物油的摄入。

5）合理的饮食制度

即把全天食物按一定数量、质量、次数、时间进行合理分配的一种制度，这是实现合理营养的重要环节。合理的饮食制度原则包括以下几个方面：

（1）食物消化生理

人体对食物的消化吸收过程，包括食物中枢的兴奋抑制过程和胃肠道消化液的分泌过程。经过长期保持之后，人体对食物的消化吸收就形成条件刺激，只要到了用餐时间，就会出现食欲，预先分泌适当的消化液，使食物能充分被消化吸收利用。饮食安排与人体消化吸收规律相适应，可促进食物的消化吸收，否则就会导致消化功能的紊乱，妨碍食物的消化吸收。

（2）两餐的间隔时间

两餐间隔不能太长，也不能过短。时隔太长，会产生高度饥饿感觉，甚至降低血糖，影响工作效率；间隔太短，则影响食欲。

各种不同的食物在胃中停留的时间并不一致，通常混合食物为 4 ~ 8 h，所以两次进餐的适宜间隔时间也应在 4 ~ 8 h，每天 4 餐较为恰当。但考虑多数人的工作和生活制度，仍以每天 3 餐较为合适。特殊人群，如学龄儿童可安排加餐。

（3）生活工作制度

为了适应人体生理状况和工作需要，全天各餐食物分配的比例最好是午餐最多，早餐和晚餐较少，即早餐占 25% ~ 30%，午餐占 40%，晚餐占 30% ~ 35%。计算配餐时，可分别取 30%，40%，30% 的比例。

（4）用餐时间

用餐时间应该和生活工作制度相配合，一般早餐上午 7 时，午餐中午 12 时，晚餐下午 6 时，生活工作制度较特殊的人，如夜班工作者等，则参考其生活工作制度适当调整。

6）合理加工烹调

在食物的加工烹调过程中，可能产生有利和有害两个方面的影响。一方面，可使食品更易消化吸收，具有良好的感官性质、杀灭可能存在的微生物；另一方面，烹调过程中也可能发生营养素的破坏损失和一些有害物质的形成。合理地加工烹调食物时要权衡各种影响，满足人体的生理和心理需求；同时，一定要注意经常变换烹调加工的方法。

1.1.2　营养餐食谱编制的意义

①营养配餐可以将各类人群的膳食营养素参考摄入量具体落实到用膳者的每日膳食中，使他们能按需要摄入足够的能量和各种营养素，同时又防止营养素或能量的过高摄入。

②可根据群体对各种营养素的需要，结合当地食物的品种、生产季节、经营条件和厨房烹饪水平，合理选择各种食物，达到平衡膳食。

③通过编制营养食谱，可以指导食堂管理人员有计划地管理食堂膳食，也有助于家庭有计划地管理家庭膳食，并且有利于成本核算。

[知识拓展]

我国营养师的起源

由于人们对健康越来越重视，因此现在营养师、营养配餐员也越来越多。在很多人印象中，营养学是来自西方的学问，营养师更是在西方最先产生，那可真是大错特错了。早在公元前 5 世纪的周代，我国就出现了专职从事饮食调理工作的"食医"，而且地位在内外科医师之上。

我们祖先应用饮食养生保健的历史悠久，源远流长，它伴随着人类的生活实践逐渐发展起来。原始人通过长时间的尝试，逐渐把一些天然物产区别为食物、药物和毒物。《淮南子·修务训》记载："神农尝百草之滋味，水泉之甘苦，令民知所避就，当此之时，一日而遇七十毒。"这里所指的"毒"泛指食物、药物和毒物的天然品，"七十"泛指许多品种。

由于社会的发展和客观的需要，公元前 5 世纪的周代，出现了专职从事饮食调理工作的"食医"。这种食医为内外科医生等之上的医师。从上可知，饮食治疗经过原始社会和奴隶社会的漫长岁月，由萌芽而渐趋形成雏形。到达周代，当时统治阶级为了保护他们的健康和调制适宜的饮食，开始设置食医和食官以专司其事。《周礼·天官》记载："医师，上士二人、下士四人、府二人、史二人、徒二十人"，"掌医之政令，聚毒药以供医事。""食医掌和王之六食、六饮、六膳、百馐、百酱、八珍之齐。"后世有古人注解说："齐者调和其味，使多寡厚薄，各适其节也。"由此看来，当时的食医负责国家最高统治者的饮食设计、制作各种美味佳肴与保健医疗饮食工作，以此来主持"养护之道"。也许周代的食医可算作世界上最早的营养师了。

到了周秦朝代，饮食营养和保健作用问题更受到人们的普遍重视。《周易》有"慎言语，节饮食"；《尚书》有"八政，一曰食"等记载，《山海经》记载了几十种保健养生性质的饮料与食物，如有一种叫"何罗"的鱼能治疗"痈疮"，有一种叫"青耕"的鸟能预防疫病。后来医事分科越来越细，到元代分为十三科，虽然没再设"食医"这个科目，但食养、食疗已经为广大医务人员所接受，其中的方法也融合到各科的治疗与保健中。现代生活中，人们越来越认识到饮食养生保健的重要，食疗也出现了从未有过的普及。医院有营养医师，药膳房有药膳师，宾馆、酒店有厨师，各家各户也都有主管操持饮食的人，他们所关注的不再只是"吃饱"，而是要"吃好"。食疗已经普及，再也不是天子王侯们膳食房和食医的专利了。

任务2　营养餐食谱编制的基本原则

[课时安排]

1课时。

[案例导入]

"苗条淑女"多烦恼

1.73 m 的身高，却只有27 kg的体重。高高的颧骨，深陷的眼窝，暗黄的皮肤包裹着嶙峋的骨头，四肢就像加长版的火柴棍。这个名叫瓦莱丽娅·莱维汀的俄罗斯裔女人，被厌食症困扰已长达10余年，被称为"全世界最瘦的女人"。

小时候，她并不是这个样子。在一张早年摄于海边的照片里，她穿着泳装，双手叉腰，胳膊和腿都是肉肉的，圆鼓鼓的脸蛋上漾着微笑。不过，在母亲眼里，幼时的瓦莱丽娅太胖了。特别是看到一些亲戚圆滚滚的肚子，妈妈生怕自己的女儿变得和他们一样。为了帮女儿保持体形，她要求瓦莱丽娅从小就少量进食，并定时称重。"我是她唯一的孩子，她想把我塑造成一个完美的人。"瓦莱丽娅说。

和家人一起搬到美国芝加哥后，新的环境给她带来了更大的压力。一次足球比赛上，一个男生开玩笑说："你知道咱们怎么才能赢吗？用瓦莱丽娅的大屁股堵住球门就可以啦！"听到这句恶毒的嘲讽，瓦莱丽娅觉得"自己的整个世界都要崩塌了"。也正是这句玩笑话，更坚定了她减肥的决心。在她的食谱里，含有糖和碳水化合物的食物统统被剔除。渐渐地，瓦莱丽娅陷入一个不能自拔的怪圈：只有看到自己体重轻了，身上的肉少了，心情才会好起来。

瓦莱丽娅从此走上了一条减肥的不归路。23岁的时候，她已有可以穿下6码衣服的标准身材，而之前她通常要穿12码。但瓦莱丽娅并不想就此打住，她想成为一名芭蕾舞演员，按照这个标准，她显然还不够瘦。瓦莱丽娅没想到的是，尽管自己越来越苗条，有一天却被禁止继续跳舞，因为她那只有38 kg的体重，在训练中很容易受伤。她这才意识到问题的严重性。在随后的10年里，瓦莱丽娅换了30多个健康专家，但厌食症始终没有好转。体重最低时甚至只有23.6 kg，生命危在旦夕。"我现在很脆弱，不管去哪里或者干什么，都得加倍小心。"瓦莱丽娅说。为了预防身体被擦伤，她不得不吃一些补品。对有可能跌倒摔伤之处，她更是唯恐避之不及。

瓦莱丽娅说，尽管她被厌食症折磨得痛苦不堪，并且决定走出来面对媒体，告诉人们厌食症如何毁了她的生活，她又在进行一场怎样绝望的战斗时，她骨瘦如柴的身材却成为年轻女孩竞相模仿的对象。在很多年轻女孩看来，她并不是一个重症患者，而是她们减肥成功的偶像。她的很多"粉丝"发来邮件，希望能够得到瓦莱丽娅拥有如此"骨感"身材的秘诀。对此瓦莱丽娅很无奈："我不会教人怎么去死，这不是游戏，也不是玩笑，而是生死攸关的事情。"

[任务布置]

现在市面上有很多减肥机构，指导顾客进行所谓的"快速瘦身"计划，配置"减肥餐"，很多人能在短期内达到效果，但难以长久保持。不管是减肥还是维持正常体重，膳食都应遵循营养原则，保证充足的能量和营养素摄入，不能为了身材牺牲健康。

本次课的主要任务是学习营养食谱编制的基本原则，不管是为何种人群配餐，膳食需求如何变化，都应把握好基本原则，编制出合理、美味的膳食。

[任务实施]

1.2.1 我国营养发展目标

2014年1月28日，国务院发布《中国食物与营养发展纲要（2014—2020年）》（简称《纲要》），其中指出，近年来，我国农产品综合生产能力稳步提高，食物供需基本平衡，食品安全状况总体稳定向好，居民营养健康状况明显改善，食物与营养发展成效显著。但是，我国食物生产还不能适应营养需求，居民营养不足与过剩并存，营养与健康知识缺乏，必须引起高度重视。《纲要》里提出加强对居民食物与营养的指导，提高全民营养意识，提倡健康生活方式，树立科学饮食理念。研究设立公众"营养日"，开展食物与营养知识进村（社区）入户活动，加强营养和健康教育。发布适宜不同人群特点的膳食指南，定期在商场、超市、车站、机场等人流集中地发放。发挥主要媒体对食物与营养知识进行公益宣传的主渠道作用，增强营养知识传播的科学性。加大对食物与营养事业发展的投入，加强流通、餐饮服务等基础设施建设。开展全国居民营养与基本健康监测工作，进行食物消费调查，定期发布中国居民食物消费与营养健康状况报告，引导居民改善食物与营养状况。加大财政投入，改善老少边穷地区的中小学校和幼儿园就餐环境。要达到这些目标就需要居民提高营养认识，并能合理安排自己的膳食，营养配餐员要能根据营养目标和人体情况进行合理配餐。

1.2.2 营养餐食谱编制的基本原则

无论编制什么样的食谱，至少要尊重以下几个原则。

1）保证营养充足和平衡

按照《中国居民膳食营养素参考摄入量》、《中国居民膳食指南》、中国居民膳食平衡宝塔和《中国食物成分表》合理地安排主副食品，使膳食中的能量和营养素在来源、种类、数量、比例等方面能满足进餐者的营养需求，避免发生营养过剩和营养缺乏的状况。根据《2002年中国居民营养与健康状况调查报告》，我国居民畜肉类及油脂消费过多，谷类食物消费偏低，奶类、豆类制品摄入过低仍是全国普遍存在的问题。全国城乡钙摄入量仅为391 mg，相当于推荐摄入量的41%，在配餐时应注意有关食物的比例。针对特殊人群，如老年人、糖尿病人、孕妇、婴儿，还应考虑对能量和营养素的特殊要求。

"案例导入"里的瓦莱丽娅就是因为盲目节食患上了厌食症，如今的她被厌食症折磨得痛苦不堪。在她每天的食谱上，基本上只有几块水果，外加一顿少量的正餐，里面有零星的肉和几根蔬菜。而对其他很多食物，瓦莱丽娅的身体已经无法消化，因此不得不避免食用。生活中虽然厌食症患者比例不大，但盲目节食者大有人在，有些甚至以水果代替主食，长此以往，身体素质必然下降。过分抑制饮食，一方面，会造成身体特别是胃的不适应，严重者会造成胃痛、胃溃疡等；另一方面，饥饿是无法抑制的，是人类最基本的欲望，假如饿过头了，减肥者会很容易放弃减肥而疯狂进食，最后体重会有增无减。

与节食者相反，也有许多人能量过剩，尤其是在人们生活质量逐渐提高和快餐出现后，"三高"、肥胖等营养问题越来越受到关注。为了验证高脂肪、高热量的快餐文化的真实危害，美国导演摩根·斯普尔洛克决定进行一次试验，在 30 天内一日三餐只吃麦当劳食品，并把他的试验以及他的健康状况全程拍摄下来制作成纪录片。2004 年 5 月中旬，纪录片《给我最大号》在美国上映，获得了 2005 年奥斯卡金像奖最佳纪录片的提名。在纪录片中，除了有斯普尔洛克去麦当劳店买快餐的镜头外，还穿插了他去看卫生专家的情况。斯普尔洛克还在片中展示了一些与肥胖病有关的统计数字图表。在拍摄纪录片之前，身高 1.9 m 的斯普尔洛克身体健康，体重不到 84 kg。在试验了两个星期之后，医生说他的肝受到严重损伤，应当停止试验。但他没有听从医生的劝告，结果一个月后他的血压大大升高，体重也增加了 11 kg。导演的试验或许是个极端个例，但不得不说，高脂肪、高热量饮食确实会导致肥胖症。在编制营养餐食谱时，我们要避免高脂高热食物，并维持其他营养素摄入量的合理和平衡。

2）满足食物多样和比例适当

食物的选择尽可能多样，不偏食，不挑食。注意粗细搭配，适量选用动物性食物，保证充足的蔬菜和水果摄入。同时保证食物的合理比例，光吃肉会过度增加肾脏负担，引起肾脏疾病，导致血脂升高；光吃蔬果会导致能量摄入不足，极易引起营养不良、贫血、骨质疏松等病症。这两种情况都是对身体无益的，所以要做一名"杂食者"。

现在"营养专家"很多，每个人的主张不同，有些人是独特见解，有些人纯属忽悠，曾经有一位民间神医张悟本就骗了很多人。在他的畅销书中，无论是治疗近视、高血压，还是癌症，药方中没有灵丹妙药，而不可缺少的是白萝卜、绿豆和长茄子。他声称多次用它们治好了肺癌、糖尿病、心脑血管疾病、肺炎等数十种常见疑难病症。在电视节目里，绿豆更是被他抬到了很高的位置，有些不明真相的民众被他忽悠，以为绿豆真能治百病，家里存着几十斤绿豆，每天拿来熬汤。书中宣扬的"绿豆治百病大法"引发市场绿豆涨价，也遭到多人质疑。后来经过调查发现，他根本不是什么受过高等教育的高级营养师，而是通过身份造假、炒作为自己牟取利益的骗子。

对于专业的营养配餐员，要牢记没有什么食物是百利而无一害的，也没有百害而无一利的食物，绿豆虽好，但不能光靠它防治百病，每种食物都有自己的营养特点，我们应明确它们的优点和缺点，进行合理搭配，让它们为我们的身体健康服务。

3）照顾饮食习惯和适口性

俗话说，一方一俗，在进行食物搭配时也要考虑饮食习惯差异。比如就主食来讲，中国的南方人喜欢吃米饭，北方人喜欢吃面食；就餐者有宗教信仰，要考虑禁忌的食物；对同一种蔬菜，中国人可能喜欢做成汤或炒菜，西方人可能倾向于做成蔬菜沙拉……这些千差万别的饮食习惯都是配餐员要注意的。完整的食谱中还应写明烹调方法，这就要考虑到各地方的口味要求，比如四川人喜食麻辣，广东人口味偏甜等。

营养餐食谱编制的目的是改善人们的食谱，提高食谱的营养价值。与此同时，要考虑食物的适口性，有营养而难吃的食物是不被人接受的，适口性降低就会导致摄入量降低，达不到营养配餐的目的。粗粮中含有我们需要的膳食纤维等营养物质，但口感相对较差，在配餐时可以粗细搭配，提高粗粮的口感。

对于营养不均衡人群，在用食谱对其营养素进行调节时，不一定要一步到位，要循序渐进。比如，对于爱吃肉的肥胖患者，我们需要其减少高脂食物摄入量，不需要其一下子就减到标准摄入量，可以每天逐渐减少，给其一个缓冲和适应时间，否则会对新食谱产生抗拒心理，不吃或吃得很少，这样就达不到目的。

4）考虑食物价格和定量

每个地方都有自己的特产食物，一般人们摄取食物时都会就近取材，如果不是本地食物，价格必然较高，摄取量会受到一定影响。在编制营养餐时也要考虑价格因素，尽量做到经济实惠。比如，日本是临海国家，水产品丰富，所以膳食中鱼类可以达到50%以上，形成了其独特的膳食模式。地中海地区是橄榄油产地，所以烹调用油基本是橄榄油；而我国由于橄榄油较贵，使用者偏少，大豆油、花生油更符合人们需求。经济较好的地区在编制食谱时可以多考虑动物蛋白，欠发达地区的优质蛋白可以多考虑大豆蛋白。

5）合理分配三餐，保持能量均衡

准时、定量地进行三餐对营养吸收非常重要。现代生活节奏加快，有些人忙起来经常饥一顿饱一顿，这对健康非常不利。我们经常说"早餐要吃好，午餐要吃饱，晚餐要吃少"，这是对三餐的大致描述，但有些人并不明确什么叫好、饱、少。简单来说，"好"就是要保证营养丰富，一般早餐可选择牛奶、鸡蛋等食品；"饱"表示午餐占全天能量的比例较大，一般为40%；"少"就是晚上不能多吃，一般晚餐占总能量30%～35%。

6）注意安全卫生

很多人认为生食比较新鲜有营养，以前推崇的吃生鸡蛋就是这个原因。但生鸡蛋不仅营养吸收率不及熟鸡蛋，还增加了感染病菌的概率，生活中也流传过很多关于生食的错误理论。有人认为炒茄子、烧茄子油都特别大，那么多的油脂跟茄子一起被吃进肚子里，不健康。生吃茄子后，茄子进入体内，就能在胃肠里把大量的油脂吸走，生吃茄子一定有减肥和降血脂的作用。茄子烹调时能吸油，是在高温下吸油。如果把茄子放在37 ℃的环境下，即便让它泡在油里，它根本吸不了那么多油——而人们的胃肠温度是37 ℃，不是炒菜的100 ℃以上。因此，生吃茄子可以去除人体肠道内油脂的说法是不正确的；而且长期大量生吃茄子，里面的茄碱可能会对人体有伤害。不仅是茄子，很多食物经过加热后都更易被人体消化吸收，热食更利于我们的健康。

在配制营养餐时，要注意烹调方法的选择，尽量对原料进行热加工以保证安全。如果确实要生食的，比如西餐里的蔬菜、日本料理中的三文鱼都有生吃的做法，一定在严格的卫生条件下进行，三文鱼之类的海产品可以蘸芥末以达到杀菌消毒的目的。因此，不管生吃还是熟吃，都要采取措施保证食物卫生，避免食物中毒。

[知识拓展]

不同人群的营养配餐要求

一、幼儿的营养配餐要求

1. 选择营养丰富的食品，多吃时令蔬菜、水果。

2.配餐要注意粗细粮搭配、主副食搭配、荤素搭配、干稀搭配、咸甜搭配，充分发挥各种食物营养价值上的特点及食物中营养素的互补作用，提高其营养价值。

3.经常变换食物的种类，烹调方法多样化、艺术化。饭菜色彩协调，香气扑鼻，味道鲜美，可增进食欲，有利于消化吸收。

4.宜少食多餐。

二、老年人的营养配餐要求

1.每天饮用牛奶或食用奶制品，适量食用动物性食品。

2.控制脂肪摄入量，全日不超过 40 g。食用动物油要适量。

3.不要单一食用精米、精面。每天应食用适量粗粮。

4.增加膳食纤维的摄入量。

5.注意一日三餐（或四餐）的能量分配，进食宜少食多餐。

6.烹调宜煮不宜炸，饮食宜软不宜硬，调味宜清淡。

三、青少年的营养配餐要求

1.合理分配能量。

2.合理的膳食组成。

3.保证含有钙、铁及维生素 A、维生素 B_2 和维生素 C 的食物。

4.膳食多样化，应做到粗细搭配，干稀适度。

四、肥胖人的营养配餐要求

1.控制摄入总能量。

2.限制脂肪摄入量。

3.碳水化合物的供应要适量。

4.限制辛辣及刺激性食物及调味品。

5.膳食中必须有足够量的新鲜蔬菜，尤其是绿叶蔬菜和水果。

6.应注意烹调方法，多采用蒸、煮、炖、卤等方法，避免油煎、油炸和爆炒等方法养成良好的饮食习惯。

7.一日三餐要定时定量，早餐一定要吃，晚餐一定要少。

任务3　营养餐食谱的制定

[课时安排]

8课时。

[案例导入]

标准化食谱

为了改善南京市中小学生的营养状况，全面提升学生体质健康水平，南京市中小学生卫生保健所组织专家，经过认真研制和反复论证，出炉了中小学生"标准菜谱"，将学生每顿午餐的营养进行了量化，并研制出周一到周五的"标准菜谱"。2013 年 5 月 18 日，《南京市中小学生午餐营养食谱（试行）》正式发布。

据了解，此次针对不同年龄组，专家组对每个孩子每一天的午餐都制定成了详细的"标准菜谱"。比如，小学1—3年级组周一的午餐食谱为：主食是大米拌小米饭，其中男生粳米110 g、小米15 g，女生粳米100 g、小米15 g；大荤是红烧猪大排30 g；小荤是杂烩，其中鸡蛋20 g、豆腐50 g、猪血30 g、洋葱40 g；素菜是炒青菜80 g；营养汤是紫菜（干）5 g、虾皮5 g；精盐2 g；豆油15 g；水果是小西红柿100 g。此标准食谱是根据营养成分分析制定的，其中包括对营养素的摄入量、百分比、来源、构成、膳食构成与营养的研究，把不同年龄段孩子各种营养的需求量换算到孩子每日的菜谱里。

另外，专家还制定了"交换食谱"，便于学校选择，比如小学1—3年级的主食就分为3类：主食1是拌小米饭，即粳米110 g、小米15 g；主食2是粳米110 g、玉米糁5 g；主食3是包子，使用标准粉100 g和玉米面20 g。"比如这个阶段的孩子一周的主食摄取量是男生粳米570 g，小米80 g；女生粳米530 g，小米60 g。只要达到这个标准，学校可以从'交换食谱'中选择菜谱。"专家组成员周玉林教授解释说，"现在小学生一般吃2～3两（1两=50 g，下同）饭，主食吃得偏少了。"

那么，食谱中的这些数据是怎么得来的呢？

[任务布置]

本次课的主要任务是学习确定人群营养目标的方法，能应用营养成分计算法和食物交换份法编制食谱，并能对编制的食谱进行评价和调整。

[任务实施]

🧁 1.3.1　成人营养需要、食物营养类别和食物种类确定

1）成人营养需要

（1）影响营养需要的因素

不同个体对能量和营养素的需求会有所不同，即便是同一类人（比如都是普通成人），确定个体营养素能量要考虑以下因素。

①性别。

②身高、体重及体质指数。

③劳动类别（脑力劳动还是体力劳动）。

④体力劳动的级别：轻、中、重三级。

⑤季节与气候。

就餐人员的膳食营养供给量标准只能以就餐人群的基本情况或平均数值为依据，包括人员的平均年龄、平均体重，以及80%以上就餐人员的活动强度，只适宜常温下生活、工作的人群。

在人群中，不同的性别、年龄、体型、活动状态和生活状态，对营养素的需要都存在着不同的影响。同一性别、年龄和状态的不同个体之间也会有差异。同一个人每天所需能量和营养素不是固定不变的。

18～60岁，虽同属成人阶段，但消化吸收能力不同，活动量不同，实际对能量与营养素摄入量有别。同一成人由生产者转变为管理者，由重体力劳动到轻体力劳动，能量需求随之改变。这一阶段集体比其他年龄组来说要稳定得多，但对孕妇、乳母的营养需求要特殊对待。

（2）六类营养素需要量

①能量。成人能量代谢与基础代谢、食物热效应及劳动强度有关。能量供给量允许在±10%内浮动。

②蛋白质。根据我国目前以植物性食物为主的膳食结构及人体研究显示，成人按每1 000 g体重1.2 g蛋白质作为膳食推荐摄入量计算依据。按能量计算，蛋白质占总能量的10%～15%。

③脂肪。脂肪是人体能量的重要来源，膳食结构、饮食习惯不同，脂肪在能量中所占的比例也不完全一样，但一般不宜超过总能量的30%。

④糖类。糖类是我国居民膳食能量的重要来源。一般情况下，糖类占总能量的55%～65%。膳食纤维具有其独特的生理功能，每日摄入量以20～30 g为宜。

⑤矿物质。对成人来说，一般不会引起矿物质的流失，女性膳食铁的摄入量较男性高，这主要是因为成年女性在月经期间铁的流失。

⑥维生素。维生素 B_1、维生素 B_2、烟酸等随能量摄入量的改变而定。

（3）确定成人每日膳食营养目标的方法

①直接查表法。按照被调查者性别、年龄、劳动分级等，在《中国居民膳食参考摄入量》中对号入座应用推荐摄入量（RNI）或适宜摄入量（AI）为营养目标。

例：根据《中国居民膳食营养素参考摄入量》，查表知成人轻体力劳动女性一日能量推荐量为2 100 kcal，孕中期需额外增加200 kcal，则该孕妇一日所需总能量为2 300 kcal。

②计算法。根据标准体重和每千克所需能量计算。

根据成人身高，计算其标准体重，公式为标准体重（kg）＝身高（cm）–105

根据成人体质指数（BMI），判断其属于正常、肥胖或消瘦，其公式为：

$$BMI=\frac{实际体重（kg）}{身高的平方（m^2）}$$

BMI在18.5～23.9为正常，BMI在17～18.4属轻度消瘦，BMI在16～16.9属中度消瘦，BMI＜16属重度消瘦，BMI在24～27.9属超重，BMI＞28属肥胖。

然后了解就餐对象体力活动情况，根据表1.1确定单位标准体重能量供给量，其公式为：

全日能量供给量（kcal）＝标准体重（kg）×单位标准体重能量需要量（kcal/kg）

表1.1　成人单位标准体重能量供给量估算表

单位：kcal/kg

体　型	极轻体力劳动	轻体力劳动	中等体力劳动	重体力劳动
消瘦	35	40	45	45～55
正常	25～30	35	40	45
超重	20～25	30	35	40
肥胖	15～20	20～25	30	35

轻体力劳动：工作时有75%的时间坐或站立，25%的时间站着活动，如办公室工作人员、售货员、组装和修理收音机和钟表的人员等。

中等体力劳动：工作时有40%的时间坐或站立，60%的时间从事特殊职业活动，如大学生、中学生、机动车驾驶员、电工、切削工等。

重体力劳动：工作时有25%的时间坐或站立，75%的时间从事特殊职业活动，如非机械化农业劳动者、炼钢工人、舞蹈演员、运动员、非机械化的装卸工、伐木工、采矿工等。

比如一个身高 180 cm，体重 77 kg 的司机，其标准体重 =180−105=75（kg）

$BMI=\dfrac{77}{1.8^2}$ =23.8，属于正常体型，查表可得，单位标准体重能量需要量为 40 kcal/kg

全日能量供给量 =75×40=3 000（kcal）

2）食物营养类别

食物种类繁多，各种食物所含的营养成分不尽相同，要选择多样食物的搭配才能满足人体对多样营养素的需要。营养学家把食物分为五大类：

（1）谷类及薯类

此类食物包括米、面、杂粮、土豆、白薯、木薯等，主要提供糖类，也提供少量其他营养素。

（2）动物性食物

此类食物包括鸡、鸭、鱼、肉、奶、蛋、虾、贝等，主要提供蛋白质，也提供少量其他营养素。

（3）大豆及其他干豆制品

此类食物包括豆浆、豆腐干、豆皮等，可提供优质蛋白质、脂肪、膳食纤维。

（4）蔬菜、水果

此类食物包括鲜豆、根茎类、叶菜、茄果等，主要提供膳食纤维、矿物质、维生素 C 和胡萝卜素。

（5）纯能量食物

此类食物包括动植物油、淀粉、食糖和酒，主要提供能量，植物油还提供维生素 E 和必需脂肪酸。

3）食物种类确定

一天的饮食要有主食、副食。主食包括米、面及玉米、薯类等杂粮；副食有鱼、禽、肉、蛋、奶，此外要多吃豆类及豆制品；蔬菜应有一半为绿叶菜，最好能补充水果、干果。

（1）食物搭配要多、远、杂

①多：所提供食物的品种要多样化。

②远：一天内所吃食物的种属越远越好，要广泛。例如，鸡、鱼、猪搭配就比鸡、鸭、鹅或猪、牛、羊搭配要好。

③杂：蔬菜、肉、粮食等不同种类的食物都要吃，让营养素共同发挥作用。

（2）掌握食物定量原则

控制饮食不要过量，多食无味，过食伤胃，避免造成浪费。

（3）成年人每天食用粮食类食物的要求

成年人每天最好食用 3 种以上粮食类食物，如米、面、小米、玉米、绿豆（红豆），摄入量为 300 ~ 500 g，适当食用粗粮。如果主食安排米饭、米粥只能算一种，因为原料都是米。

（4）成年人每天食用动物性食物的要求

动物性食物比例适当，动物蛋白与大豆蛋白的供应量占蛋白质总供应量的 1/3 ~ 1/2，其中，动物蛋白占优质蛋白的 1/2 以上，但不可太高。建议在膳食中可适当多选择海产品中的鱼类和虾类等。动物性食物每人每日总量可按 100 ~ 200 g 配餐（不包括乳类），最好 150 g 左右。建议每人每周摄取 50 g 动物内脏，以保证维生素 A 的供给。每天至少一杯（240 mL/d）

脱脂或低脂牛奶，其他乳制品也可。如果出于经济原因选用动物性食物量较少时，可适当增加豆制品的用量，以弥补优质蛋白质的不足。

（5）蔬菜的品种要多样化

蔬菜每日进食净量最好达 500 g 以上，各品种（叶、茎、花、根、果、食用菌类）和各种颜色（绿、红、黄、白、紫、黑）的蔬菜都要搭配食用。每周应食用 50 g 以上的菌藻类食物和 20 g 以上的硬果类食物。

（6）全天水果品种的安排

全天水果要求达到两种以上，品种上应有区别，进食量在 200 ~ 400 g。

（7）控制食油、食糖和食盐的用量

烹调用植物油每人每日 25 g 左右就可以满足需要，最低不应低于 15 ~ 20 g。应以优质油脂为主，以保证必需脂肪酸的供给。严格控制动物脂肪的摄入量。每日用糖量，包括糕点、牛奶、豆浆及糖果等零食在内，以 50 g 为限。应注意菜肴清淡，每日烹调食盐量限制在 6 g 以下。

（8）鼓励摄入的食物

可根据中国居民膳食中易缺乏动物蛋白和大豆蛋白等优质蛋白质，钙、维生素 A、B 族维生素供应不足的特点，配餐时注意补充蛋类、动物内脏、鱼类，合理利用豆制品，增加新鲜的绿色、红黄色等深色蔬菜，它们都是蛋白质、钙、维生素 A、B 族维生素的极好食物来源，可弥补营养食谱中这些营养物质不达标的状况。

（9）限制摄入的食物

成人要减少低营养食物、空白能量食物、高盐食物的摄入量。

每天饱和脂肪摄取量<总能量的 10%，胆固醇< 300 mg/d，反式脂肪酸摄入量越少越好。

每天脂肪摄入量<总能量的 30%，选择多不饱和脂肪酸以及单不饱和脂肪酸。

选择瘦的、低脂肪的或脱脂的肉、禽、豆和牛奶。

少吃含糖量高的食品，饮酒要适量。

1.3.2 营养成分计算法编制食谱

营养成分计算法的大致步骤如下：

①确定全天营养目标。根据《中国居民膳食营养素参考摄入量》确定营养目标，包括能量、各营养素摄入量等。

②根据餐次比确定每餐营养目标。餐次比，即每餐摄入量占全天摄入量的比例。一般来说，餐次比为早餐25% ~ 30%，午餐40%，晚餐30% ~ 35%。计算时大多数取30%，40%，30%，对于幼儿的加餐也要计算入总能量。

③根据碳水化合物目标摄入量确定主食品种和数量。

④根据蛋白质目标摄入量确定副食品种和数量。

⑤根据主副食种类和数量，合理搭配蔬菜和水果。

⑥根据推荐量，确定油脂摄入量。如果配餐中含坚果类食物，也应把其脂肪含量计算在总脂肪摄入量中。

应用营养成分计算法编制食谱，需准备《中国食物成分表（2021）》《中国居民膳食营养素参考摄入量》及计算器，下面以一名 5 岁女童编制一日食谱为例说明。

1）确定就餐者能量及营养素的推荐摄入量（RNI）或适宜摄入量（AI）

首先，我们根据就餐者年龄、性别、劳动强度等信息查阅《中国居民膳食营养素参考摄入量》（简称 DRIs），确定营养目标。DRIs 包括平均摄入量（EAR）、推荐摄入量（RNI）、适宜摄入量（AI）和可耐受最高摄入量（UL）。

EAR 是某一特定性别、年龄及生理状况群体中对某营养素需要量的平均值。摄入量达到 EAR 水平时可以满足群体中半数个体对该营养素的需要，而不能满足另外半数个体的需要。

RNI 可以满足某一特定群体中绝大多数（97% ~ 98%）个体的需要，长期摄入 RNI 水平，可以维持组织中有相当的储备。评价中一般参考 RNI 值。

AI 是通过观察或实验获得的健康人群某种营养素的摄入量，其准确性远不如 RNI，可用作限制过多摄入的标准，健康个体长期摄入超过 AI，则可能产生毒副作用。

UL 是平均每日可以摄入营养素的最高量，主要用于检查个体摄入量过高的可能，避免发生中毒。

由表 1.2 可知，5 岁女童能量参考摄入量为 1 500 kcal，蛋白质推荐摄入量为 55 g。计算实际克数时，脂肪的能量百分比一般取低值，本例中脂肪占总能量百分比以 30% 计算。

表1.2　3~6岁儿童能量、蛋白质的RNIs及推荐脂肪供能比

年龄 / 岁	能量（RNI）				蛋白质（RNI）/（g·d⁻¹）		脂肪占总能量百分比 /%
	MJ/d		kcal/d				
	男	女	男	女	男	女	
3 ~	5.64	5.43	1 350	1 300	45	45	30 ~ 35
4 ~	6.06	5.83	1 450	1 400	50	50	30 ~ 35
5 ~	6.70	6.27	1 600	1 500	55	55	30 ~ 35
6 ~	7.10	6.67	1 700	1 600	55	55	30 ~ 35

营养素需要量（kcal）= 营养素推荐摄入量（g）× 产能系数，总能量由蛋白质、脂肪、碳水化合物三大产能营养素提供。由于碳水化合物、蛋白质、脂肪产能系数分别为 4 kcal/g，4 kcal/g，9 kcal/g，则：

全天蛋白质需要量 =55×4=220（kcal）

全天脂肪需要量 $= \dfrac{1\,500×30\%}{9} =50（g）$

全天碳水化合物需要量 $= \dfrac{1\,500-220-1\,500×30\%}{4} =207.5（g）$

2）根据餐次比计算每餐宏量营养素目标

每餐营养素需要量 = 全天营养素需要量 × 餐次比

配餐时根据不同人群特点确定餐次比，一般早餐占总能量的 25% ~ 30%，午餐占总能量的 40%，晚餐占总能量的 30% ~ 35%。学龄前儿童早餐、午餐后有加餐，即早点和午点，三餐餐次比确定为早餐加早点占总能量的 30%，午餐加午点占总能量的 40%，晚餐占总能量的 30% 计算。

（1）早餐、早点中宏量营养素需要量

能量=1 500×30%=450（kcal）

蛋白质=55×30%=16.5（g）

脂肪=50×30%=15（g）

碳水化合物=207.5×30%=62.3（g）

（2）午餐、午点中宏量营养素需要量

能量=1 500×40%=600（kcal）

蛋白质=55×40%=22（g）

脂肪=50×40%=20（g）

碳水化合物=207.5×40%=83（g）

（3）晚餐宏量营养素需要量

能量=1 500×30%=450（kcal）

蛋白质=55×30%=16.5（g）

脂肪=50×30%=15（g）

碳水化合物=207.5×30%=62.3（g）

3）主食品种、数量的确定

主食的品种主要根据用餐者的饮食习惯来确定，北方习惯以面食为主，南方则以大米居多。由于粮谷类是碳水化合物的主要来源，因此主食的数量主要根据各类主食原料中碳水化合物的含量确定。根据《中国食物成分表（2021）》查出所选食物碳水化合物的百分含量，那么：

$$主食摄入量=\frac{碳水化合物目标量}{主食食物中碳水化合物的百分含量}$$

如果选了两种以上食物作为主食，则要分配比例，分别计算。

（1）早餐、早点的主食品种与数量

早餐、早点中应含碳水化合物62.3 g，假设以小米粥和馒头为主食，并分别提供20%和80%的碳水化合物。查《中国食物成分表（2021）》可知，每100 g小米含碳水化合物75.1 g，每100 g馒头（标准粉）含碳水化合物49.8 g，则：

$$小米用量=\frac{62.3×20\%}{75.1\%}=16.6（g）$$

$$馒头（标准粉）用量=\frac{62.3×80\%}{49.8\%}=100.1（g）$$

（2）午餐、午点的主食品种与数量

午餐、午点应含碳水化合物83 g，如果都由粳米（标一）提供，查《中国食物成分表（2021）》可知，每100 g粳米（标一）含碳水化合物77.4 g，则：

$$粳米（标一）用量=\frac{83}{77.4\%}=107.2（g）$$

（3）晚餐的主食品种与数量

晚餐应含碳水化合物62.3 g，如果由粳米和高粱提供，且分别占80%和20%，查《中国食物成分表（2021）》，每100 g粳米（标一）含碳水化合物77.4 g，每100 g高粱米含碳水化合物74.7 g，则：

$$粳米（标一）用量=\frac{62.3×80\%}{77.4\%}=64.4（g）$$

$$高粱米用量=\frac{62.3×20\%}{74.7\%}=16.7（g）$$

4）副食品种与数量确定

蛋白质广泛存在于动植物性食物中，除了谷类食物能提供的蛋白质，各类动物性食物和豆制品是优质蛋白质的主要来源。因此，副食品种和数量的确定应在已确定主食用量的基础上，依据副食应提供的蛋白质数量确定。

（1）计算主食提供的蛋白质含量

由《中国食物成分表（2021）》可知，下列食物的蛋白质百分含量（表1.3）。

表1.3　每100 g食物蛋白质含量

单位：g

食物名称	小米	馒头（标准粉）	粳米（标一）	高粱米
蛋白质含量	9.0	7.8	7.7	10.4

食物蛋白质含量=食物摄入量×食物蛋白质百分含量

早餐、早点：小米蛋白质含量=16.6×9%=1.5（g）

　　　　　　馒头（标准粉）蛋白质含量=100.1×7.8%=7.8（g）

午餐、午点：粳米（标一）蛋白质含量=107.2×7.7%=8.3（g）

晚餐：粳米（标一）蛋白质含量=64.4×7.7%=5.0（g）

　　　高粱米蛋白质含量=16.7×10.4%=1.7（g）

（2）计算副食应提供的蛋白质含量

各餐副食蛋白质含量＝各餐提供的蛋白质含量–主食提供的蛋白质量，由前面计算可知，三餐蛋白质需要量分别为16.5 g，22 g，16.5 g，则：

早餐、早点的副食蛋白质供给量=16.5–1.5–7.8=7.2（g）

午餐、午点的副食蛋白质供给量=22–8.3=13.7（g）

晚餐的副食蛋白质供给量=16.5–5–1.7=9.8（g）

（3）确定副食品种和数量

$$副食用量 = \frac{该副食蛋白质供给量}{该副食蛋白质百分含量}$$

①早餐、早点。应提供蛋白质7.2 g，可安排牛乳，根据《中国食物成分表（2021）》，每100 g牛乳中含蛋白质含量3.0 g，则：

$$牛乳用量 = \frac{7.2}{3\%} = 240（g）$$

②午餐、午点。应提供蛋白质13.7 g，且动物蛋白占优质蛋白的1/2以上，设定副食中蛋白质2/3由动物性蛋白质供给，1/3由豆类及其制品供给，假设分别为牛肉和大豆。根据《中国食物成分表（2021）》，每100 g牛肉（瘦）中含蛋白质20.2 g，每100 g大豆中含蛋白质35.0 g，则：

$$牛肉（瘦）用量 = \frac{13.7 \times \dfrac{2}{3}}{20.2\%} = 45.2（g）$$

$$大豆用量 = \frac{13.7 \times \dfrac{1}{3}}{35\%} = 13.0（g）$$

③晚餐。应提供蛋白质9.8 g，设定副食中2/3由动物性蛋白质提供，1/3由豆类及其制品提供。动物性蛋白质假设为猪肉，查表可得100 g猪肉（里脊）中含蛋白质20.2 g，则：

$$猪肉（里脊）数量 = \frac{9.8 \times \dfrac{2}{3}}{20.2\%} = 32.3（g）$$

豆类及其制品假设为豆腐干，查表可得100 g豆腐干含蛋白质16.2 g，则：

$$豆腐干数量 = \frac{9.8 \times \dfrac{1}{3}}{16.2\%} = 20.2（g）$$

5）确定蔬菜、水果品种和数量

蔬菜、水果主要提供维生素、矿物质，其他营养素含量较少，应根据市场的供应情况和副食配菜的习惯选择具体品种。如对于儿童而言，每日蔬菜应在 200 g 左右，其中，深色叶菜类应占 1/2，水果为 150 g 左右。将蔬菜、水果合理搭配在三餐中。

6）烹调用盐、用油

儿童饮食宜清淡，每日摄入食盐不超过 6 g。

烹调用油量＝总脂肪量－主食提供的脂肪量－副食提供的脂肪量

根据《中国食物成分表（2021）》可得每 100 g 食物脂肪含量，由此可计算主副食的脂肪实际摄入量，如小米摄入量为 16.6 g，查表可知每 100 g 小米含脂肪 3.1 g，则小米提供的脂肪量 = 16.6×3.1%=0.5 g。以此类推，得到表 1.4 — 表 1.6。

表1.4　早餐、早点主副食脂肪摄入量

单位：g

食物名称	馒头（标准粉）	小　米	牛　乳	
食物摄入量	100.1	16.6	240	
每 100 g 食物的脂肪含量	1.0	3.1	3.2	合计
脂肪实际摄入量	1.0	0.5	7.7	9.2

表1.5　午餐、午点主副食脂肪摄入量

单位：g

食物名称	粳米（标一）	牛肉（瘦）	大　豆	
食物摄入量	107.2	45.2	13.0	
每 100 g 食物的脂肪含量	0.6	2.3	16	合计
脂肪实际摄入量	0.6	1.0	2.1	3.7

表1.6　晚餐主副食脂肪摄入量

单位：g

食物名称	粳米（标一）	高粱米	猪肉（里脊）	豆腐干	
食物摄入量	64.4	16.7	32.3	20.2	
每 100 g 食物的脂肪含量	0.6	3.1	7.9	3.6	合计
脂肪实际摄入量	0.4	0.5	2.6	0.7	4.2

根据之前的计算，三餐分别需要的脂肪量为 15 g，20 g，15 g，而主副食已经提供的脂肪量分别为 9.2 g，3.7 g，4.2 g，因此，三餐烹调用油量分别为 5.8 g，16.3 g，10.8 g。

7）食谱编制

将计算好的每餐食物和种类编制成食谱，蔬菜可以单独成菜，也可以与肉禽类配合，增加可食性。例如，表 1.7 为 5 岁女童一日食谱。

表1.7　5 岁女童一日食谱

餐　次	内　容	质　量
早餐	小米粥 馒头 清炒菜心	小米 16.6 g 馒头（标准粉）100.1 g 菜心 50 g 植物油 5 g

餐　次	内　容	质　量
早点（加餐）	牛乳	240 g
午餐	米饭 大豆烧牛肉 凉拌蔬菜	粳米（标一）107.2 g 牛肉（瘦）45.2 g 植物油 8 g 大豆 16 g 植物油 5 g 黄瓜 50 g 胡萝卜 30 g 莴笋丝 20 g 植物油 2 g
午点（加餐）	苹果	100 g
晚餐	杂粮饭（粳米、高粱） 青椒肉丝 凉拌豆干	粳米（标一）64.4 g 高粱米 16.7 g 猪肉（里脊）32.3 g 青椒 20 g 植物油 7.8 g 豆腐干 20.2 g 植物油 2 g

8）注意事项

①编制食谱时，不必要求每天食谱的能量和各类营养素均与膳食目标严格保持一致。

②一般情况下，每天能量、蛋白质、脂肪和糖类的量出入不应很大，营养素含量以一周为单位进行计算，平均能满足营养需要即可，允许 ±10% 的变化。

③注意实际营养配餐中口味、风味的调配问题。

🧁 1.3.3　食物交换份法编制食谱

食物交换份法是一种比较粗略的方法，简单易行，易于被非专业人员掌握。实际应用中，可以将计算法与食物交换份法结合使用，首先用计算法确定食物的需要量，然后用食物交换份法确定食物的种类及数量。通过食物的同类呼唤，可以以一日食谱为模板，设计出一周、一月食谱。

1）根据膳食指南，将常用食物分类

按常用食物所含营养素特点将食物划分为 4 大组 8 小类，并按每份 90 kcal 的能量确定每交换份的食物质量，各类食物的营养成分特点见表1.8。

表1.8　各类食物的营养成分特点

组　别	类　别	代表食物	每份质量 /g	能量 /kcal	蛋白质 /g	脂肪 /g	碳水化合物 /g
谷薯组	谷薯类	米、面、杂粮、马铃薯、甘薯等	25	90	2.0		20.0
蔬果组	蔬菜类	鲜豆、根茎、叶菜、茄果等	500	90	5.0		17.0
	水果类	苹果、猕猴桃、香蕉等	200	90	1.0		21.0
肉、禽、蛋组	大豆类	大豆、豆奶、豆皮等	25	90	9.0	4.0	4.0
	奶类	牛乳、酸奶等	160	90	5.0	5.0	6.0
	肉蛋类	牛肉、猪肉、鸡蛋等	50	90	9.0	6.0	6.0
油脂组	油脂类	植物油、动物油	10	90	4.0	10.0	2.0
	坚果类	核桃等	15	90	4.0	7.0	2.0

注：每份质量为大致质量，根据食物的不同会有所变化。

2）各类食物等值交换表

根据原料营养成分，制作每类食物的等值交换表，见表1.9—表1.16。

表1.9　等值谷薯类食物交换份表

每份谷薯类食物大约提供蛋白质 2 g，碳水化合物 20 g，能量 90 kcal			
食　物	质量 /g	食　物	质量 /g
面粉、玉米面、米粉	25	面包、窝窝头	35
大米、糯米、小米、黑米	25	生面条、魔芋生面条	35
高粱米、薏米	25	粉条、粉丝、干莲子	25
挂面、通心粉、龙须面	25	烙饼、馒头	35
玉米渣（面）、燕麦片	25	油条、油饼、苏打饼干	25

表1.10　等值蔬菜类食物交换份表

每份蔬菜大约提供蛋白质 5 g，碳水化合物 17 g，能量 90 kcal			
食　物	质量 /g	食　物	质量 /g
大白菜、油菜、圆白菜、菠菜	500	鲜豇豆、扁豆、洋葱、蒜苗	250
毛豆、鲜豌豆、鲜蚕豆	70	南瓜、菜瓜	350
茄子、黄瓜、丝瓜	500	白萝卜、茭白、冬笋	400
芹菜、雪里蕻（鲜）、莴笋	500	百合、芋头	100
空心菜、苋菜、龙须菜	500	西葫芦、西红柿、苦瓜、冬瓜	500
柿子椒	350		

表1.11　等值水果类食物交换份表

每份水果大约提供蛋白质 1 g，糖类 21 g，能量 90 kcal			
食　物	质量 /g	食　物	质量 /g
香蕉、柿子、鲜荔枝	150	葡萄	200
橙子、橘子、柚子	200	草莓	300
苹果、桃、梨	200	西瓜	500
李子、杏	200	猕猴桃	200

表1.12　等值大豆类食物交换份表

每份豆类及豆制品大约提供蛋白质 9 g，脂肪 4 g，糖类 4 g，能量 90 kcal			
食　物	质量 /g	食　物	质量 /g
豆浆	400	油豆腐	50 g
豆腐（南）	150	豆腐（北）	100
豆腐干	50	大豆	25
腐竹	20	豆腐丝	50

表1.13　等值奶类食物交换份表

每份奶类大约提供蛋白质 9 g，脂肪 6 g，能量 90 kcal			
食　物	质量 /g	食　物	质量 /g
无糖酸奶	130	牛乳	160
牛乳粉	20	脱脂奶粉	25
羊奶	160	奶酪	25

表1.14　等值肉蛋类食物交换份表

每份食物大约提供蛋白质9g，脂肪6g，能量90kcal，蛋类为市品重量，其余为净食部分			
食　物	质量/g	食　物	质量/g
瘦猪肉、瘦牛肉、瘦羊肉	50	熟火腿、香肠	20
带骨排骨	50	肥瘦猪肉、肥瘦牛肉、肥瘦羊肉	25
鸭肉、鸡肉、鹅肉	50	午餐肉、熟叉烧肉	35
带鱼	80	草鱼、鲤鱼、甲鱼、比目鱼	80
对虾、青虾、仙贝	80	蟹肉、水发鱿鱼	100
鸡蛋	60	鸭蛋、松花蛋	60
鹌鹑蛋（6个）	60	水发海参	350

表1.15　等值油脂类食物交换份表

每份大约提供脂肪10g，能量90kcal			
食　物	质量/g	食　物	质量/g
菜籽油	10	花生油、大豆油、棉籽油、芝麻油	10
牛油、羊油、猪油（未炼）	10		

表1.16　等值坚果类食物交换份表

每份大约提供脂肪10g，能量90kcal			
食　物	质量/g	食　物	质量/g
核桃、杏仁、花生米	15	葵瓜子（带壳）	25
西瓜子（带壳）	40		

　　以上表格的每份食物提供的能量值均为90kcal，配餐时可参看等值交换表作出具体安排。一般情况下只能是同类食物间可以进行互换，不同类食物间不能进行互换，否则将增大所得食物营养素含量的差别和不确定性。比如，蔬菜和水果就不能互换，因为有些水果糖类含量往往比较高。

　　例如，大白菜500g=南瓜350g=黄瓜500g，瘦猪肉50g=对虾80g=鸡蛋60g。

3）不同能量水平的各种食物需要量

　　参照食物交换份表，确定不同能量供给量的食物交换份数，按照中国居民平衡膳食宝塔标出的数量安排每日膳食。不同能量所需的各组食品交换份数见表1.17。

表1.17　不同能量所需的各组食品交换份数

全日热能摄入量/kcal	交换单位/份	谷薯组/份	蔬果组/份	肉、禽、蛋组/份	油脂组/份
1 200	13.5	8	2	1.5	2
		9		2	0.5
1 400	16	10	2	2	2
		10		3	1
1 600	18	12	2	2	2
1 800	20.5	14	2	2.5	2
2 000	22.5	15	2	2.5	3

续表

全日热能摄入量 /kcal	交换单位 / 份	谷薯组 / 份	蔬果组 / 份	肉、禽、蛋组 / 份	油脂组 / 份
2 200	25	17	2	3	3
2 400	27	19	2	3	3
2 600	29.5	20	2	4	3.5
2 800	32	22	2	4.5	3.5
3 000	34	24	2	4.5	3.5

食物交换份法应根据个人年龄、性别、身高、体重、劳动强度和季节等情况适当调整。从事轻体力劳动的成年男子，如化验室操作人员、办公室职员，可参照中等能量膳食来安排进食量（2 400 kcal）；从事中等以上强度的体力劳动者，如司机、电工等，可参照高能量膳食进行安排（2 800 kcal）；不参加劳动的老年人可参照低能量膳食进行安排（1 800 kcal）。女性需要的能量往往比从事同等劳动的男性至少低 200 kcal 或更多些。

4）用食物交换份法编制食谱

下面以一名成年男子为例说明食物交换份法的使用方法。

例：一名男子，24 岁，职业为办公室职员，请用食物交换份法为他编制食谱。

成年轻体力劳动者每日所需能量为 2 400 kcal，查表可得，总交换份数为 27 份，其中谷薯组 19 份，蔬果组 2 份，肉禽蛋组 3 份，油脂组 3 份。食物可按表 1.18 分配。

谷薯组：面粉 6 份，　大米 10 份，　小米 3 份。

蔬果组：空心菜 0.5 份，　茄子 0.5 份，　苹果 1 份。

肉禽蛋组：鸡蛋 1 个，　瘦牛肉 1 份，　大豆 1 份。

油脂组：花生油 1 份，　大豆油 1 份，　核桃 1 份。

表1.18　三餐食物分配表

食品组别	食品类别	早餐： 小米粥 馒头 鸡蛋	午餐 米饭 大豆烧牛肉 凉面 苹果	晚餐 米饭 炝炒空心菜 鱼香茄子 核桃	合计 / 份
谷薯组	谷薯类	面粉 3 份（75 g） 小米 3 份（75 g）	大米 5 份（125 g） 面粉 3 份（75 g）	大米 5 份（125 g）	19
蔬果组	蔬菜类			空心菜 0.5 份（250 g） 茄子 0.5 份（250 g）	2
	水果类		苹果 1 份（200 g）		
肉禽蛋组	大豆类		大豆 1 份（25 g）		3
	奶类				
	肉蛋类	鸡蛋 1 个（60 g）	牛肉 1 份（50 g）		
油脂组	油脂类		花生油 1 份（10 g）	大豆油 1 份（10 g）	3
	坚果类			核桃 1 份（15 g）	
	合计 / 份	7	12	8	

🧁 1.3.4　食谱调整和评价

在编制食谱时，营养成分计算法主要考虑的是总能量及三大营养素比例，维生素A、钙、铁等的量没有计算入内，而食物交换份法则更为粗略。所以，将食谱编制完成后，应该对食谱进行综合评价，确定食谱的编制是否合理，能不能达到营养要求，营养素是否缺乏。发现食谱的缺陷后，再按实际情况进行合理调整，使制定的食谱更加符合配餐对象的营养需求。

1）食谱评价的方法

（1）食谱的能量和营养素摄入量评价

人体为维持各种生命活动，从事各种体力活动，必须每天从食物中获得能量。在食谱初步编制完成后，可以对照《中国食物成分表（2021）》进行查阅，计算所有食物的能量和摄入的营养素含量。再对照《中国居民膳食营养素参考摄入量》进行评价。

$$每种食物的能量（kcal）=蛋白质摄入量（g）×能量系数+脂肪摄入量×能量系数+$$
$$碳水化合物摄入量（g）×能量系数$$
$$=蛋白质摄入量（g）×4+脂肪摄入量（g）×9+碳水化合物摄入量（g）×4$$

$$每类食物营养素摄入量（g）=\frac{食物摄入量}{100}×每100\,g食物营养素含量$$

比如，每100 g马铃薯含维生素A 5 μgRE，午餐摄入马铃薯80 g，则：

$$通过马铃薯摄入维生素A的量为\frac{5}{100}×80=4（μgRE）。$$

如果总能量偏高则可以减少食物摄入量，或者用低能量食物置换高能量食物，比如同样重量的粳米饭和粳米粥，后者由于水分含量多，能量就要低得多。如果偏低，可以增加食物摄入量，或者用高能量食物代替低能量食物，如猪肉就比蔬菜提供的能量多。

各项营养素则主要通过增加或减少含该项营养素较多的食物的量进行调整，尤其注意脂肪摄入是否过量。

需要注意的是，各营养素与参考摄入量相差 ±10% 即是合理的，除了能量、蛋白质、脂肪、碳水化合物外，其他营养素以周为单位计算即可。

（2）食物种类评价

食物种类评价是将摄入的食物按中国居民膳食平衡宝塔分类然后比较，宝塔共5层，将食物分为9类，并对不同能量水平设定了参考摄入量。中国居民膳食平衡宝塔各类食物参考摄入量见表1.19。

表1.19　中国居民膳食平衡宝塔各类食物参考摄入量

食　物	参考摄入量 /g		
	低能量（1 800 kcal）	中等能量（2 400 kcal）	高能量（2 800 kcal）
谷类	300	400	500
豆类及豆制品	50	50	50
蔬菜	400	450	500
水果	100	150	200
肉禽类	50	75	100
奶类及奶制品	100	100	100

续表

食　物	参考摄入量 /g		
	低能量（1 800 kcal）	中等能量（2 400 kcal）	高能量（2 800 kcal）
蛋类	25	40	50
水产品	50	50	50
烹调用油	25	25	25

将食谱中的食物进行归类，分别计算每类的摄入量，再对照配餐对象的能量水平进行比较，评价食谱是否做到了食物种类多样化，各类食物是否充足。食物归类时应注意，有些食物要折算后才能相加。

计算乳类摄入量时，不能将鲜奶和奶粉的量直接相加，应按蛋白质含量将奶粉量折算成鲜奶量后再相加。

$$n = n_1 \times A\% \div 3\%$$

式中，n 为奶制品折合成鲜奶的量；

　　　n_1 为奶制品的摄入量；

　　　A 为100 g 奶制品中蛋白质的含量；

　　　3 为100 g 鲜奶中蛋白质含量为3 g。

比如，某人牛乳粉摄入量为50 g，食物成分表中每100 g 牛乳粉含蛋白质19.9 g，那么此人摄入的牛乳粉折合成鲜奶的量 $= \dfrac{50 \times 19.9}{3} = 332（g）$。

各种豆制品也需折算成黄豆的量再相加。

$$m = \dfrac{m_1 \times A\%}{35\%}$$

式中，m 为大豆制品折算成大豆的量；

　　　m_1 为某大豆制品的摄入量；

　　　B 为100 g 大豆制品中蛋白质的含量；

　　　35 为100 g 大豆中蛋白质含量为35 g。

比如，某人摄入豆腐皮的含量为100 g，按照食物成分表，每100 g 豆腐皮含蛋白质44.6 g，那么，此人摄入的豆腐皮折合成大豆的量 $= \dfrac{100 \times 44.6\%}{35\%} = 127（g）$。

（3）三大营养素供能比评价

人体的能量来自三大产能营养素：碳水化合物、脂肪、蛋白质，三大营养素的合理摄入能帮助我们保持营养平衡。一般情况下，蛋白质占 10% ~ 15%，脂肪占 20% ~ 30%，碳水化合物占 55% ~ 65%。

（4）食谱餐次比评价

有时配餐设计中，往往因为凑足营养素的摄入量，而忽视餐次比例合理性，所以餐次比例的修改和调整是一个常见的问题。一般情况下，三餐提供的能量比例为早餐 25% ~ 30%，午餐 40%，晚餐 30% ~ 35%。对于偏高或偏低的餐次，应调整食物种类或摄入量。

（5）膳食蛋白质来源评价

根据配餐要求，优质蛋白质占蛋白质总供给量的 1/3 ~ 1/2，最好将动物蛋白、一般植物蛋白、豆类蛋白搭配使用。

（6）烹调方法评价

除了食物本身以外，烹调方法也会对食物的营养价值产生影响。油炸食品要求油温较高，而高温油对营养素均有不同程度的破坏。蛋白质因高温而严重变性，油脂中的维生素A、维生素E等营养素也会因高温遭到破坏，大大降低了营养价值。此外，油脂反复使用，会使油脂多次发生氧化聚合反应，产生许多对机体有害及致癌的物质。蒸是以蒸汽为加热体的一种烹调方法，制作出的菜肴（或主食）口味一般都比较清鲜，可以较完整地保持原料的原汁原味和大部分营养素。用微火、沸水上笼蒸的方法维生素损失最小。新鲜蔬菜能生吃尽量生吃，不能生吃时最好凉拌。凉拌是菜肴制作中能较好保存营养素的方法之一，并能调制出多种口味。此外，凉拌时加放食醋，有利于维生素C的保存，加放植物油有利于胡萝卜素的吸收，加放葱、姜、蒜能提高维生素 B_1、维生素 B_2 的利用率，并有杀菌作用。

除了以上6个方面外，对于一份食谱，我们还可以从营养以外的方面进行评价，比如食物的味道、口感、原料的价格等，如果再考虑这些因素，我们就能设计出营养美味、经济实惠的食谱。

2）食谱的评价和调整

假设一个短跑运动员身高175 cm，体重75 kg，年龄22岁。表1.20是该运动员一日食谱，请对食谱进行评价，对不合理的地方进行调整。

表1.20 该运动员一日食谱

餐　次	食　　物	原　料
早餐	白菜肉包	小麦粉（标准粉）100 g 猪肉（瘦）50 g 大白菜50 g
	面条	面条（标准粉）88.1 g
	牛奶	牛乳86.7 g
	烹调油	豆油8 g
午餐	米饭	粳米（标一）217 g
	鲜溜鸡丝	鸡肉87.4 g 甜椒100 g
	冬笋烧豆腐	豆腐（北）69.1 g 冬笋100 g
	水果	鸭梨100 g
	烹调油	豆油12 g
晚餐	米饭	粳米（标1）162.8 g
	番茄炒蛋	番茄100 g 鸡蛋（白皮）60 g
	冬瓜炒虾仁	对虾61.3 g 冬瓜100 g
	烹调油	花生油10 g

（1）确定膳食目标

本例采用计算法确定膳食目标（具体方法见1.3.1）。

标准体重=175–105=70（kg）

体质指数= $\dfrac{75}{1.75^2}$ =24.5，可判断其属于超重

因为运动员属于重体力劳动，所以此人的单位标准体重能量供给量为40 kcal/kg（查表1.1），则能量需要量=70×40=2 800 kcal。

（2）食物种类评价

将摄入的食物按中国居民膳食平衡宝塔归类，并与宝塔中同能量水平的推荐摄入量比较，已知该运动员能量推荐量为2 800 kcal，各类食物摄入量见表1.21。

100 g豆腐（北）含蛋白质12.2 g，豆腐折合成大豆的量=$\dfrac{69.1×12.2\%}{35\%}$=24.1（g）

表1.21　各类食物摄入量

食物种类	实际摄入量/g	参考摄入量/g	实际摄入量/参考摄入量/%
谷类	567.9	500	113.6
豆类及豆制品	24.1	50	48.2
蔬菜	450	500	90
水果	100	200	50
肉禽类	137.4	100	137.4
奶类及奶制品	86.7	100	86.7
蛋类	60	50	120
水产品	61.3	50	122.6
烹调用油	30	25	120

①每类食物都有摄入，做到了食物多样化。

②谷类基本符合要求，蛋类、肉禽类、水产品摄入偏高。

③蔬菜、水果、豆类、奶类摄入不足，结合②分析，这是一个动物性食物偏多的膳食，可以考虑增加豆类摄入量，用豆类蛋白替换部分肉类蛋白，同时提高奶类摄入量、降低蛋类摄入量。

④烹调用油较多，应注意减少油脂的加入，防止"三高"出现。

（3）膳食总能量和各营养素摄入量计算与分析

查阅《中国食物成分表（2021）》计算能量和各营养素含量。该运动员膳食总能量和营养素摄入量见表1.22。

表1.22　该运动员膳食总能量和营养素摄入量

	原料名称	质量/g	蛋白质/g	脂肪/g	碳水化合物/g	维生素A/μgRE	维生素B$_1$/mg	维生素B$_2$/mg	维生素C/mg	钙/mg	铁/mg	锌/mg	硒/μg
早餐	小麦粉（标准粉）	100	11.2	1.5	73.6		0.28	0.08		31	3.5	1.64	5.36
	猪肉（瘦）	50	10.2	3.1	0.8	22	0.27	0.05		3	1.5	1.50	4.75
	大白菜	50	0.8	0.1	1.6	10	0.02	0.03	16	25	0.4	0.19	0.25
	面条（标准粉）	88.1	7.5	1.4	52.4		0.31	0.08		11	2.3	0.94	0.35
	牛乳	86.7	2.6	2.8	2.9	21	0.03	0.12	1	90	0.3	0.36	1.68
	豆油	8		8.0						1	0.2	0.09	
	小计		32.3	16.9	131.3								

	原料名称	质量/g	蛋白质/g	脂肪/g	碳水化合物/g	维生素A/μgRE	维生素B$_1$/mg	维生素B$_2$/mg	维生素C/mg	钙/mg	铁/mg	锌/mg	硒/μg
午餐	粳米（标一）	217	16.7	1.3	168.0		0.35	0.17		24	2.4	3.15	5.43
	鸡肉	87.4	16.9	8.2	1.1	42	0.04	0.08		8	1.2	0.95	10.27
	甜椒	100	1.0	0.2	5.4	57	0.03	0.03	72	14	0.8	0.19	0.38
	豆腐（北）	69.1	8.4	3.3	1.4	3	0.03	0.02		95	1.7	0.44	1.07
	冬笋	100	4.1	0.1	6.5	13	0.08	0.08	1	22	0.1		
	鸭梨	100	0.2	0.2	11.1	2	0.03	0.03	4	4	0.9	0.10	0.28
	豆油	12		12						2	0.2	0.13	
	小计		47.3	25.3	193.5								
晚餐	粳米（标一）	162.8	12.5	1.0	126.0		0.26	0.13		18	1.8	2.36	4.07
	番茄	100	0.9	0.2	4.0	92	0.03	0.03	19	10	0.4	0.13	0.15
	鸡蛋（白皮）	60	7.6	5.4	0.9	186	0.05	0.19		29	1.2	0.60	9.93
	对虾	61.3	11.4	0.5	1.7	9	0.01	0.04		38	0.9	1.46	20.67
	冬瓜	100	0.4	0.2	2.6	13	0.01	0.01	18	19	0.2	0.07	0.22
	花生油	10		9.9						1	0.3	0.05	
	小计		32.8	17.2	135.2								
总计			112.4	59.4	460	470	1.83	1.17	131	445	20.2	14.34	64.84

总能量 =112.4×4+59.4×9+460×4=449.6+534.6+1 840=2 824.2（kcal）

从结果分析，摄入的营养素都没有达到预期目标，由于除了蛋白质、脂肪、碳水化合物，其他营养素可以以周为单位计算，不必每天都达到标准，因此主要对蛋白质、脂肪以及严重缺乏的维生素 A、钙的量进行调整。

可以考虑增加 50 g 鸭肝（增加维生素 A），由于鸭肝富含维生素 A，因此不必每天添加，以免过量，每人每周食用 50 g 动物内脏可以保证维生素 A 的供给。

由于钙不足，蛋白质又超标，可以用含钙量高的蔬菜代替含钙量低的蔬菜，比如用芸豆替换甜椒（芸豆 100 g）。将冬笋烧豆腐换成海带炖豆腐（干海带 50 g），提高含钙量。该运动员膳食营养素参考摄入量与实际摄入量比较见表 1.23。

表1.23　该运动员膳食营养素参考摄入量与实际摄入量比较

	蛋白质/g	脂肪/g	维生素A/μgRE	维生素B$_1$/mg	维生素B$_2$/mg	维生素C/mg	钙/mg	铁/mg	锌/mg	硒/μg
实际摄入量	112.4	59.4	470	1.83	1.17	131	445	20.2	14.34	64.84
参考摄入量	90	占总能量 20%～30%	800	1.4	1.4	100	800	15	15	50
实际摄入量/参考摄入量/%	124	实际占 18.5	59	121	81	131	56	135	96	129

（4）能量来源计算与分析

$$产能营养素占总能量比例=\frac{产能营养素摄入量×产能系数}{总能量}$$

前面计算可知，蛋白质112.4 g，脂肪59.4 g，碳水化合物460 g，它们的产能系数分别为4 kcal/g，9 kcal/g，4 kcal/g，总能量为2 824.2 kcal，则：

$$蛋白质占能量比=\frac{112.4×4}{2\,824.2}×100\%=16\%（参考比例10\%～15\%）$$

$$脂肪占能量比=\frac{59.4×9}{2\,824.2}×100\%=19\%（参考比例20\%～30\%）$$

$$碳水化合物占能量比=\frac{460×4}{2\,824.2}×100\%=65\%（参考比例55\%～65\%）$$

从结果可以看出，膳食脂肪不足，蛋白质、碳水化合物略高。可以考虑把早餐的猪瘦肉换成猪肉（肥瘦）。

（5）三餐餐次比分析

$$每餐占能量比例=\frac{每餐蛋白质摄入量×4+每餐脂肪摄入量×9+每餐碳水化合物摄入量×4}{总能量}×100\%$$

$$早餐能量比=\frac{32.3×4+16.9×9+131.3×4}{2\,824.2}×100\%=29\%（参考比例25\%～30\%）$$

$$午餐能量比=\frac{47.3×4+25.3×9+193.5×4}{2\,824.2}×100\%=42\%（参考比例40\%）$$

$$晚餐能量比=\frac{32.8×4+17.2×9+135.2×4}{2\,824.2}×100\%=29\%（参考比例30\%～35\%）$$

三餐比例基本合理，在满足能量和各营养素要求下，可略微降低午餐能量，提高晚餐能量。

（6）烹调方法评价

基本上采用炒、蒸、煮，没有爆、炸等容易破坏营养的烹调方式，较好地保持菜肴的营养。

（7）食谱调整

综合以上分析，调整后的食谱见表1.24。

表1.24　调整后的运动员食谱

餐　次	食　物	原　料
早餐	白菜肉包	小麦粉（标准粉）100 g 猪肉（肥瘦）50 g 大白菜50 g
	面条	面条（标准粉）88.1 g
	牛奶	牛乳86.7 g
	烹调油	豆油8 g
	水果	黑枣50 g
午餐	米饭	粳米（标一）200 g
	芸豆烧鸡	鸡肉87.4 g 芸豆100 g
	海带炖豆腐	豆腐（北）50 g 干海带50 g
	水果	鸭梨100 g
	烹调油	豆油12 g

餐　次	食　　物	原　　料
晚餐	大米粥	粳米（标一）162.8 g
	番茄炒蛋	番茄 100 g 鸡蛋（白皮）60 g
	冬瓜炒虾仁	对虾 61.3 g 冬瓜 100 g
	炒鸭肝	鸭肝 50 g 芹菜 50 g
	烹调油	花生油 10 g

　　每日的食谱不是一成不变的，可以在此食谱的基础上进行同类食物的微调，保证摄入食物丰富多样，菜的味型可以进行变化，增加可食性。对于幼儿，一定要注意培养良好的饮食习惯，避免偏食、挑食，保持均衡营养。

[知识拓展]

营养配餐软件的应用现状

　　项目1学习的方法在实际中确实有运用，但由于计算耗费大量时间，因此在高速发展的现代社会，提高效率、节省运算时间是大势所趋，营养软件应运而生。营养软件是营养配餐行业发展的必然产物，通过软件可以帮助我们进行营养计算，达到营养配餐和营养学习的目的，是运用电脑取代手工计算的新型科技化工具。现在市面上配餐软件很多，但大部分的原理都是将食物成分表、膳食指南、膳食营养素推荐量等配餐标准储存在软件中，配餐时输入配餐对象基本情况（如年龄、性别、劳动强度等），自动根据相关标准进行配餐。同时，很多软件还具有自动输出膳食调查结果、查询食物成分等功能。因为专业软件价格不低，所以作为营养师或营养配餐员个人使用相对较少，主要使用者为营养师专业机构、医院、疗养院、军队、学校、幼儿园，以及有配餐用餐需要的单位食堂等。营养配餐软件发展的时间还很短，有些地方还不够成熟，还有很多值得探索的地方。作为辅助工具，营养配餐软件有很大的发展空间，随着时间的推移，营养配餐软件一定能够做得更加便捷和强大。

【练习与思考】

一、课堂练习

　　1.一名男中学生，15 岁，中等劳动强度，身高 165 cm，体重 60 kg。请用计算法，结合表1.1 确定他的膳食能量需要量。

　　2.魏某，女，28 岁，职业为舞蹈演员。请为她编制一日食谱，要求脂肪、蛋白质、糖类功能比为 25%，15%，60%。

　　3.请用食物交换份法，为一位 63 岁的退休女教师编制一日食谱。

二、课后思考

通过学习，你认为营养成分计算法和食物交换份法在配制食谱时有什么优缺点？

三、实践活动

利用课余时间，为家人编制一日营养餐食谱。

项目 2

菜点的营养价值评价和营养标签制作

项目导学

◇ 人们从吃饱到追求吃好，对餐饮行业提出了更高要求，更关注烹饪食物的来源、烹饪过程和食物营养价值。90%的消费者外出就餐时期望获取更多的食物信息，如菜肴食材及其营养价值，再根据身体健康状况作出科学、合理的选择，从而追求美味与健康的平衡，这也是未来潜在的需求。

教学目标

知识教学目标

◇ 菜品营养的标示方法和标签格式。

◇ 菜品和食物营养价值的分析。

能力培养目标

◇ 熟知菜品营养标示的方法和标签格式。

◇ 运用前面的知识制作菜品的营养标签。

◇ 学会解读菜品的营养标签。

◇ 熟知菜品的营养分析方法。

◇ 运用知识评价菜品和食物的营养价值。

职业情感目标

◇ 推动餐饮企业向营养、健康方向发展，树立餐饮企业品牌形象，提高企业经济效益。

◇ 促使居民膳食走向营养化、健康化和标准化。

课时安排

◇ 8 课时。

任务1 菜品营养标示

[课时安排]

3 课时。

[案例导入]

在外就餐多 健康隐患多

随着人们生活水平的不断提高，工作学习和生活方式的不断变化，家庭菜品制作减少，在外就餐的次数逐渐增多，已经成为一部分人群日常膳食的主要方式。2002 年中国居民营养与健康状况调查表明，我国 15 岁及以上的居民中，至少有 15% 的人群每天有一次在外就餐，26% 的城市居民每天在外就餐。2011 年深圳市慢性病防治中心负责组织监测居民健康营养状况，报告显示，深圳市居民每日三餐，每周有 5～7 d 在餐馆吃早餐、午餐、晚餐的比例分别为 12.1%，8.5%，5.1%，每周有 5～7 d 在单位/学校吃早餐、午餐、晚餐的比例分别为 9.2%，19.2%，8.3%。2013 年联合利华饮食策划发布的《全球食客需求与餐饮趋势报告》表明，中国有超过 85% 的消费者每周至少在外午餐一次，70% 的消费者每周至少在外晚餐一次。在外就餐比例的不断增加，极大地繁荣了我国餐饮市场。但为了吸引消费者，餐饮菜品更多地强调美味，其油、盐、糖等佐料用量一般偏大，使就餐者能量和某些营养素摄入量很容易超过机体需要，增加了患慢性和非传染性疾病的风险。

当人们在外就餐时，脂类的摄入比在家就餐时高，碳水化合物提供的能量占总能量的比例降低，油脂和盐的摄入量往往也会比在家就餐高，在外就餐频率越高，饮食模式变化越大，身体脂肪含量越高，食盐、蛋白质、胆固醇、总能量等营养过剩，同时存在某些营养素如碳水化合物、钙、硫胺素、核黄素、膳食纤维等摄入不足的现象，这也导致超重与肥胖的人数迅速增加，高血压、糖尿病、冠心病、高脂血症等慢性病年轻化，无形之中，在外就餐这种就餐方式已成为健康杀手。

[任务布置]

本次课的主要任务是掌握菜品营养标示方法和菜品营养标签的格式，学会制作和解读菜品的营养标签，了解国内外菜品营养标签的法规和标准。

[任务实施]

🧁 2.1.1　菜品营养标示方法

1）菜品营养标示的概念及其意义

菜品营养标示是指对菜品中各种营养素的名称和含量所做出的确切描述，通常营养素使用以每 100 g（或每 100 mL）菜品或每份食用量的菜品中某种营养素的质量来标示。菜品营养标示让消费者看得见，使抽象的营养素概念能直观地体现在每一份菜肴中，保护消费者对食物营养信息的知情权，增强消费者自身的营养知识。菜品营养标示将有助于传播营养知识，促进膳食平衡，为居民膳食提供具体量化的营养指导，预防因营养缺乏或过剩而引起的疾病及慢性疾病，引导或促进健康，帮助在外就餐人群合理选择食物，具有积极的指导作用，促使餐饮业规范经营，保证服务品质。

2）菜品营养标示方法

（1）菜品营养标示方法

在普通菜单上标注菜品的营养标签，即标注出能量、蛋白质、脂肪、膳食纤维、胆固醇、钠、维生素和矿物质含量等营养信息，所列营养成分的名称应采用规定的专业用语，数据表达使用的单位应符合国际法计量单位或按管理办法规定。菜品营养标示通常有两种表达形式：绝对数值，即单位菜品（100 mL，每 100 g）或每食用份菜品中提供的营养素种类和含量；相对数值，即单位菜品中营养成分含量多少的比较，常以《中国食品标签营养素参考值（NRV）》或《中国居民膳食参考摄入量（DRI）》作为参考。以相对数值对营养进行标示时，因为 NRV 是专用于食品营养标示的营养素日需要参考值，常以营养素含量占营养素参考值（NRV）的百分比标示（表 2.1），指定其修约间隔为 1，鼓励使用该标示方法。

计算公式为：$\dfrac{X}{NRV} \times 100\% = Y\%$

式中，X 为菜品中某营养素的含量；NRV 为该营养素的营养素参考值；$Y\%$ 为计算结果。

表2.1　中国食品标签营养素参考值NRVs

营养素	NRV	营养素	NRV	营养素	NRV	营养素	NRV
能量	2 000 kcal	维生素 E	14 mg α-TE	泛酸	5 mg	锌	15 mg
蛋白质	60 g	维生素 K	80 μg	生物碱	30 μg	碘	150 μg
总脂肪	<60 g	维生素 B$_1$	1.4 mg	胆碱	450 mg	硒	50 μg
饱和脂肪酸	<20 g	维生素 B$_2$	1.4 mg	钙	800 mg	铜	1.5 μg
胆固醇	<300 mg	维生素 B$_6$	1.4 mg	磷	700 mg	氟	1 μg
碳水化合物	300 g	维生素 B$_{12}$	2.4 μg	钠	2 000 mg	锰	3 mg
膳食纤维	25 g	维生素 C	100 mg	钾	2 000 mg	钼	40 μg
维生素 A	800 μgRE	烟酸	14 mg	镁	300 mg	铬	50 μg
维生素 D	5 μg	叶酸	400 μgEFE	铁	15 mg		

能量相当于 2 000 kcal；蛋白质、脂肪、碳水化合物功能分别占总能量的 13%，27% 和 60%。

（2）菜品营养成分含量的数据来源和计算方法

①菜品营养成分含量的数据来源。

《餐饮业菜点营养标签规则》（草案）确定了两种菜品营养成分的数据来源：第一种，可通过菜品原料成分计算获得，先根据菜品原料的配比，用中国食物营养成分表、相关数据库中相似的同类菜品的成分数据，计算出菜品的营养成分含量；第二种，实验室菜品营养成分检测直接获得，分析时所用的检验方法、样品采集的基本选择原则应按照《食品卫生检验方法　理化部分　总则》（GB/T 5009.1—2003）规定及《餐饮计量规范》（DB 3305/T 215—2021）规范执行，检验方法应首先选择国家标准方法的最新版本，如有并列方法，可根据适用范围选择适宜的方法。如无国家标准方法，优先使用美国公职分析化学家协会（AOAC）的方法，再使用经过验证的、引自权威文献报道或行业公认的权威方法。

目前，菜品中营养素的数据主要来自第一种方法，我国菜品加工方式包括烤、煮、蒸、炖、炒等30多种基本烹调方法，食物中的营养素在烹饪过程中都会有或多或少的损失，主要影响因素是温度和烹饪时间，特别是水溶性维生素，同一种菜品用两种不同的计算方法标示，其数据完全不一样。菜品中营养素的第二种数据来源更加科学准确，但是菜品中营养素的含量检测成本高，不利于广泛地推广应用。

②菜品营养成分的计算方法。

原则上，营养素的定义应与相应的分析方法相匹配，但实际上由于技术和认识上的不足，能量和某些营养素采用了计算或换算的方法，下面简要说明主要营养成分的计算方法。

能量是指食品中的供能物质在人体代谢中产生的能量。计算公式和折算系数：

能量（kcal）=4 kcal/g× 蛋白质（g）＋4 kcal/g× 碳水化合物（g）＋9 kcal/g× 脂肪（g）＋3 kcal/g× 有机酸（g）＋7 kcal/g× 乙醇（酒精）（g）＋2 kcal/g× 膳食纤维（g）

蛋白质是含氮的有机化合物，以氨基酸为基本单位组成。食品中蛋白质含量可以通过"总氮量"乘以"氮折算系数"或食品中各氨基酸含量的综合标示。食品中蛋白质含量（g）=总氮量 ×6.25。

脂肪和脂肪酸：由于检测方法的不同，脂肪可以用粗脂肪或总脂肪表示，在菜品标签上均可标示为"脂肪"。粗脂肪是指食品中一大类不溶于水而溶于有机溶剂（乙醚或石油醚）的化合物的总称。除了甘油三酯外，还包括磷脂、固醇、色素等。总脂肪是指食物中单个脂肪酸甘油酸酯的总和。

碳水化合物是指单糖、寡糖、多糖的总称，是提供能量的重要营养素。食品中的碳水化合物可以由减法或加法获得。

减法：食品总质量为100，分别减去蛋白质、脂肪、水分和灰分的质量即碳水化合物的量。该减法包括了膳食纤维成分，当计算能量时，应减去膳食纤维。

加法：淀粉和糖的总和即碳水化合物，仅适用于普通食物。

膳食纤维是植物的可食部分，不能被人体小肠消化吸收，对人体健康有意义，主要包括木质素、纤维素、半纤维素、果胶、菊粉等。

（3）菜品营养素数据修约

为了统一标示格式，方便消费者，菜品中营养素的数值常需要经过修饰后再进行标示，常用的几个概念采用《数值修约规则与极限数值的表示和判定》（GB/T 8170—2008）的有关规定来定义。对有小数位数的数值，以最左侧一位的非零数字向右得到的位数；对没有小数位且以若干个零结尾的数值，从非零数字最左一位向右数得到的位数减去无效零（即仅为定位用的零）的个数。对其他十进位数，从非零数字最左一位向右数而得到的位数，就是有效位数。例如，35 000，若有两个无效零，则为三位有效位数，应写为 $350×10^2$；若有 3 个无效零，则为两位有效位数，应写为 $35×10^3$。指定修约间隔为 10^{-n}（n 为正整数），或指明将数值修约到 n 位小数，若指定其修约间隔为 1，即为指明将数值修约到个数位，若指定修约间隔为 10^n，或指明将数值修约到 10^n 数位（n 为正整数），或指明将数值修约到"十""百""千"。

3）菜品营养特性的描述

菜品营养特性的描述主要包括营养声称和营养成分功能声称，能增加消费者对菜品营养价值的理解，传递营养素含量的多少或者特点，体现产品的营养特点，声明和宣传营养素的功能作用，满足消费者对食品营养价值的知情权。

（1）营养声称

营养声称是指菜品营养标签上对食物营养特性的确切描述和说明，包括含量声称和比较声称。含量声称（Nutrient Content Claim）是指描述食物中能量或营养成分含量水平的声称。声称用语包括"含有""高""低"或"无"等，如虾皮含有较高钙、低脂奶、高膳食纤维饼干等。比较声称（Nutrient Comparative Claim）是指与消费者熟知同类菜品的营养成分含量或能量值进行比较后的声称。声称用语包括"增加"和"减少"等。所声称的能量或营养成分含量差异必须 ≥ 25%，如普通酱油可作为强化铁酱油的基准菜品等。

（2）营养素功能声称

营养素功能声称是指营养成分可以维持人体正常生长、发育和正常生理功能等作用的声称。营养素功能声称是健康声称的一种，根据食品的营养特性，可以选用以下一条或多条功能声称的标准用语，以下用语不得删改和添加。

能量：人体需要能量来维持生命活动，机体的生长发育和一切活动都需要能量，适当的能量可以保持良好的健康状况。

蛋白质：是人体的主要构成物质并提供多种氨基酸。蛋白质是人体生命活动中必需的重要物质，有助于组织的形成和生长。蛋白质有助于构成或修复人体组织，有助于组织的形成和生长。蛋白质是组织形成和生长的主要营养素。

脂肪：提供能量。每日膳食中脂肪提供能量占总能量的比例不宜超过 30%。脂肪是人体的重要组成成分，脂肪可辅助脂溶性维生素的吸收，脂肪提供人体必需脂肪酸。

饱和脂肪酸：可促进食物中胆固醇的吸收。饱和脂肪酸摄入量应少于每日总脂肪的 1/3，过多摄入有害健康，过多摄入饱和脂肪可使胆固醇增高，摄入量应少于每日能量的 10%。

胆固醇：每日膳食中胆固醇摄入量不宜超过 300 mg。

碳水化合物：是人类生存的基本物质和能量主要来源，是人类能量的主要来源，是血糖生成的主要来源。膳食中碳水化合物应占能量的 60% 左右。

钠：能调节机体水分，维持酸碱平衡。中国营养学会建议每日食盐的摄入量不要超过 6 g。钠摄入量过高有害健康。

钙：是人体骨骼和牙齿的主要组成成分，许多生理功能也需要钙的参与。钙是骨骼和牙齿的主要成分，并维持骨骼密度。钙有助于骨骼和牙齿的发育，有助于骨骼和牙齿更坚固。

铁：是血红细胞形成的因子。铁是血红细胞形成的必需元素，对血红蛋白的产生是必需的。

锌：是儿童生长发育必需的元素，有助于改善食欲和皮肤健康。

镁：是能量代谢、组织生长和骨骼发育的重要物质。

碘：是甲状腺发挥正常功能的要素。

维生素 A：有助于维持暗视力，维持皮肤和黏膜健康。

维生素 C：有助于维持皮肤和黏膜健康。维生素 C 有助于维持骨骼、牙龈的健康。维生素 C 可以促进铁的吸收，还有抗氧化作用。

维生素 D：可促进钙的吸收。维生素 D 有助于骨骼和牙齿的健康，有助于骨骼形成。

维生素 E：有助于抗氧化作用。

维生素 B_1：是能量代谢中不可缺少的成分。维生素 B_1 有助于维持神经系统的正常生理功能。

维生素 B_2：有助于维持皮肤和黏膜健康。维生素 B_2 是能量代谢中不可缺少的成分。

烟酸：有助于维持皮肤和黏膜健康。烟酸是能量代谢中不可缺少的成分，有助于维持神经系统的健康。

维生素 B_6：有助于蛋白质的代谢和利用。

维生素 B_{12}：有助于红细胞形成。

叶酸：有助于胎儿大脑和神经系统的正常发育。叶酸有助于红细胞形成，有助于胎儿正常发育。

泛酸：能量代谢和组织形成的要素。

膳食纤维：有助于维持正常的肠道功能。

4）菜品营养标示方法的应用

通过以菜品原料的营养成分推算成品菜品营养成分，介绍菜品营养的标示方法，为餐饮业制定菜品营养标签提供一定的理论和实践依据。下面将分步骤介绍菜品营养标示方法在菜品中的应用：

（1）菜品中各种原料的质量记录

主辅料的可食部分质量的获得主要有两种方法：一是去掉采购的原料中不能食用的部分，将余下的可食部分经清洗和沥干水后，直接称量即为原辅料可食部的质量；二是原料中的市售质量乘以《中国食物成分表 2021》中可食部比例，即得原料可食部的质量。调味质量用称重法获得。

（2）计算菜品中各种原料可食部的营养成分含量

借助《中国食物成分表 2021》计算各种原料可食部的营养成分含量，1 份菜品中各种原料可食部的营养成分含量计算公式：

$$原料可食部中能量或营养素含量 = \frac{原料可食部重量 \times 食物成分表中该原料每100\,g可食部位能量或营养素含量}{100}$$

（3）熟菜品的质量记录和计算每 100 g（或 100 mL）熟菜品中营养成分含量

菜品烹调后，准确称量 1 份熟菜品的质量。菜品在烹调加工过程中均会有不同程度的营养素损失，最易损失的营养素首先是维生素 C、维生素 B_1、维生素 B_2 等水溶性维生素，其次是脂溶性维生素，产能营养素、胆固醇、膳食纤维和矿物质在一般情况下损失很小。通常情况下，大多数营养素的含量可不考虑损失量，即 1 份生菜品中产能营养素、胆固醇、膳食纤维及矿物质的含量就是 1 份熟菜品中这些营养素的含量。但需要对水溶性维生素和脂溶性维生素计算烹制后保存的含量，1 份蔬菜品中维生素的含量计算公式：1 份蔬菜品中维生素

含量 =1 份生菜品中维生素含量 ×（1– 该维生素损失率）。维生素的损失与加工烹调方式关系密切，不同烹调方法菜品营养素的损失率见表 2.2。熟菜品中营养成分含量计算公式：

$$100\,\text{g}（或 100\,\text{mL}）\ 熟菜品中营养成分含量 = \frac{熟菜品的单位重量 \times 1 份熟菜品中营养成分含量}{1 份熟菜品质量}$$

编制某菜品营养成分含量计算表，见表 2.3，将信息填入表格。

表2.2　不同烹调方法菜品营养素的损失率

烹调方法	维生素 A 或胡萝卜素 /%	维生素 B_1/%	维生素 B_2/%	维生素 C/%
1 min 内旺火加热	基本不损失	10	基本不损失	30
2 min 旺火加热	10	10 ~ 20	10	50
超过 2 min 旺火加热	20	30	25	50

表2.3　某菜品营养成分含量计算表

原辅料名称	生质量 /g	熟质量 /g	能量 /（kJ·kcal⁻¹）	蛋白质 /g	脂肪 /g	碳水化合物 /g	膳食纤维 /g	维生素 A/μgRE	钠 /mg	...

（4）菜品营养成分标示

在进行菜品营养成分标示时，根据菜品营养成分的有效数据对各种营养素的名称和含量所做出确切的描述。通常营养素使用绝对数值以每 100 g（或每 100 mL）菜品或每份食用量的菜品中某种营养素的质量来标示，也可以相对数值标示，则需要与该营养素参考值（NRV）进行转化，鼓励标示该营养成分含量占营养素参考值（NRV）的百分比。一般来说，菜品营养成分标示应标示能量及 4 种核心营养素含量，推荐标示的重要营养成分主要包括饱和脂肪（酸）、胆固醇、糖、膳食纤维、钙和维生素 A 等与人体健康关系重要的营养成分。菜品营养特性描述时，应选择具有菜品特点的功能进行营养描述。

🧁 2.1.2　菜品营养标签格式

1）菜品营养标签的内涵

菜品营养标签是根据餐饮企业提供的若干种主要菜品和营养学原则，结合烹调技术，在烹调前对每份菜肴的主辅料用量（餐饮企业提供）进行称量，然后参照我国《食品安全国家标准　预包装食品营养标签通则》（GB 28050—2011）管理办法，参考《中国食物成分表》或食用营养软件，计算每份菜肴（100 g）中能量、蛋白质、脂肪、胆固醇、碳水化合物、膳食纤维、钠等的含量，并与食品标签营养素参考值（NRV）进行比较。

菜品营养标签表达了一份菜品的基本营养特性和信息，是消费者了解食品的营养组成和特征的来源，也是保证消费者的知情权、引导和促进健康消费的重要措施。鼓励餐饮企业对销售菜品进行营养标签标示，标示内容应当真实、客观。通过实施营养标签，能规范餐饮企业的行为保障餐饮企业向营养化、健康化方向发展。

2）菜品营养标签格式类型

（1）基本格式

格式 1（A）
餐饮业菜品营养标签样式

菜品名称：
价格单位 ¥ ＿＿＿＿＿＿ /例（位、人份等）

每例/人份或每 100 g（g，mL）

项　目	单　位	营养素参考值/%
能量	千卡（kcal）	
蛋白质	克（g）	
脂肪	克（g）	
碳水化合物	克（g）	
钠	毫克（mg）	

格式 1（B）
餐饮业菜品营养标签样式

菜品名称：
价格单位 ¥ ＿＿＿＿＿＿ /例（位、人份等）

每例/人份或每 100 g（g，mL）

项　目	单　位	营养素参考值/%
能量	千卡（kcal）	
蛋白质	克（g）	
脂肪	克（g）	
饱和脂肪酸	克（g）	
碳水化合物	克（g）	
糖	克（g）	
膳食纤维	克（g）	
钠	毫克（mg）	
钙	毫克（mg）	
维生素 A	维克视黄醇当量（mgRE）	

注：能量和核心营养成分应为粗体或其他方法使其显著。若再标示除核心和重要营养成分外的其他营养素，
应列在推荐的营养成分之下，并用横线隔开。
营养素参考值%、营养声称由餐饮企业自愿选择是否标示。

（2）附有营养声称和营养成分功能声称的格式

餐饮业菜品营养标签样式

菜品名称：
价格单位 ¥ ＿＿＿＿＿＿ /例（位、人份等）

每例/人份或每 100 g（g，mL）

项　目	单　位	营养素参考值/% 或 NRV/%
能量	千焦（kJ）	
蛋白质	克（g）	
脂肪	克（g）	
碳水化合物	克（g）	
钠	毫克（mg）	

营养声称，如菜品低脂肪、低热量、高蛋白。
营养成分功能声称，如每日膳食中脂肪提供的能量占总能量的比例不宜超过 30%。
注：营养成分功能声称应当标在营养成分表下端；营养声称可以标在营养成分表下端、上端或其他任意位置。

（3）附有外文的格式

餐饮业菜品营养标签样式

菜品名称：
Dish name：
价格单位 ¥　　　/例（位、人份等）
Unit price ¥　　　/each case（one person，per Serving）

营养成分表 Nutrition Information
每例/人份或每100 g（g，mL）each case/per 100g（mL）or per serving

项　目 /Items	单　　位	营养素参考值/% 或 NRV/%
能量 /Energy	千焦（kJ）	
蛋白质 /Protein	克（g）	
脂肪 /Fat	克（g）	
碳水化合物 /Carbohydrate	克（g）	
钠 /Sodium	毫克（mg）	

（4）横排格式

餐饮业菜品营养标签样式

菜品名称：
价格单位 ¥　　　/例（位、人份等）

项　目	每例/人份或每100 g（g，mL）	营养素参考值/% 或 NRV/%	项　目	每例/人份或每100 g（g，mL）	营养素参考值/% 或 NRV/%
能量	千焦（kJ）		碳水化合物	克（g）	
蛋白质	克（g）		钠	毫克（mg）	
脂肪	克（g）				

3）菜品营养标签格式要求

为引导消费者平衡膳食、合理就餐，餐饮企业应在消费者点餐时以书面形式提供菜品营养标签，以附录形式附在菜单后面，并标示于醒目位置，字体颜色清晰，一般使用中文标示，若使用外文标示，其内容应与中文相对应，外文字体不得大于中文字体，营养声称的字体也不得大于菜品的价签。无论菜品营养标签选择哪种格式，进行营养成分或营养声称标示时，应首先标示能量及4种核心营养素含量，最低应不少于能量、钠含量两项。营养成分标示的顺序应按照能量、蛋白质、脂肪、碳水化合物、钠排列，当缺少项目时，依序上移，当标示的营养成分较多时，能量和核心营养素的标示应当醒目。

🧁2.1.3　餐饮营养标签相关标准和法规

1）国际营养标签的法规和标准

（1）国际营养标签法规和标准的概况

食品法典委员会（CAC）是在联合国粮食及农业组织和世界卫生组织共有框架下的政府间组织。国际食品法典委员会下设食品标签法典委员会是制定国际食品标签标准的国际机构，负责起草所有食品的标签规定，审议、修改及签署法典委员会起草标签标准的具体规定、规范和指导方针，研究食品法典委员会分配的特定标签、食品声称和误导性描述的食品广告等问题。CAC 标准在国际社会中的影响力越来越大，已成为很多国家制定相关标准的依据，主要内容为各国广泛采用。CAC 标准关于食品标签的法规主要有《产品宣称通用导则》

（CAC/GL 1—1979，Rev.1991），《营养标识导则》（CAC/GL 2—1985，Rev.1993，Amended 2006），《营养和健康宣称使用导则》（CAC/GL 23—1997，Rev.2004）等。

美国对食品标签的管理按照食品类别进行监管，食品标签的法规标准主要有《联邦食品、药品和化妆品法》和《美国联邦法规》两大通用标准，其他法规如《合理包装和标签法》《营养标签和教育法》《膳食补充剂健康和教育法》《食品过敏原标签和消费者保护法》等，但其中餐饮营养标签相关的法规仅为《营养标签和教育法》。

欧盟关于食品标签的法规包括了各类食品标签的共同内容和各类各种特定的食品的标签的法规，横向法规如 2000/13/EC 关于食品营养标签说明及广告的统一法案，90/496/EEC 关于食品标签的指令，EC/1924/2006 关于食品营养及健康声明等；纵向法规如 2009/41/EC 关于麸质不耐受人群可用食品的成分和标签等。

日本拥有较完善的食品安全法律法规体系和食品标识制度，对食品标签的要求较为严格，如《日本食品安全法规及食品标签标准浅析》。日本主要的营养标签法规主要包括《食品卫生法（表示基准）》《健康增进法（营养表示基准）（任意表示）》《营养改善法》。

加拿大营养标签法规既包含了食品标签和广告，也详细规定了纵向的法规营养标签、酒精饮料标签、加工果蔬标签等，主要的法规有《加拿大食品和药品法》《消费品包装和标签法》《加拿大食品标签和广告指南》等。澳大利亚和新西兰制定了统一的食品标准法典《澳大利亚新西兰食品标准法典》和其他管理规定，食品标签主要分为通用标签标准、产品标签标准和过渡性的食品标签标准 3 类。

（2）我国与国际营养标签标识的比较

营养标签是食品标签的一部分，主要包括食品营养成分及营养、健康声明等，消费者通过营养标签正确地选择用于自己营养需要的食品，以达到合理营养和保障健康的目的。随着人们生活水平的提高，消费者对食品的营养性能更为关注，各国均加强食品营养标签的法规标准的修订和完善工作，美国、日本、加拿大、澳大利亚和新西兰均是强制性实施营养标签制度的国家。营养标签的标识内容大多数国家均要求标识热量、蛋白质、总脂肪、碳水化合物等基本营养物质。我国的营养标签在目前不要求标示水溶性维生素，而美国则要求大部分的食品必须标明至少 14 种营养成分的含量，增加不饱和脂肪酸、膳食纤维等，这将要求营养成分的标识更加细化。对于健康声称，各个国家相关法规有差异。但各个国家均对此采取审慎的态度，要求食品标签不得宣传食物中营养物质（或成分）与疾病的关系，以免误导消费者。部分国家或组织食品标签法规对营养标签标识内容的比较见表 2.4。

表2.4 部分国家或组织食品标签法规对营养标签标识内容的比较

国家或组织	标识内容	健康声称
食品法典委员会	热量、蛋白质、碳水化合物、脂肪、维生素、糖类、其他营养声明所涉及的营养物质等	营养素生理功能声称：规定在推荐多食用时，声称的成分应是一种热量或营养素的"好的来源"。健康声称：声称涉及维持、改善和提高某种健康功能以及减少疾病危险的声称作为健康声称的 3 个部分
美国	营养素组成、能量及来自脂肪的能量，营养素含量及占日需求量的百分比，总脂肪、胆固醇、钠、总糖类量、蛋白质、维生素 A、维生素 C、钙、铁的日需求量和每克所提供能量等，规定有 15 种核心营养素必须标识	营养素含量声称必须符合相关规定，只有在规定中明确定义的声称或其同义词可以使用，如"无""减少/较少"。健康声称仅限于降低疾病风险的声称，不能作诊断、治愈、减轻或治疗某种疾病的声称，在使用健康声称之前必须由美国食品药品监督管理局（FDA）审查和评估

国家或组织	标识内容	健康声称
欧盟	能量、脂肪、胆固醇、饱和脂肪酸、碳水化合物、糖类、蛋白质和盐的含量等。可以补充：单不饱和脂肪酸、多不饱和脂肪酸、多元醇、淀粉、纤维等物质	健康声称须获广泛接受的科学数据支持才可使用。一律禁止含糊不清或不准确的食品营养健康标签及广告。酒精体积分数超过 1.2% 的饮品，不得标识健康及营养声明，表示酒精体积分数或卡路里有所减低者除外
日本	热量、蛋白质、脂肪、碳水化合物、矿物质、维生素、钠及已作出声称的其他营养素及其含量	强制性营养标签。标注营养素"高"或"低"时必须得到厚生劳动省的许可
韩国	热量、碳水化合物、蛋白质、脂肪、钠、已做出声称的其他营养素；糖类、氨基酸类、脂肪酸类、纤维类及维生素、无机物等可随意表示。强制性要求标识特殊膳食、健康补充剂食品及做出营养声称食品	保健功能食品营养信息上强制性标识碳水化合物的含糖量。允许使用健康功能食品定义：在功能食品标签标准中可使用食品添加剂缩写。营养素含量用高、无、低、减少、强化等用于表示强调特定营养素或食品成分的水平
澳大利亚	能量、蛋白质、脂肪、饱和脂肪、碳水化合物、糖、钠等。包括能量、碳水化合物、淀粉、蛋白质、氨基酸、脂肪、胆固醇、脂肪酸、定量纤维、盐、维生素和矿物质等	营养素功能声称用于描述营养物质对人体生长、发育和正常机能所起的作用。如，"钙质有助于骨骼强壮和牙齿的牢固""蛋白质有助于构筑和修复机体组织"。健康声称不允许出现表明、提示或暗示食物中的营养物质（或成分）与疾病的关系
加拿大	非强制性、自愿标识，允许表明营养成分。包括热量、脂肪、饱和脂肪酸、反式脂肪酸、碳水化合物、胆固醇、钠、膳食纤维、糖、蛋白质、维生素、矿物质 13 种营养成分	加拿大的食品法规对健康声称的内容包括减少疾病风险，产品具体有益的影响，或者食品中某个成分对人体的功效或生物活性的功能、益生菌，以及一般健康声称
中国	能量、蛋白质、脂肪、碳水化合物、钠、维生素 A、维生素 D、维生素 E、维生素 K、维生素 B_1、维生素 B_2、维生素 B_6、维生素 B_{12}、维生素 C、烟酸、叶酸、泛酸、生物素、胆碱等	选择性标识，当营养成分的含量标识值符合含量声称的要求和条件时，可使用标准附录 D 中相应的一条或多条营养成分功能声称标准用语

2) 我国餐饮营养标签的法规和标准

2008 年我国实施《食品营养标签管理规范》，共 21 条，包括 3 个技术附件，即《食品营养成分表示准则》《中国食品标签营养素参考值》《食品营养声称和营养成分功能声称准则》。我国现实行的《2021 年版食品营养标签管理规范》也仍针对加工类食品，而对菜品没有规定。菜品和加工类食品的主要区别是保藏时间的长短，而营养素含量等信息是一致的，所以，菜品实行《食品营养标签管理规范》具有可行性。2010 年中国烹协会组织制定了《餐饮业营养标签规则（征求意见稿）》，结合营养学、烹饪工艺学、食品科学等相关专业，将营养标签引入菜品，是一种符合我国国情、满足我国居外就餐营养信息认知需求的创新。该规则依据我国《食品营养标签管理规范》《食品营养成分标示准则》、中国居民膳食营养素参考摄入量（DRIs）、中国居民膳食指南（2008 年版）等相关的标准与规范制定，规定了餐饮服务营养标签的相关术语及技术与管理要求，这将为合理搭配菜品提供重要营养信息，倡导健康的饮食习惯，提高公众营养健康水平，适用于各种经济类型的餐饮企业，同时对饭店和酒店等餐饮行业提出了更高要求，起到了规范餐饮企业菜品营养标示的作用，对餐饮企业进行菜品营养标示具有重要的指导意义。

3) 全球餐饮实施营养标签的概况

国际食品法典委员会（CAC）规定营养标签适合所有食品，如果产品进行营养宣传，则营养标签强制性实施；其他情况下，营养标签非强制性实施，即对于菜品只有进行营养宣传时，才强制使用。欧盟也提出食物营养标签适用于餐饮食品，如果进行营养宣传则强制使用。美国对所有食品都强制要求进行营养标签，其中可豁免的食品有肉禽食品、即食食品、散装食品、医用食品、咖啡、茶和一些调味品等，即对所有的菜品都必须进行营养标签的标识。日本对除肉畜以外的加工食品均要求进行强制性营养标签，即对所有的菜品都必须进行营养标签的标识。我国制定了《餐饮业营养标签规则（征求意见稿）》，全面指导和规范菜品营养标签标示，引导消费者合理选择菜品，促进膳食营养平衡，但实施执行仍需时间。

[知识拓展]

如何解读菜品的营养标签

要合理安排膳食营养必须学会解读营养标签，用营养标签来指导餐饮，将有助于降低慢性病的风险。正确解读菜品营养标签的步骤：首先，明确菜品营养素含量的表达单位是以每100 g或每100 mL或每份计。其次，观察菜品营养标签上标明菜品营养含量的成分表，看有哪些营养素作为成分表中的项目进行了标示，成分表中能量及营养素含量的单位，是否有该营养成分含量占营养素参考值（NRV）的百分比的标示，若无此项，应利用《中国食品标签营养素参考值（NRV）》，计算菜品营养素的参考值比值。再次，观察菜品营养标签上是否有说明菜品营养特性的声称，是否有说明营养健康作用的文字与表述，如钙有助于骨骼发育等。通过菜品营养标签的解读，根据个体营养需求，选择适宜的菜品食用或者菜品的适宜量。下面以菜品酱牛肉示例，解读该菜品的营养标签。每100 g的酱牛肉菜品中蛋白质的含量为28.1 g，成人日摄入量为60 g，占成人营养素日需要参考值的46.8%，该菜品富含蛋白质。每100 g的酱牛肉菜品中含钠为1 117.2 mg，而成人日摄入量不能超过6 g，该菜品中钠的含量偏高。该酱牛肉菜品对于高血压、冠心病等疾病的人群应严格控制其使用量，若选择食用此菜品，当日饮食应选择清淡少盐与之相配进行食用，正常人群食用时应控制菜品的使用量，避免当日钠盐摄入超标。

菜品名称：酱牛肉

价格单位 ¥　　　 /份

每100 g

项　目	单　位	营养素参考值/%
能量	263.6 千卡（kcal）	13.18
蛋白质	28.1 克（g）	46.8
脂肪	15.4 克（g）	25.7
碳水化合物	3 克（g）	1
钠	1 117.2 毫克（mg）	55.9

营养声称：该菜品为机体提供蛋白质来源。

营养成分功能声称：蛋白质是人体生命活动中必需的重要物质，有助于组织的形成和生长。

任务2 菜品营养价值分析

[课时安排]

5课时。

[任务布置]

本次课的主要任务是学习利用菜品营养标签、不同人群推荐摄入量等信息和资料对食物进行营养评价的方法。内容包括能量密度、营养素密度和食物营养质量指数的概念、计算方法及其评价，食物蛋白质的不同评价方法，食物蛋白质的互补作用和应用，食物血糖生成指数和血糖负荷的应用和评价方法，食物脂肪的评价方法。

[任务实施]

2.2.1 菜品能量密度和营养质量指数评价方法

能量能够维持机体生命，很多营养素的生理功能都体现在机体的能量代谢上。如果能量摄入过高而营养素摄入过低，会造成多余的能量负荷，导致肥胖、各种慢性疾病的发病率增加。因此，在综合评价菜品时，需要在了解食物能量值的同时把食物中的营养素提供的能量结合在一起，以判断食物能量和营养素之间的供求关系。营养质量指数（INQ）是根据某种菜品对人体所需要的各种营养素的满足程度及对热能的满足程度的大小来衡量这种菜品的营养质量，人们可以按照不同人群的营养需求分别进行计算，根据INQ值的大小直观地判断菜品营养质量。

1）能量密度

不同菜品能量差别极大，一般来说油炸类菜品、高碳水化合物菜品、高脂肪菜品等都是高能量菜品，而高膳食纤维的蔬菜菜品能量较低。能量密度的高低与食物的水分和脂肪含量有密切关系，食物的水分含量高则能量密度低，脂肪含量高则能量密度高。另外，食品的稠度也影响能量密度，如玉米粥易呈黏稠状，加水变稀则能量密度降低，若加少量植物油则黏度降低能量密度增加。

为直观表示食品所提供的能量的多少，可采用能量密度进行评估。选用100 g菜品为计量单位，根据菜品标签的能量数值或者计算的能量数值查询成年人能量参考摄入量，根据公式求出能量密度，即：

$$能量密度 = \frac{一定量菜品提供的能量值}{能量推荐摄入量}$$

不同种类菜品的能量密度各不相同，这是了解不同菜品能量高低，对人体满足程度的一个简单分析方法。长期食用低能量和能量密度低的菜品，会影响儿童生长发育；长期食用高能量和能量密度高的食物，则容易造成人体体重过重或肥胖。

2) 营养素密度

菜品的营养价值不能以一种或两种营养素的含量来决定，而必须看它在膳食整体中对营养平衡的贡献。菜品中某些营养素含量如何丰富，也不能代替由多样食物组成的菜品营养平衡的饮食。

由于菜品中的营养素组成特点不同，在平衡膳食中发挥的作用也不同。例如，炒空心菜蛋白质含量低而膳食纤维含量高，清蒸鱼中蛋白质含量高而膳食纤维含量低。平衡膳食需要恰当食用各种菜品以满足人体对所有营养物质的需要，因此，膳食中各类菜品均有营养意义。

营养素密度是菜品中某营养素满足人体需要的程度与其该营养素的推荐摄入量之比值。计算公式为：

$$营养素密度=\frac{一定数量菜品中营养素含量}{相应营养素的推荐摄入量}$$

3) 营养质量指数

营养质量指数（INQ）是一种结合能量和营养素对菜品进行综合评价的方法，能直观、综合地反映菜品能量和营养素需求的情况，能比较不同菜品提供同一营养素的能力。

$$营养质量指数=\frac{营养素密度}{能量密度}$$

（1）计算INQ

INQ 的计算首先在求出能量密度之后，同理求出某一个所关心的营养素密度，两者相除，得到 INQ 数值。INQ 是评价菜品营养价值的简明指标，也是营养流行病学调查的评价指标。

（2）INQ评价标准

INQ=1，表示菜品提供营养素的能力与提供热能的能力相当，两者满足人体需要的程度相等，为"营养质量合格食物"。

INQ<1，表示该菜品提供营养素的能力小于提供热能的能力，长期食用该菜品会发生该营养素不足或供能过剩的危险，为"营养价值低的食物"。

INQ>1，表示该菜品提供营养素的能力大于提供能量的能力，为"营养质量合格食物"，特别适合体重超重和肥胖者选择。

INQ 最大的特点是根据不同人群的营养需求来分别计算。同一菜品，对正常人群可能是合格的，而对肥胖人群可能是不合格的，因此要做到因人而异。

举例：肉酱西兰花原辅料，西兰花 200 g，猪里脊 60 g，姜末 5 g，料酒 5 g，老抽 2 g，甜面酱 5 g，盐 1 g，味精 1 g，玉米淀粉 5 g，鲜汤 120 g，色拉油 35 g。

肉酱西兰花的能量为 167 kcal，维生素 A 含量为 699 视黄醇当量，维生素 C 含量为 17 mg，将其填入表 2.5。100 g 肉酱西兰花营养质量指数计算如下：

$$能量密度=\frac{167}{2\,400}=0.070$$

$$维生素A密度=\frac{699}{800}=0.874$$

$$100\,g肉酱西兰花维生素A营养质量指数（INQ）=\frac{0.874}{0.070}=12.49$$

其他类推。肉酱西兰花的营养成分及营养质量指数比较见表 2.5。

表2.5　肉酱西兰花的营养成分及营养质量指数比较

能量 / 营养素	RNI（或 AI）	肉酱西兰花	
		含量（每 100 g）	INQ
能量 /kcal	2 400	167	—
蛋白质 /g	75	7.0	1.33
脂肪 /g	66 ~ 80	13.3	2.37
碳水化合物 /g	360	5.9	0.23
维生素 A/µgRE	800	699	12.49
维生素 C/mg	100	17	2.43
钠 /mg	2 200	246	1.6
钙 /mg	800	49	0.87

根据计算出的 INQ 值对肉酱西兰花菜品进行评价。该菜品维生素 A 的 INQ 非常高，说明该菜品富含维生素 A，特别适合维生素 A 缺乏者食用；脂肪、维生素 C、钠的 INQ 均大于 1，说明该菜品较富含脂肪、维生素 C、钠；蛋白质和钙的 INQ 在 1 附近，说明对于蛋白质和钙来说该菜品营养价值和能量供给基本一致；而碳水化合物的 INQ 非常低，说明对于碳水化合物而言该菜品的营养质量不高，不能满足需要，应及时从其他菜品中获得补充。

综上，要做到平衡膳食，必须考虑不同蔬菜品种间、蔬菜与谷类豆类以及动物食品之间的合理搭配，充分发挥各种原料中营养素之间的互补与促进作用。应用 INQ 选择食物搭配的原则是各种食物的不同营养素占人体推荐摄入量之和应大于或等于热能占人体推荐摄入量之和。

🧁 2.2.2　食物蛋白质质量评价

蛋白质是组成人体一切细胞、组织的重要成分，是生命的物质基础，氨基酸是组成蛋白质的基本单位。人体和食物蛋白质中包含 20 余种氨基酸，其中 9 种氨基酸是人体必需氨基酸，另一部分是非必需氨基酸，当食物中蛋白质的氨基酸数量和组成符合人体需要时，其吸收利用率较高。

不同食物因蛋白质化学组成、形状的差别、消化率和生物利用率也有所不同。因此，评价食物蛋白质质量，首先要了解和测定蛋白质的含量、氨基酸的组成，然后通过氨基酸评分模式、氨基酸评分（AAS）、经消化率校正后的氨基酸评分（PDCAAS）、蛋白质功效比值、蛋白质生物价、蛋白质净利用率等方法综合评价氨基酸数量和比例以及蛋白质的营养价值。

1）蛋白质含量

蛋白质含量测定是评价食物蛋白质营养价值的基础。一般来讲，食物蛋白质含量的测定可通过凯氏定氮法测定氮含量，然后根据蛋白质的来源和性质乘以相应的折算系数。菜品中因食物来源不同蛋白质含量各异，折算系数也不同，不同食物蛋白质氮折算系数可查看食物成分表使用说明部分。大多数动物性食物折算系数为 6.25，谷类食物、豆类食物等则折算系数相对较低，全小麦粉为 5.83，大米为 5.95，大豆为 5.71，乳制品为 5.38，坚果为 5.46。另外，通过食物成分表，可直接查找菜品中各类食物的蛋白质含量。

2）氨基酸模式

1946 年，Block 和 Mitchell 首先提出将鸡蛋中的氨基酸组成作为标准，用于评价蛋白质的质量。因鸡蛋中氨基酸种类齐全、利用率也最高，FAO 于 1957 年首次采用此模式。随着氨基酸测定水平的提高，1973 年，FAO/WHO 联合专家委员会提出人体氨基酸需要量为基础的人体氨基酸评分模式，具体见表 2.6。但随着应用的增加和方法的发展，这种模式显示出部分局限性，即不同的年龄组用同一个模式，没有考虑学龄儿童对必需氨基酸的需要量要高于成年人，低估了一些食物的蛋白质营养价值。1985 年，FAO/WHO/UNU 专家组报告了不同年龄组的不同氨基酸评分模式，并分别建议了婴儿、学龄儿童和成年人的氨基酸模式，不同人群需要的氨基酸模式见表 2.7。一般来讲，评价一种食物蛋白质是否满足某年龄段人群需要，可以采用不同人群需要的人体氨基酸模式作为标准；如果只是单纯地比较不同食物的营养价值，可以采用1973 年的人体氨基酸模式；对 1 岁以下婴儿，人乳的氨基酸成分仍是评分的标准。

表2.6　人体氨基酸评分模式（1973年）

必需氨基酸	人体氨基酸模式	
	mg/g	比　值
异亮氨基酸	40	4.0
亮氨基酸	70	7.0
赖氨酸	55	5.5
蛋氨酸＋胱氨酸	35	3.5
苯丙氨酸＋酪氨酸	60	6.0
苏氨酸	40	4.0
色氨酸	10	1.0
缬氨酸	50	5.0
总计	360	

表2.7　不同人群需要的氨基酸模式（mg/g蛋白）（1985年）

年龄 / 岁	0.5	1 ~ 2	3 ~ 10	11 ~ 14	15 ~ 17	18 以上
组氨酸	20	18	16	16	16	15
异亮氨酸	32	31	31	30	30	30
亮氨酸	66	63	61	60	60	59
赖氨酸	57	52	48	48	47	45
甲硫氨酸＋半胱氨酸	28	26	24	23	23	22
苯丙氨酸＋酪氨酸	52	46	41	41	40	38

3）氨基酸直接比较法

直接比较法是将食物蛋白质的必需氨基酸含量及比值与人体必需氨基酸需要模式进行直接比较，对该食物蛋白质进行评价，判断食物中氨基酸含量和比值是否接近人体氨基酸模式的一种方法。它是根据蛋白质中必需氨基酸的含量，以含量最少的色氨酸为1计算出其他氨基酸的相应比值，以此判断食物的氨基酸比例是否适合人体需要。表2.8列出了几种食物蛋白质必需氨基酸含量和比值。

表2.8　几种食物蛋白质必需氨基酸含量（mg/g蛋白质）和比值

氨基酸	全鸡蛋		牛　奶		牛　肉		大　豆		面　粉		大　米	
	含量	比值	含量	比值	含量	比值	含量	比值	含量	比值	含量	比值
异亮氨基酸	54	3.2	47	3.4	53	4.4	60	4.3	42	3.8	52	4.0
亮氨基酸	86	5.1	95	6.8	82	6.8	80	5.7	71	6.4	82	6.3
赖氨酸	70	4.1	78	5.6	87	7.2	68	4.9	20	1.8	32	2.5
蛋氨酸＋胱氨酸	57	3.4	33	2.4	38	3.2	17	1.2	31	2.8	30	2.3
苯丙氨酸＋酪氨酸	93	5.5	102	7.3	75	6.2	53	3.8	79	7.2	50	3.8
苏氨酸	47	2.8	44	3.1	43	3.6	39	2.8	28	2.5	38	2.9
缬氨酸	66	3.9	64	4.6	55	4.6	53	3.8	42	3.8	62	4.8
色氨酸	17	1.0	14	1.0	12	1.0	14	1.0	11	1.0	13	1.0
总　　计	490		477		445		384		324		359	

由表2.8得知，几种动物性蛋白质必需氨基酸总量均高于或接近人体氨基酸评分模式中各氨基酸的含量，氨基酸比值也接近于模式中的比值，其中以全鸡蛋蛋白质最为理想。大豆、面粉、大米的赖氨酸无论绝对值和相对值均低于模式值，所以质量稍差。

4）氨基酸评分法（AAS）

氨基酸评分法也称为蛋白质化学评分，是用被测食物蛋白质的必需氨基酸与推荐的理想模式或参考蛋白质的氨基酸模式进行比较，计算出比值，比值最低者为第一限制氨基酸。由于限制氨基酸的存在，使食物蛋白质的利用受到限制，因此第一限制氨基酸的评分值即为该食物蛋白质的氨基酸评分。氨基酸评分可以明确哪种氨基酸是限制氨基酸，也可以发现其他氨基酸的不足，对于食物的营养价值分析非常有帮助，同时有助于补充或强化某些氨基酸。目前AAS是广为应用的一种食物蛋白质营养价值评价方法，不仅适用于单一食物蛋白质的评价，还可用于混合食物蛋白质的评价，使用这种方法能够很直观地对食物蛋白质进行质量评价。

以理想模式或参与蛋白质氨基酸模式为标准，按照下列公式计算被评价食物蛋白质8种必需氨基酸的评分标准：

$$AAS = \frac{被测菜品食物蛋白质每克氮（或蛋白质）中氨基酸含量（mg）}{理想模式中每克氮（或蛋白质）中氨基酸含量（mg）}$$

根据必需氨基酸评分值计算结果，找出评分值最低的必需氨基酸，定为第一限制氨基酸，此氨基酸的评分值即为该食物蛋白质的氨基酸评分。

以鸡蛋和大豆为例，鸡蛋中异亮氨基酸含量为49 mg/g 蛋白质，以 FAO/WHO 人体氨基酸模式为评分标准，异亮氨酸 AAS = $\frac{49}{40}$ =1.22，也可表示为122%。同理计算其他必需氨基酸评分。从表2.9中可以看出，鸡蛋蛋白质中8种必需氨基酸评分均高于人体氨基酸模式，其中以缬氨酸的 AAS 评分最低，为1.08，表明鸡蛋 AAS 为1.08。大豆蛋白质中含硫氨基酸（蛋氨酸＋胱氨酸）的 AAS 最低，为0.74，说明含硫氨基酸是第一限制氨基酸。

表2.9　鸡蛋和大豆的氨基酸评分

必需氨基酸	FAO/WHO 人体氨基酸模式（mg/g 蛋白质）	鸡蛋氨基酸含量		大豆氨基酸含量	
		氨基酸含量（mg/g 蛋白质）	AAS	氨基酸含量（mg/g 蛋白质）	AAS
异亮氨酸	40	49	1.23	53	1.33
亮氨酸	70	81	1.16	81	1.16
赖氨酸	55	66	1.20	64	1.16
蛋氨酸＋胱氨酸	35	47	1.34	26	0.74
苯丙氨酸＋酪氨酸	60	86	1.43	86	1.43
苏氨酸	40	45	1.13	41	1.03
色氨酸	10	17	1.70	13	1.30
缬氨酸	50	54	1.08	49	0.98
总　计	360	445	—	413	—

5）蛋白质消化率及经消化率校正后的氨基酸评分法（PDCAAS）

蛋白质消化率反映了蛋白质在消化道被分解的程度，同时反映了消化后氨基酸和肽被吸收的程度。食物蛋白质消化率受到蛋白质性质、膳食纤维、多酚类物质和酶反应等因素影响。一般来讲，动物性食品的蛋白质消化率高于植物性食品，如鸡蛋和牛奶蛋白质的消化率分别为 97% 和 95%，而玉米和大米蛋白质的消化率分别为 85% 和 88%。

蛋白质消化率的评价方法主要包括蛋白质真消化率（TD）、表观消化率（AD），其差别在于表观消化率不计粪代谢氮，操作更简便，而真消化率更精确。真消化率的数值可依据食品来源、蛋白质组成、性质来查找被测蛋白质的真消化率。

蛋白质真消化率计算公式如下：

$$蛋白质真消化率（\%）=\frac{氮吸收量}{食入氮}=\frac{食入氮-（粪氮-粪代谢氮）}{食入氮}\times100\%$$

经消化率校正后的氨基酸评分将食物蛋白质消化率纳入评分，更真实地反映了食物蛋白质营养价值。经消化率校正后的氨基酸评分（PDCAAS）公式如下：

PDCAAS=氨基酸评分（AAS）×真消化率（TD）

6）蛋白质利用率

蛋白质利用率也是常用的蛋白质评价方法，对蛋白质利用率作出正确的评估，有助于指导膳食中蛋白质合理摄入，利用和发现新的蛋白质资源。通常，生物利用率高的蛋白质品质较高，可被人体很好地消化和吸收利用，摄入较少量就能达到人体最佳生理需要量。常用的评价蛋白质利用率的方法有以下几种。

（1）蛋白质功效比值（PER）

蛋白质的功效比值是以体重增加为基础进行的蛋白质评价方法，是指在严格规定的条件下，动物平均每摄取 1 g 蛋白质时所增加的体重克数。

$$蛋白质功效比值=\frac{实验期内动物增加体重（g）}{实验期内蛋白质摄入量（g）}$$

（2）蛋白质生物价（BV）

蛋白质的生物价表示蛋白质消化吸收后被机体利用的程度。生物价越高，说明蛋白质被机体利用率越高，即蛋白质的营养价值越高，最高值为100。

$$蛋白质生物价=\frac{氮储留量}{氮吸收量}\times100$$

氮储留量=氮吸收量−（尿氮−尿内源氮）
氮吸收量=摄入量−（粪氮−粪代谢氮）

（3）蛋白质净利用率（NPU）

蛋白质净利用率是反映被测食物蛋白质利用程度的另一指标，是将蛋白质生物学价值与消化率结合起来评定蛋白质营养价值的方法。由于蛋白质净利用率考虑了被测食物蛋白质消化和利用两个方面，因此更全面地反映了被测食物蛋白质的实际利用程度。其公式为：

$$蛋白质净利用率\%=生物价\times消化率=\frac{氮储留量}{食物氮}\times100\%$$

（4）其他

除上述方法和指标外，还有相对蛋白质值（RPV）、净蛋白质比值（NPR）、氮平衡指数（NBI）等方法和指标可以用来评价蛋白质利用率。

🧁 2.2.3　食物蛋白质互补作用评价

不同食物来源的蛋白质其营养价值不同，一般来讲，动物蛋白的营养价值高于植物蛋白。尽管大多数植物性来源的蛋白质营养价值相对较低，却在日常饮食中占有重要地位，植物性蛋白质来源不容忽视。通过合理膳食搭配食用起到食物蛋白质互补作用，提高食物的蛋白质营养价值。

1）蛋白质的互补作用

当食物蛋白质中必需氨基酸的含量与比值接近人体组织蛋白质氨基酸的组成和比值时，其利用率高，营养价值就大。但当食物蛋白质某一种或几种必需氨基酸的含量过低或过高，比值与人体组织不接近，那么利用率、生物学价值（BV）低。若针对不同食物蛋白质的营养特点将两种或两种以上的食物蛋白质混合食用，其中所含的必需氨基酸取长补短，相互补充，使混合后蛋白质生物学价值大大提高，这种效果就称蛋白质的互补作用。例如，豆腐和面筋蛋白质在单独进食时其生物价（BV）分别为65和67，而当两者以42∶58的比例混合进食时，其BV可提高至77。这是因为面筋蛋白质缺乏赖氨酸，富含蛋氨酸，而大豆蛋白质富含赖氨酸，缺乏蛋氨酸，两种蛋白质混合食用起到互补作用。不同食物蛋白质的互补作用见表2.10。

表2.10　不同食物蛋白质的互补作用

食物名称	单一食物蛋白质生物价	互补食物及比例	互补食物蛋白质生物价
小麦粉	52	小麦粉与牛肉（2∶1）	71
玉米	61	玉米与牛肉（2∶1）	73
黄豆	64	小麦粉与牛肉（2∶1）	62
牛乳	85	玉米与牛乳（3∶1）	75
牛肉	69	玉米与黄豆（6∶1）	66

食物名称	单一食物蛋白质生物价	互补食物及比例	互补食物蛋白质生物价
面包	52	面包与火腿同时吃	75
火腿	76	面包火腿分开隔日吃	67
马铃薯	71	马铃薯、脱脂奶粉同时吃	86
脱脂奶粉	89	马铃薯、脱脂奶粉分开各隔日吃	81

2）食物蛋白质互补原则

为充分发挥蛋白质的互补作用，在调配膳食时，应遵循 3 个原则。

①食物的生物学种属越远越好。如动物性和植物性食物之间的混合比单纯植物性食物之间的混合更好。

②搭配的种类越多越好。如 3 种比两种好，体现食物多样化，使营养全面平衡。

③同时食用最好，次数越多越好，因为单个氨基酸在血液中的停留时间约 4 h，然后到达组织器官，再合成组织器官的蛋白质，而合成组织器官蛋白质的氨基酸必须同时到达才能发挥互补作用，合成组织器官蛋白质。根据以上原则，不难发现，合理的食物搭配以及食物多样化有助于提高食物营养价值。几种食物混合后蛋白质的氨基酸评分见表 2.11。

表2.11　几种食物混合后蛋白质的氨基酸评分

蛋白质来源	赖氨酸	含硫氨基酸	苏氨酸	色氨酸	氨基酸评分（限制氨基酸）
FAO/WHO 标准	5.5	3.5	4.0	1.0	100
谷类	2.4	3.8	3.0	1.1	44（赖氨酸）
豆类	7.2	2.4	4.2	1.4	18（含硫氨基酸）
奶类	8.0	2.4	3.7	1.3	83（含硫氨基酸）
混合食用	5.1	3.2	3.5	1.2	88（苏氨酸）

3）混合膳食蛋白质氨基酸评价

以某一份早餐为例，包括燕麦片 30 g，牛奶 250 mL，面包 150 g。

（1）确定混合膳食中蛋白质含量和质量比

①获得每种配料/食物的蛋白质含量（A）。

通过查阅食物成分表，查出每种配料/食物的蛋白质含量（A）。

②计算每种食物或配料实际提供的蛋白质量（C）和混合膳食中的蛋白质总量（∑C）。

根据混合膳食中每种食物或配料的质量（B），计算每种食物或配料实际提供的蛋白质量（C=A×B/100），以及混合膳食中的蛋白质总量（∑C）。

③计算各配料提供的蛋白质质量百分比（D）。

计算各配料提供的蛋白质质量百分比（D=C/∑C×100%），填入表2.12。

表2.12　混合食物蛋白质含量及质量比

配料 / 食物	蛋白质含量 A / $(g \cdot 100 \ g^{-1})$	质量 B	$C = \dfrac{A \times B}{100}$	蛋白质质量比 D /%
燕麦片	15.0	30 g	4.5	18.9
牛奶	3.0	250 mL	7.5	31.5
面包	7.9	150 g	11.8	49.6
			∑C = 23.8	

（2）混合膳食蛋白质氨基酸评价

①获得每种食物的必需氨基酸含量。

列出每种食物必需氨基酸的含量，要求以 mg/g 蛋白质表示（E）。为简便起见，可先列出一般含量较低的氨基酸，如赖氨酸、含硫氨基酸（蛋氨酸＋胱氨酸）、苏氨酸、色氨酸。

②计算氨基酸评分，并确定每种食物的限制氨基酸和 AAS。

以 FAO/WHO 人体氨基酸模式（1973）为标准计算混合膳食中各配料的必需氨基酸评分，确定各自的限制氨基酸和食物蛋白质 AAS。

③计算混合膳食中每种氨基酸总量和混合膳食的 AAS。

将各食物氨基酸含量（E）乘以相应的蛋白质质量比（D）（F＝E×D），再相加求和，计算出混合膳食中每种氨基酸总量。如上法计算混合膳食的 AAS。

本例中燕麦片、面包和牛奶的 AAS 分别为 0.63，0.35，0.87，燕麦片和面包的第一限制氨基酸均为赖氨酸，牛奶的限制氨基酸为苏氨酸，混合后（早餐）的 AAS 为 0.7，混合后膳食中各配料和膳食的蛋白质氨基酸评分见表 2.13 和表 2.14。

表2.13　混合膳食中各配料的蛋白质氨基酸评分

食　物	氨基酸含量（mg/g 蛋白质）								氨基酸评分（限制氨基酸）
	赖氨酸		含硫氨基酸		苏氨酸		色氨酸		
	含量 E	AAS	含量 E	AAS	含量 E	AAS	含量 E	AAS	
燕麦片	34.9	0.63	43.3	1.24	32.1	0.80	16.9	1.69	0.63（赖氨酸）
牛奶	71.3	1.30	32.0	0.91	34.7	0.87	13.0	1.30	0.87（苏氨酸）
面包	19.1	0.35	42.4	1.21	25.6	0.64	10.5	1.05	0.35（赖氨酸）

表2.14　混合后膳食蛋白质氨基酸评分

食　物	混合后氨基酸含量 F＝E×D（mg/g 蛋白质）				氨基酸评分（限制氨基酸）
	赖氨酸	含硫氨基酸	苏氨酸	色氨酸	
燕麦片	6.6	8.2	6.1	3.2	
牛奶	22.5	10.1	10.9	4.1	
面包	9.5	21.0	12.7	5.2	
总计	38.6（0.70）	39.3（1.12）	29.7（0.74）	12.5（1.25）	0.70（赖氨酸）

注：括号内数字为AAS。

（3）结论

比较各配料食物蛋白质 AAS 比单纯食用谷类食品有所提高，说明蛋白质营养价值有所提高，但赖氨酸、苏氨酸仍略显不足，建议可同时配以赖氨酸、苏氨酸含量丰富的食物，如豆乳、玉米、强化了赖氨酸的面包等，或调配食物比例减少面包的消费，改为粗粮。

🧁 2.2.4　食物碳水化合物评价——血糖生成指数

碳水化合物是人类膳食中最重要的能量物质，其参考摄入量占总能量摄入量的 55% ~ 65%，不同碳水化合物因代谢途径不同发挥着不同的生理作用，如碳水化合物的消化吸收与血糖、胰岛素调控，大肠发酵与肠道健康等。因此，对碳水化合物分类学分析和评价是食物碳水化合物评价的重要内容。对食物碳水化合物的评价主要包括供能、碳水化合物分类和消化吸收特性等，其中碳水化合物与血糖的关系也是人们关注的重要内容。碳水化合物因其来源、结构、数量、加工方式等的不同可能有不同的血糖应答，为了评价碳水化合物的生理效应，国际上提出了食物血糖生成指数（GI）的概念，食物血糖生成指数反映了碳水化合物与血糖的关系，是评价碳水化合物生理效应的直观指标，已成为指导不同人群（如糖尿病患者、运动员）选择膳食的重要指标。食物 GI 同时考虑了碳水化合物的含量和质量，而随后引入的血糖生成负荷（GL）概念，更加强了碳水化合物数量对血糖的影响，将 GI 和 GL 有效地结合，有利于对食物碳水化合物的血糖应答效应进行很好的评价，从而有利于科学利用食物碳水化合物。

1）食物血糖生成指数的定义

20 世纪 70 年代中期，人们发现黏性纤维可以延缓血糖和胰岛素反应，又发现低纤维的淀粉类碳水化合物食物对健康人和糖尿病患者的血糖水平有不同影响，这都与消化速率的不同有关。通过改变葡萄糖吸收速率，从而可以缩小血糖反应的差异。1981 年，Jenkins 提出评价碳水化合物血糖应答反应的方法，经过人体试食实验测数据，报道了 62 个食物的血糖生成指数值，反映出人体在食用一定数量的食物以后血糖的变化特征，并与同进食等量葡萄糖相比血糖变化的幅度大小。根据 WHO/FAO 对血糖生成指数的定义，食物 GI 是指人体进食含 50 g 碳水化合物的待测食物后血糖应答曲线下的面积（AUC）与食用含等量碳水化合物标准参考物后血糖 AUC 之比。通常标准参考物选择葡萄糖或白面包。

$$GI = \frac{含 50\,g\,碳水化合物试验食物餐后 2\,h 血糖应答曲线下面积}{等量碳水化合物标准参考物餐后 2\,h 血糖应答曲线下面积} \times 100$$

不同来源的碳水化合物由于消化吸收速度不同可能有不同的 GI 值，GI 给出了富含碳水化合物食物的营养学评价方法。高 GI 的食物，进入胃肠后消化快、吸收率高，其分解产生的葡萄糖可迅速进入血液，峰值高；低 GI 的食物，在胃肠中停留时间长，释放缓慢，葡萄糖进入血液后峰值低、下降速度慢。常见糖类和食物的 GI，见表 2.15。

表2.15　常见糖类和食物的GI

名　称	GI	名　称	GI	名　称	GI
葡萄糖	100	麦芽糖	105.0 ± 5.7	蔗糖	65.0 ± 6.3
绵白糖	83.8 ± 12.1	果糖	23.0 ± 4.6	蜂蜜	73.5 ± 13.3
乳糖	46.0 ± 3.2	巧克力	49.0 ± 8.0	馒头	88.1
玉米粉	68.0	葡萄	43.0	熟甘薯	76.7
玉米片	78.5	柚子	25.0	熟土豆	66.4
大麦粉	66.0	梨	36.0	面条	81.6
菠萝	66.0	苹果	36.0	大米饭	83.2
闲趣饼干	47.1	藕粉	32.6	烙饼	79.6
荞麦	54.0	鲜桃	28.0	苕粉	34.5
甘薯（生）	54.0	扁豆	38.0	南瓜	75.0
香蕉	52.0	绿豆	27.2	油条	74.9
猕猴桃	52.0	四季豆	27.0	荞麦面条	59.3
山药	51.0	面包	87.9	西瓜	72.0
酸奶	48.0	可乐	40.3	小米	71.0
牛奶	27.6	大豆	18.0	胡萝卜	71.0
柑	43.0	花生	14.0		

2）食物血糖生成指数的应用及其意义

低 GI 食物可以较长时间地维持饱腹感，减少饥饿感，使能量持续而缓慢地释放，并改善肠道运动，促进粪便和肠道毒素排出，对控制肥胖、降低血脂、减少便秘都有令人满意的作用。短距离赛跑的运动员需要较强的爆发力，上学的孩子经常做剧烈运动和用脑，都需要身体快速释放能量，以供给肌肉及脑组织之需，需要提供 GI 值较高的食物。但长跑运动员需要持续释放能量，适合选择 GI 值低的食物，有助于维持运动时的持久力，包括有助于减少运动前及运动中血液的乳酸量和维持运动中血糖及血脂肪酸在较高水平。心脑血管病等慢性病人群，通过长期合理地选择食物，控制 GI 值，可以减少心脑血管病等慢性病的发生。总之，GI 是食物的生理学参数，有着广泛的用途和健康益处，对于食物的科学利用和指导、对临床病人和居民健康具有重要意义。

3）食物GI的评价和混合膳食GI的计算

（1）食物GI的评价

食物 GI 的测定是在大量人体试食试验基础上完成的，它更能反映人体的真实状况。因受到试验者个体差异的影响，不同国家、不同地区 GI 值有一定差异，但食物 GI 的大致趋势一致，根据食物 GI 值可以判断食物对血糖影响的差异。同时，GI 只是食物的一种评价方法，不能替代食物成分表中营养素含量，不能替代其他营养素的供给与平衡的综合考虑。

GI > 70 的为高 GI 食物，GI 在 55 ~ 70 的为中 GI 食物，GI<55 的为低 GI 食物。但食物 GI 不是越低越好，应根据生理需要而定，不同人群可以选择不同 GI 的食物。

单一食物的 GI 和混合食物的 GI 不同，通常混合食物的 GI 会较低些，如谷豆混合食物稳定餐后血糖水平的作用强于馒头，用单一食物的 GI 值可以预测混合食物餐后血糖反应的高低，接近于加权平均。

（2）混合膳食GI的计算

每种食物都应测定其 GI 值，但由于实验方法限制，使用者可以采用匹配的方法从 GI 表中查找相关数据，目前我国有 200 余种食物 GI 表。而对于混合食物，可以通过单一食物的 GI 和配比，获得每种食物的 GI，单一食物的 GI 乘以该食物占一餐（混合食物）中碳水化合物质量比，将食物对一餐（混合食物）贡献值全权相加，即为一餐（混合食物）的总 GI。

4）食物GI影响因素

影响 GI 的因素很多，碳水化合物的类型与结构的不同，导致其在体内的消化、吸收及生物学反应上有所差异，食物烹调加工方式、食物其他成分的含量等物化因素以及胃排空率、胰岛素反应强度、咀嚼程度、小肠中淀粉酶的含量等生理性因素也影响 GI 值。影响食物 GI 的物化因素见表 2.16。

表2.16　影响食物GI的物化因素

GI 的影响因素	使 GI 降低的因素	使 GI 升高的因素
淀粉组成	直链淀粉含量↑	支链淀粉含量↑
单糖成分的性质	果糖、半乳糖	葡萄糖
黏性纤维	胶体、β- 葡聚糖含量↑	胶体、β- 葡聚糖含量↓
其他营养成分	蛋白质、脂肪含量↑	蛋白质、脂肪含量↓
烹调 / 加工	半熟 冷冻压榨	压出水，糊化 晒干、膨化

续表

GI 的影响因素	使 GI 降低的因素	使 GI 升高的因素
颗粒大小	大颗粒	小颗粒
成熟度和食品储藏	未成熟的、生的、酸的 冷冻储藏、时间长	熟透 新鲜
A - 淀粉酶限制因子	凝集素、植酸盐↑	凝集素、植酸素↓

5）食物血糖负荷（GL）

血糖负荷是在 GI 基础上，将摄入糖类质量和数量结合起来，以评估膳食总的血糖效应，是检验食物健康与否的一个更精确的标准。食物 GI 是以受试者食用等量碳水化合物（一般为 50 g）条件下测定，而碳水化合物的受试量也同样影响血糖应答。食物 GL 是指食物中碳水化合物数量与其 GI 乘积，即 GL= 食物 GI× 摄入该食物的实际可利用碳水化合物的含量（g）。

GL > 20 的为高 GL 食物，GL 在 11 ~ 19 的为中 GL 食物，GL<10 的为低 GL 食物。一般具有低 GL 食物通常 GI 也低，具有中等或高 GL 食物，则 GI 值或高或低。GL 的分级适用于西方人，我国因主食谷物摄入量大，常不能应用此分级数值。

6）食物中 GI 与 GL 的关系

GI 值是衡量食物引起餐后血糖反应一项有效指标，它表示的是这种食物碳水化合物在体内需要多久会转化成糖类，有助于人们监控对碳水化合物吸收。GI 反映食物本身特性，不反映膳食总能量控制及平衡膳食搭配。GL 既反映碳水化合物数量，又可反映其品质问题，全面反映碳水化合物摄入情况。将 GI 和 GL 引入饮食体系中，定量控制膳食总能量和血糖应答效应，为各种慢性疾病防治提供一种更科学有效饮食、治疗方法。例如，对于糖尿病患者来说，若摄入总糖类相同，膳食 GI 和 GL 越低，越有利于血糖控制和减轻胰岛素的负荷，根据食物的 GI 来选择食物，可以选择能够引起较低血糖应答的食物，同时还能有效地控制所摄入食物的数量，能很好地控制血糖。一般情况下，食物为低 GI 时，总有低 GL；中高 GI 食物的 GL 值却常有一个从低到高的宽范围变化。当食物的重量变化时，GL 也随之变化，而 GI 值是不变的。

7）评价膳食的血糖生成指数和血糖负荷

以某份膳食馒头 50 g，牛奶 200 mL，面条 150 g 为例。

（1）查阅食物碳水化合物含量并计算质量比

①获得每种食物中碳水化合物含量和膳食纤维含量，计算可利用碳水化合物含量（A）。

通过食物成分表，查每种食物的碳水化合物含量和膳食纤维含量，并计算可利用碳水化合物含量。可利用碳水化合物含量（A）= 碳水化合物 – 膳食纤维量

②计算每种配料提供的碳水化合物量（C）和混合膳食的碳水化合物总量（∑C）。

根据膳食中每种配料求食物的质量（B）计算每种配料提供的碳水化合物量（C）

$$C=可利用碳水化合物含量 \times \frac{食物的质量}{100} = \frac{A \times B}{100}$$

求混合膳食中的碳水化合物总量 ∑C = 各食物提供碳水化合物量求和

③计算各配料提供的碳水化合物质量百分比（D）。

$$D=\frac{各配料提供的碳水化合物质量}{碳水化合物总量}\times100\%=\frac{C}{\sum C}\times100\%$$

以上数据进行汇总，见表2.17。

表2.17 混合食物碳水化合物含量及质量比

食物/配料	可利用碳水化合物含量 A / (g · 100 g⁻¹)	重量 B	$C=\dfrac{A\times B}{100}$	占一餐碳水化合物质量比 D/%
一杯牛奶	3.4	200 mL	6.8	10.2
半个馒头	47.0	50 g	23.5	35.2
一碗面条	24.3	150 g	36.5	54.6
总计			$\sum C=66.8$	

（2）混合膳食 GI 的计算

混合膳食血糖生成指数的计算见表 2.18。

表2.18 混合膳食血糖生成指数的计算

食 物	食物 GI	占一餐碳水化合物质量比 D/%	对一餐总 GI 的贡献
一杯牛奶	27.6	10.2	27.6 × 10.2%=2.8
半个馒头	88	35.2	31.0
一碗面条	37	54.6	20.2
总计			54.0

①获取每种食物的 GI 值。

查资料，获取每种食物的 GI 值。

②计算混合膳食的总 GI 值。

总 GI 值 = 每种食物的 GI× 占一餐中碳水化合物质量比（D）之和

（3）计算食物血糖负荷（GL）

GL= 食物 GI× 摄入该食物的实际可利用碳水化合物的含量（g）= 54.0%×66.8=36.1

（4）评价及建议

评价：若 GI 小于 55 的为低 GI 食物，本膳食中一餐 GI 为 54，小于 55，属低 GI 膳食。若 GL 大于 20 的为高 GL 食物，本膳食中一餐 GL 为 36.1，大于 20，属高 GL 食物。说明此餐为低 GI 膳食，但 CL 值比较高，也不能食用过量。

2.2.5 食物脂肪评价——脂肪酸比例

脂肪是三大产能营养素之一，是构成人体细胞、生物膜、激素的重要物质，为人体提供了必需脂肪酸。但如果过多地摄入脂肪，在体内堆积可导致肥胖，患高脂血症、心脑血管等疾病的可能性增加。对食物脂肪进行评价，主要包括脂肪总量、消化率、脂肪酸类别等方面，通过调整菜品食物类别，减少烹调用油，改变烹饪方法等途径，达到合理膳食的目的。

1）脂肪和必需脂肪酸

脂肪又称甘油三酯，由一分子甘油和三分子脂肪酸结合而成，食物脂肪主要为甘油三酯，约占脂类的 95%。膳食中脂肪来源于动物性脂肪和植物性脂肪，一般来讲，将常温下呈液态的脂肪称为"油"，呈固态的脂肪称为"脂"，它们都是由脂肪酸与甘油组成。因脂肪酸结构和组成不同对人体的作用也各不相同，除了人体可自身合成多种脂肪酸外，有些脂肪酸被机体生理需要却不能由体内合成，必须由膳食提供，这些脂肪酸称为必需脂肪酸。如亚油酸（十八碳四烯酸，C18：2），亚麻酸（十八碳三烯酸，C18：3），花生四烯酸（二十碳四烯酸，C20：4）虽然可以由亚油酸衍生而来，但合成数量不足，因此也曾被称为必需脂肪酸。必需脂肪酸是人体组织细胞的组成成分，具有维持正常视觉功能、参与代谢、形成前列腺素的前体等生理功能。通常，植物油中必需脂肪酸的含量较高，在动物肉中禽类的必需脂肪酸含量高于畜类，内脏的含量高于肌肉，瘦肉的含量又高于肥肉。

2）脂肪酸

（1）脂肪酸的化学式及其分类

脂肪酸的化学式为RCOOH，其中R是由碳原子组成的烷基链，碳原子数多为双数，脂肪酸的分类与其碳链长短、饱和程度等有关。根据碳链长短（碳原子数目）可以将脂肪酸分为3类，C4-C6的脂肪酸称为短链脂肪酸，C8-C12的脂肪酸称为中链脂肪酸，C14-C26的脂肪酸称为长链脂肪酸。大多数食物以中、长链脂肪酸为主，短链脂肪酸主要存在于肠道内起到为细胞提供能量的作用。根据脂肪酸碳链的饱和程度还可以将脂肪酸分为饱和、单不饱和和多不饱和脂肪酸，其简写分别为S，M，P。饱和脂肪酸的碳链中不含双键，单不饱和脂肪酸含有1个不饱和双键，多不饱和脂肪酸含有两个以上不饱和双键。目前认为，饱和脂肪酸摄食过多与心血管等慢性疾病的发病率有关，多不饱和脂肪酸对自动氧化作用和过氧化作用有较大的防护作用，对人体具有重要的生物学意义。植物和鱼类中多不饱和脂肪酸的含量高于禽类，而细菌所含的不饱和脂肪酸全部为单不饱和脂肪酸。不饱和脂肪酸中的双键大多数是顺式构型，在油脂的加工过程中，会发生氢化反应，使油中的多不饱和脂肪酸减少而单不饱和脂肪酸增多，同时可能产生反式脂肪酸，危害人类健康。

（2）脂肪酸的命名

脂肪酸的命名在国际上有两种系统，一种是△编号系统和n或ω编号的系统。△编号系统是从羧基端碳原子算起，用阿拉伯数字对脂肪酸分子上的碳原子定位。n或ω编号系统是从离羧基端最远的碳原子算起定位。以葵酸的化学结构编号为：

	CH_3	CH_2	CH_2	CH_2	CH_2	CH_2	CH_2	CH_2	CH_2	COOH
△编号系统	10	9	8	7	6	5	4	3	2	1
n或ω编号系统	1	2	3	4	5	6	7	8	9	10

不饱和脂肪酸按n或ω编号系统可分为（n-3），（n-6），（n-7），（n-9）共4个系列，其中（n-3），（n-6）系列具有重要的生物学意义。n-3系列主要包括α-亚麻酸、十八碳四烯酸、二十碳四烯酸、二十碳五烯酸（EPA）、二十二碳六烯酸（DHA）。n-6系列主要包括亚麻酸、γ-亚麻酸、二十碳三烯酸、花生四烯酸（AA）、二十二碳四烯酸、二十二碳五烯酸。

3）脂肪酸的评价方法

（1）常用油的消化率

不同脂肪的消化率与其熔点密切相关。一般来讲，熔点低于体温的脂肪消化率可达97%～98%，高于体温的脂肪消化率90%左右，动物脂肪多属于后者，另外不饱和脂肪和短链脂肪含量高的脂肪熔点越低，越容易消化，利用率高。常用油的熔点和消化率见表2.19。

表2.19 常用食用油的熔点及消化率

油脂名称	熔点 /℃	消化率 /%	油脂名称	熔点 /℃	消化率 /%
羊脂	44 ~ 55	81	菜油	室温下液体	99
牛脂	42 ~ 50	89	椰子油	室温下液体	98
猪脂	36 ~ 50	94	豆油	室温下液体	91
奶脂	28 ~ 36	98	橄榄油	室温下液体	98
椰子油	28 ~ 33	98	麻油	室温下液体	98
花生油	室温下液体	98	向日葵油	室温下液体	96.5

（2）总脂肪含量及必需脂肪酸

脂肪是人体内的必需营养素却又不宜过多摄入。因此，在评价食物脂肪营养价值时需要考虑食物总脂肪含量、必需脂肪酸含量。一般合理膳食中脂肪的供能比为 20% ~ 30%，必需脂肪酸应占有一定比例。

（3）脂肪酸的适宜比例

常用食物脂肪酸的含量及比例见表 2.20。脂肪酸的比例对人体健康具有重要意义，其适宜比例包括两个方面：一是饱和脂肪酸（S）、单不饱和脂肪酸（M）和多不饱和脂肪酸（P）之间的比例；二是（n–6）和（n–3）多不饱和脂肪酸之间的比例。大多数国家提出饱和脂肪酸、单不饱和脂肪酸和多不饱和脂肪酸之间的比例为 1∶1∶1。按脂肪酸提供的能量占总能量的百分比表示，认为多不饱和脂肪酸占 3% ~ 7%，单不饱和脂肪酸和饱和脂肪酸的比例各为 5% ~ 6% 比较适宜。我国 2000 年提出的居民膳食脂肪适宜摄入量（AI）规定，S，M，P 分别占总量的低于 10%，10% 和 10%。60 岁以上老年人则分别为 6% ~ 8%，10% 和 8% ~ 10%。2 岁以上及 60 岁以上人群（n–6）和（n–3）比例为 4∶1，其他年龄组（n–6）∶（n–3）=（4~6）∶1。食用油脂在空气中长时间放置或受不利因素影响，容易发生酸败，脂肪酸的适宜比例也受到破坏，营养价值下降，甚至产生有毒物质。

表2.20 常用油脂的脂肪酸含量及比例

常用油脂	脂肪酸种类及含量 /%				P/S 值
	PUFA	SFA	亚油酸	亚麻酸	
菜籽油	21.5	4.5	14.2	7.3	4.78
大豆油	62.8	14.8	52.2	10.6	4.24
芝麻油	46.6	12.5	43.7	2.9	3.73
玉米油	48.3	15.2	47.8	0.5	3.18
棉籽油	55.6	27.9	55.6		3.11
花生油	37.6	19.9	37.6		1.89
米糠油	35.2	20.8	34.0	1.2	1.67
棕榈油	9.0	53.0	9.0	—	0.16
椰子油	8.5	91.5	6.0	2.0	0.06
猪油	8.5	42.7	8.3	0.2	0.20
牛油	6.3	51.6	3.9	1.3	0.12
黄油	5.8	58.3	3.6	1.3	0.10
羊油	3.4	62.6	2.0	0.8	0.05

（4）脂肪中其他天然成分

评价食物脂肪或者油脂的优劣，除了它能提供的必需脂肪酸外，所含的其他一些成分也值得关注，如胆固醇、植物固醇、反式脂肪酸、维生素E的含量等，如某些植物油中谷固醇能抑制胆固醇在肠的吸收，有利于防止高脂血症和动脉粥样硬化。

4）评价玉米油、猪肉、混合膳食的脂肪

（1）获得每种食物中脂肪含量

通过查食物成分表，获得各种食物中脂肪的含量。

（2）分析必需脂肪酸含量

①获得食物脂肪酸含量。

通过查食物成分表，获得食物中含量较高或较低的脂肪酸含量，分析脂肪的脂肪酸组成。

②分析和计算必需脂肪酸含量。

以每100g食物中脂肪酸的克数表示，分析和计算必需脂肪酸含量（亚油酸C18：2，亚麻酸C18：3）。

（3）计算脂肪酸比例

查找或计算食物中饱和脂肪酸（S）、单不饱和脂肪酸（M）、多不饱和脂肪酸（P）占总脂肪酸的比例，以饱和脂肪酸为1，计算S：M：P比值。

（4）评价及建议

以上数据见表2.21。从表2.21得知，玉米油富含亚油酸，单不饱和、多不饱和脂肪酸含量丰富，是很好的多不饱和脂肪酸来源；混合膳食中S：M：P为1：2.0：1.4，比例较适宜；（n-6）：（n-3）为5.5：1，对于一般人群较适宜。建议：将玉米油与其他动物内食物混合食用，有利于补充完整的必需脂肪酸，同时也丰富其他营养素的摄入。

表2.21　玉米油、猪肉、混合膳食的脂肪评价表

	猪 肉	玉米油	混合膳食
脂肪含量 A	7.9	99.8	—
质量 B	100	20	120
提供脂肪质量 C（C=A×B/100）	7.9	19.96	∑C=27.86
脂肪质量比 D（D=C/∑C×100%）	28.36%	71.64%	100%
脂肪酸含量 E（g/100g脂肪）			
饱和脂肪酸含量 S	43.2	14.4	22.54
单不饱和脂肪酸含量 M	47.9	45.1	45.89
多不饱和脂肪酸含量 P	8.9	40.5	31.54
亚油酸含量	8.9	34.3	27.10
亚麻酸含量	—	6.9	4.94
S：M：P	—	—	1：2.0：1.4
（n-6）：（n-3）	—	—	5.5：1

【练习与思考】

一、课堂练习

1. 自选菜品，练习菜品营养标示方法。
2. 如何应用营养质量指数评价食物的营养价值？
3. 什么是氨基酸评分？如何计算食物蛋白质的氨基酸评分？
4. 如何利用血糖生成指数和血糖负荷选择食物？

二、课后思考

1. 制作菜品营养标签应注意哪些问题？
2. 在制订菜品营养标签过程中，如何获取菜品中营养成分的数据？
3. 菜品的能量密度和营养质量指数的意义是什么？
4. 食物蛋白质有哪些评价方法？
5. 食物蛋白质互补作用的原则是什么？
6. 食物血糖生成指数的意义和评估方法是什么？它与食物血糖负荷的关系是什么？
7. 食物脂肪有哪些评价方法？

三、实践活动

1. 为课堂练习 1 所选的菜品制作营养标签（自选标签格式）。
2. 自选一餐食物，通过血糖生成指数和血糖负荷指标，评价其对糖尿病患者食用是否适宜。

项目 3

膳食质量调查及评估

项目导学

◇ 为了了解不同个体和人群的膳食习惯，包括摄入的食物品种及每日从食物中所能摄取的各种营养素的量，营养工作者需要选择适当的膳食调查方法对有关人群进行膳食调查。它是进行营养评估的第一步，只有先了解了膳食状况，才能对被评估者给出合适的营养状况判断。我国在1959年、1982年、1992年、2002年和2012年分别开展过五次大型的膳食调查。通过开展全国性膳食调查和评价，相关部门全面分析和了解了我国人群的膳食营养状况，发现了国民在膳食营养中存在的问题。通过纵向分析相关部门我国人群膳食结构的变化趋势，提出了相关的政策建议，为政府制定营养改善策略和行动计划提供了依据。

通过本项目的学习，学生要掌握称重法、记账法、24 h 回顾法这几种膳食调查方法，并能对膳食调查结果进行有效评价，撰写简单的膳食调查报告。

教学目标

知识教学目标

✧ 了解几种膳食调查方法的工作程序。

✧ 明白几种方法的优缺点。

能力培养目标

✧ 能运用相关方法对膳食调查结果进行评价。

职业情感目标

✧ 认识均衡膳食的重要性，合理摄取各类营养素。

课时安排

✧ 12课时。

任务1　食物摄入量调查

[课时安排]

1课时。

[案例导入]

奶瓶刻度不准引发的不良反应

2011年9月18日，《重庆晚报》报道，渝北区的年轻妈妈杜女士的女儿还不满3个月，就出现便秘、脱发、面黄肌瘦等让人揪心的病变。后来，她发现邻居小孩吃的奶量刻度与自己小孩的相同——60 mL水冲调出来的奶，却明显比她女儿吃的奶量多。

于是杜女士买来量杯测试，结果让她目瞪口呆：这奶瓶刻度显示60 mL水，倒进量杯仅约40 mL。买来其他品牌奶瓶盛60 mL水，倒进量杯后测量仍然是60 mL。这意味着她长期使用的这个奶瓶，刻度严重缩水，女儿吃了高浓度奶。专家称奶瓶刻度有小的差异不会对孩子造成很大的影响，但如果误差达到10 mL，那么就会对奶的浓度产生较大影响，长此以往会对宝宝的生长发育产生不良影响。

不管小孩还是成人，食物摄入量在一定程度上是会影响人体健康的，如脂肪摄入多可能引起肥胖，蛋白质摄入过少可能引起消瘦，蔬菜、水果摄入不足引起便秘……准确的食物摄入量是膳食调查结果正确的保证。

[任务布置]

本次课的主要任务是让学生了解膳食调查的一些基本知识，通过一些练习能准确估计食物量，为膳食调查打下基础。

[任务实施]

🧁 3.1.1 膳食调查的基本知识

1) 膳食调查的概念和意义

膳食调查是通过不同方法了解一定时间内被调查对象进食的各种主副食品数量，利用食物成分表计算被调查对象平均从膳食中所摄取的能量和各种营养素的数量，以此来评价膳食摄入状况满足正常营养需要的程度，以及了解膳食结构、膳食计划、食物选择和调配、烹饪加工和饮食习惯等对膳食质量的影响，其结果可以成为对被调查人群或个人进行营养改善、营养咨询、营养指导的工作依据。

2) 膳食调查的主要内容

①调查期间每人每日所吃的食物品种及每日从食物中所能摄取各种营养素的量。
②了解食物烹调加工方法。
③了解饮食制度、餐次分配。
④了解调查对象过去的膳食情况、饮食习惯、身体状况（如有无糖尿病等慢性病）等，以及调查对象的基本信息。

3) 食物质量的估计

（1）常见食物量具

一般而言，当容器装满内容物时，内容物的体积即为容器的容量。在经过测算某一容器能盛装一定容量的食物后，可以根据食物在容器内所占的容积估计出该食物的质量。

在膳食调查中最常用的称量器具有碗、盘、勺和杯等。在开始询问膳食状况之前，应提前使用标准称量器具称量一些常见的食物质量，做到心中有数。在开始询问时，给被调查者展示这些标准称量器具，帮助他们回忆摄入各类食物的量，可以较为准确地估计食物量。

（2）常见量具和食物份的量

日常生活常见的量具中，汤勺的容量一般为 10 mL，中等常见盘的直径一般为 21 cm，中等常见碗的直径是 31 cm。

常见食物分量

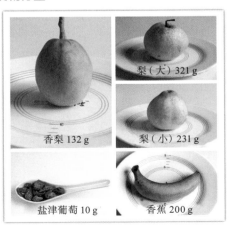

米饭 15 g　米饭 150 g
燕麦片 5 g　馒头 106 g
面条 150 g　粥 200 g
梨（大）321 g
香梨 132 g　梨（小）231 g
盐津葡萄 10 g　香蕉 200 g

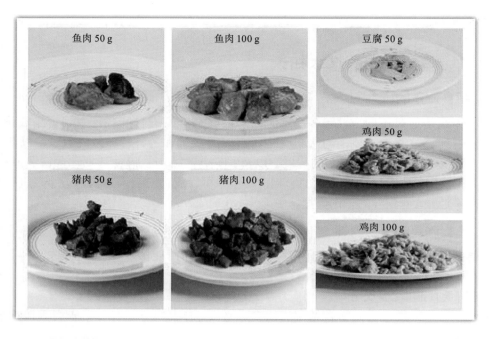

鱼肉 50 g　　　鱼肉 100 g　　　豆腐 50 g　　　鸡肉 50 g

猪肉 50 g　　　猪肉 100 g　　　鸡肉 100 g

（3）常见食物质量的估计步骤

①准备常见食物 5 ~ 10 种，包括以下几类。

A. 主食类：馒头、米饭、面条等。

B. 副食类：煮鸡蛋、炒菜等。

C. 饮料类：果汁、豆浆等。

D. 瓜果类：西瓜、苹果等。

E. 调料类：食用油、盐、味精等。

②准备记录表和称量用具（如台秤、天平等）。记录表应包括容量类型、食物名称、估计质量、实际质量等，食物称重记录表见表3.1。表中关于质量的数据均以克为单位，可以保留整数或小数点后一位。

表3.1　食物称重记录表

单位：g

食物名称	容器类型	估计质量	实际质量	差　值
馒头	大 中 小			
熟鸡蛋				
果汁	杯（小） 杯（中） 杯（大）			
苹果	小 中 大			
盐	勺			

③食物质量的估计。

按难易程度排列估计食物的顺序。首先对容易估计的食物进行估计，可以掂量或目测食物的大小、厚度、密度等感官性状，以及观察食物盛放在容器中的大小，并结合实际的生活经验与食物比较，给予估计，然后填写到"估计质量"一栏中。

④称量各种容器的质量。

⑤称量食物质量。

利用食物秤将准备好的食物一一称量，并利用设计好的表格记录下质量。如果是容器盛装的食物，如米饭、面条等，则在称量后减去容器的净重，计算出食物的质量。

⑥计算误差。

根据表中所列的各种食物估计重量和实际质量，计算出食物质量估计误差。

例：一个苹果的估计质量为 300 g，实际质量为 200 g，则：

$$误差 = \frac{300-200}{200} \times 100\% = 50\%$$

如果估计的平均误差在 ±20%，则需要重新选择食物再估计和称量。

🧁 3.1.2 食物可食部和废弃率的计算

食物中不是所有部分都能食用，如鱼要去除鱼刺、鱼鳞等，所以计算食物摄入量时要将不可食用部分的质量减去，这样得到的食物质量才能用于进一步的计算。

1）食物可食部和废弃率的概念

食物可食部（EP）表示每 100 g 食物中可以食用的部分占该食物的比例；废弃率正好相反，是指不可食用部分占该食物的比例。

2）食物可食部和废弃率的计算

对食物可食部和废弃率的计算可用称量计算和查表两种方法。

（1）称量计算

分别称量食物总质量 W，不可食用即废弃部分质量 W_1。

$$可食部（EP） = \frac{W-W_1}{W} \times 100\%$$

$$废弃率 = \frac{W_1}{W} \times 100\% = 100\% - 可食部分$$

例如：一份排骨 1 000 g，废弃部分 250 g，计算可食部。

$$可食部 = \frac{1\,000-250}{1\,000} \times 100\% = 75\%$$

废弃率 = 100% - 75% = 25%

（2）查表

可以用《中国食物成分表（2021）》来查询食物可食部和废弃率。

【练习与思考】

一、课堂练习

估计几种食物质量。准备几种常见食物，先估计其质量，再准确称量，按表3.1的形式记录，并算出误差。

二、课后思考

食物可食部和废弃率的计算，称量计算和查表法哪个更实用，为什么？

三、实践活动

课后利用《中国食物成分表（2021）》查询土豆、丝瓜、鸡腿的可食部和废弃率。

[知识拓展]

食物成分表

食物营养成分数据是预防医学领域科学研究、流行病学调查、科普宣传等必不可少的参考和工具，食物成分数据工作不仅是营养学研究的基础，也是营养学这一学科发展和进步的具体体现。在一定意义上，食物成分数据工作不仅是营养学研究的基础，也是营养学这一学科发展和进步的具体体现。这种互为依托、互相促进的关系必将有利于其共同发展，并对人类营养和健康起到保障作用。近年来，随着科学的发展，农作物的种植方式和食品的加工方式发生了很大的改变，人类对食物成分的认识进一步深入，对食物成分的研究也由已知的营养成分扩展到功效成分，如大豆异黄酮、植物甾醇等。这些改变必将对营养学的发展产生重大影响。

《中国食物成分表》分为两册，第一版第一册于2002年出版，第一版第二册于2004年出版。第二册是对第一册的重要补充，所包含的食物以包装食品为主，并且扩充了食物营养成分，如可溶性膳食纤维、不溶性膳食纤维、维生素B_6、维生素B_{12}、叶酸、胆碱、生物素、泛酸、维生素K、维生素D及碘的数据。此外，还增加了食物描述，帮助读者理解。现在使用的是《中国食物成分表（2021）》，是对2002年版的修订和完善，虽然没有新分析的食物数据，但这些修改已经使第一版（2002版）食物成分表的数据有了较大变化。

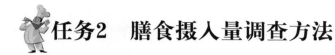

任务2　膳食摄入量调查方法

[课时安排]

6课时。

[案例导入]

浙江省开展城乡居民膳食调查

2008年浙江省食品安全委员会办公室委托浙江省疾病控制中心在全省范围开展了城乡居民膳食调查工作。全省设22个调查点，每个调查县（市、区）分别确定3个能代表本辖区膳食结构模式的调查街道或乡镇（城市调查点选街道，农村调查点选乡镇），在每个街道或乡镇中抽取 1 个社区或建制村，参加抽样的社区或建制村住户必须超过 50 户，随机抽取其中 50 户为膳食调查户。按上述方法，每个调查县（市、区）共抽取 150 户家庭作为膳食调查户，调查对象为家庭的每位成员。本次调查采用 24 h 回顾法对调查户所有家庭成员进行连续 3 d 个人食物摄入量调查，包括在外就餐，获得个体每日食物摄入量。采用称重法收集 3 d 内调查户的调味品消费量数据。

结果发现，该省居民的食盐日摄入量远高于中国营养学会推荐量，奶类及奶制品的摄入量远低于推荐量，蔬菜水果尤其是水果摄入量明显不足，肉类和油脂摄入量过高，大豆及坚果类的摄入量趋于合理。

在该次调查中，浙江省食品安全委员会办公室掌握了浙江省居民膳食结构模式，获得了各类食物实际摄入量，为逐步建立起科学的食品安全评价体系建立基础，为政府制定食品安全控制措施和政策提供技术支持。

随着营养学研究的深入，膳食对人体营养和健康的作用越来越受到关注。膳食调查是全面了解人群膳食结构的重要方法，是研究营养与健康关系的基础。在日常生活中，膳食调查结果常常成为制定膳食建议的依据。根据地区、生活条件、膳食习惯、食物品种及每日从膳食中所能摄取的各种营养素量的不同，需要选择适当的膳食调查方法。

[任务布置]

膳食调查方法一般分为前瞻性和回顾性两类，前者包括称重法、记账法、化学分析法，后者包括 24 h 回顾法、膳食史法和食物频率问卷法。

本次课将重点介绍称重法、记账法、24 h 回顾法，并就 3 种方法的优缺点、适用范围进行比较。在实际应用中要根据具体情况选择合适的方法。

[任务实施]

3.2.1　称重法

称重法是一种常用的膳食调查方法，它可以了解调查对象每人每次对各种主副食的摄入量，通过食物成分计算摄取的能量和各种营养素的种类和数量，借此来评定能量和各种营养素是否能达到供给量标准的要求，以及是否满足人体正常营养需要程度。

称重法是由调查者、调查对象或代理人（如母亲为孩子做记录）在一定时间内完成，一般为 1 ~ 7 d。采用称重法时，食物在食用前经过称重，再将剩余部分称重后加以扣除。此法用于集体食堂、家庭及个人膳食的调查。调查期间，调查对象在食堂或家庭以外吃的零食、饮料、添加的菜等，均需根据不同的调查对象采取不同的调查方法取得这部分数据。

1）准备工作

①食物称量器具（电子秤或台秤）。

②了解食物加工现场。

对于餐厅或厨房的布局、各种食物的存放地点要熟悉，并与相关工作人员沟通以了解食物加工和烹调过程及方式等，这对称量工作非常重要。

③对盛装食品容器的称量和编号。

④对调查期间的食谱、食物原料特点进行了解，选择合适的称量方式。

⑤设计称重记录表。

称重法得到的数据都记录在称重记录表中，通过这些数据计算食物和营养素的摄入量，设计记录表是做好膳食调查的基础。

称重记录表的设计方法：

A. 餐次分开。三餐要分开记录。

B. 项目完整、清晰。通过称重记录表能准确得出每种食物的烹调前后的质量以及调味品和三餐以外的零食摄入量。

C. 足够的记录空间。设计的表格便于调查时使用，并利于计算机的录入和计算。表3.2为一张简单的个人食物摄入量称重记录表，其中，对原料进行编码可方便录入计算机并进行分析。

表3.2　称重记录表

单位：g

姓名	调查地点		联系方式		填表人	调查日期		核对人
餐　次	食物名称	原料名称	生　重	熟　重	熟食余量	净熟食质量	净生食质量	就餐人数
早餐	白米粥	稻米						
	馒头	小麦粉（标准粉）						
	牛奶	牛乳						
午餐	芹菜炒牛肉	芹菜						
		牛肉						
	…							

D. 个人信息要准确记录，尤其是联系方式，如果在资料整理过程中发现数据有问题，可以与调查对象联系进行确认或重新调查。

在记录过程中要注意，在记录食物摄入量时，要分清是生重还是熟重。现实中，我们往往只能得出人们摄入食物的熟重，这时需要通过生熟比计算摄入食物的生重。

$$生熟比 = \frac{生食物质量}{熟食物质量}$$

实际消耗食物生重 = 实际消耗食物熟重 × 生熟比
= （熟食物总量–熟食物剩余量）× 生熟比

比如37 g大米煮熟后为100 g，那么其生熟比为$\frac{37}{100}$=0.37，如果已有320 g米饭，吃了后剩余210 g，那么这顿饭摄入的生米质量为（320–210）×0.37=40.7 g。

⑥设计人数统计表。

设计就餐人数统计表时，如果调查对象的年龄、劳动强度差别不大，可不做个人进餐记录，只准确记录进餐人数，比如学校膳食调查等，某小学用餐人数统计表见表3.3。人日数的计算将在后面学习。

表3.3　某小学用餐人数统计表

单位名称	地址		联系方式		填表人		调查日期		核对人
年　龄	6～7岁			7～8岁			8～9岁		
餐　次	早	中	晚	早	中	晚	早	中	晚
第1天									
第2天									

年　龄	6～7岁			7～8岁			8～9岁		
餐次	早	中	晚	早	中	晚	早	中	晚
第3天									
用餐次数									
人日数									
总人日数									
标准人系数									
标准人日数									

如果调查对象在年龄、劳动强度等方面相差很大，则要对各类别人数进行准确统计，要按照劳动强度、年龄、工种、生理状态等分开统计。调查期间总人日数登记表见表3.4。

表3.4　调查期间总人日数登记表

单位名称　　　　地址　　　　　　联系方式　　　　填表人　　　　调查日期　　　　核对人

年　龄	劳动强度	男			女			平均每日总人日数
		早	中	晚	早	中	晚	
成人	轻							
	中							
	重							
孕妇								
乳母								
50岁以上	轻							
	中							
	重							
合计								

家庭就餐人数统计表见表3.5，如果是孕妇或乳母则要注明。

表3.5　家庭就餐人数统计表

姓名　　　　调查地点　　　　　联系方式　　　　填表人　　　　调查日期　　　　核对人

序　号									
姓　名									
性　别									
年　龄									
劳动强度									
餐　次	早	中	晚	早	中	晚	早	中	晚
第1天									
第2天									
第3天									
用餐次数									
餐次比									
个人人日数									
总人日数									

2）工作程序

（1）入户

携带食物称量器具、记录表到调查户，说明目的、意义及调查方式，并征得户主的同意和协助。

（2）记录各种食物烹调前的质量

按照早餐、中餐和晚餐的顺序，准确称取调查户每餐各种食物的烹调前毛重和废弃部分的质量并记录。

（3）调查调味品的名称

记录每餐各种食物的烹调方法、调味品名称和使用量。

（4）称取熟食质量

准确称取烹调后的每份食品的熟重，待调查户吃完后，及时称取剩余食物的质量。

（5）核对各种数据

与调查户核对每餐吃饭人数、食物名称和种类，以及各种食物量，请调查户签名。

（6）计算生熟质量比值和每日实际消耗食物量

具体方法见"准备工作"中的"设计称重记录表"。

（7）统计就餐人数

按照表格设计的要求统计每餐就餐人数。需要详细记录的按类别记录每类人的人数，人员组成差别不大的，可不做个人进餐记录。

（8）每人每日平均摄入的生食物质量

在集体就餐单位，如果不需要个人食物摄入量数据，且每餐的就餐人数固定，则：

$$每天人均摄入量=\frac{某种食物每天实际消耗量（生重）}{就餐人数}$$

如果人数不固定，则需要算人日数才能得到准确数据。

（9）人日数的计算

人日数是代表调查对象用餐的天数，一个人吃早、中、晚三餐为一个人日。比如，对一个幼儿园进行调查，每餐人数可能不一样，如果有人不在幼儿园用午餐，则不计入午餐餐次总数中，下面以表3.6某幼儿园3天用餐人数统计表为例进行讲解。

表3.6　某幼儿园3天用餐人数统计表

| 单位名称 | | 地址 | | | 联系方式 | | | 填表人 | | 调查日期 | 核对人 |

年　龄	2～3岁			3～4岁			4～5岁		
餐　次	早	中	晚	早	中	晚	早	中	晚
第1天	4	30	30	11	44	43	17	40	38
第2天	4	30	30	11	44	43	17	40	36
第3天	4	30	30	11	44	42	17	40	38
用餐次数	12	90	90	33	132	128	51	120	112
人日数	64			97.7			94.3		
总人日数	256								
标准人系数	0.49			0.55			0.59		
标准人日数	31.36			53.74			55.64		
总标准人日数	140.7								
混合系数	0.55								

①用餐餐次数。

如果我们已知每餐进餐人数（表3.6的1—5行），把3天每个餐次的数据叠加，即得到用餐餐次数：

2～3岁：早餐餐次数=4+4+4=12　　　　午餐餐次数=30+30+30=90

晚餐餐次数=30+30+30=90

同理可得，其他年龄段的每餐餐次数，见表3.6。

②人日数。

人日数 = 早餐餐次数 × 餐次比 + 午餐餐次数 × 餐次比 + 晚餐餐次数 × 餐次比

假设餐次比为早中晚餐各占1/3，则：

$$2～3岁人日数=12×\frac{1}{3}+90×\frac{1}{3}+90×\frac{1}{3}=64$$

$$3～4岁人日数=33×\frac{1}{3}+132×\frac{1}{3}+128×\frac{1}{3}=97.7$$

$$4～5岁人日数=51×\frac{1}{3}+120×\frac{1}{3}+112×\frac{1}{3}=94.3$$

③总人日数。

人日数之和即为总人日数，总人日数 =64+97.7+94.3=256

（10）标准人人日数和混合系数的计算

如果调查对象的劳动强度、性别、年龄组成等不同，不能以人数的平均值作为每人每日营养素摄入水平，必须用混合系数的方法算出相应"标准人"的每人每日营养素摄入量，再做比较，给出评价。

标准人系数的折合方法是以体重60 kg从事轻体力劳动的成年男子为标准人，以其能量供给量2 400 kcal作为1，其他各类人员按其能量推荐量与2 400 kcal的比值作为标准人系数。

以2～3岁男童为例，能量推荐量为1 200 kcal，标准人系数 $=\frac{1\,200}{2\,400}=0.5$，女童的标准人系数 $=\frac{1\,150}{2\,400}=0.48$，如果每餐用餐幼儿男女各半，则标准人系数取均值，即0.49。如果不是，则要分别记录男女用餐人数。

此例中，假设男女人数相等，标准人系数取男女的平均值，所以3～4岁为0.55，4～5岁为0.59，2～5岁幼儿膳食能量推荐量见表3.7。

表3.7　2～5岁幼儿膳食能量推荐量

年　龄	能量推荐量/kcal	折合标准人系数	平均值
2～3岁	男1 200	0.5	0.49
	女1 150	0.48	
3～4岁	男1 350	0.56	0.55
	女1 300	0.54	
4～5岁	男1 450	0.6	0.59
	女1 400	0.58	

标准人日数=标准人系数×人日数

2~3岁标准人日数=0.49×64=31.36

3~4岁标准人日数=0.55×97.7=53.74

4~5岁标准人日数=0.59×94.3=55.64

总标准人日数为各人日数之和,即31.36+53.74+55.64=140.74≈140.7

$$混合系数=\frac{总标准人日数}{总人日数}=\frac{140.7}{256}=0.55$$

（11）标准人的平均摄入量

$$该人群标准人的平均食物摄入量=\frac{人均食物摄入量}{混合系数}$$

$$标准人的平均每日某营养素摄入量=\frac{平均每人每日营养素摄入量}{混合系数}$$

（12）核对记录结果

核对编号、项目,填写记录人和核对人。

（13）编号与归档

对记录的数进行编号和归档。

3）**注意事项**

①调查期间所有主副食的名称、数量需详细记录,如要写出具体的食物品牌（如米、面）,必须注明等级,最好注明产地。要注意三餐之外所摄入的水果、花生、瓜子等零食的称重记录。

②称重法中,剩余量应包括厨房里剩余食物及所有用膳者餐后剩余的食物。

③调味品和食用油不必每餐前后都称重,只需早餐前和晚餐后各称一次,两者之差为全天食用量。

④食物成分表数据是每100 g未经烹调的食物可食部分中的营养素含量。因此,应先计算出每个人消费的各种食物的生重,再按食物成分表计算各营养素的摄入量。

⑤如果条件不允许,只能获得食物最初的熟重,可以减去就餐后熟食的剩余量,得到实际消费的熟重。再通过生熟质量比值,计算出各营养素的大概摄入量。

⑥个别调查对象会因调查活动干扰了日常的膳食习惯而不能反映其真实的情况,所以在数据记录和膳食评价时也应考虑这些因素。

⑦若是群体调查,天数控制在3~7天,最好在不同季节分次进行。

⑧调查时注意三餐以外摄入的水果、糖果和点心等零食的称重。

4）**称重法的特点**

（1）称重法的优点

①不依赖于被调查者的记忆,数据准确性较高。

②可连续进行,多天调查可提供不常吃食物的可靠资料,2天以上调查可提供个人每日膳食的波动情况。

③可把称重法获得的结果作为膳食调查的"金标准"来检验其他调查方法的准确性。

（2）称重法的缺点

①该方法所用人力、物力较大,不适合大规模的调查工作（如肿瘤流行病学调查）,也

不适合长期调查，群体调查最多 7 天。

②需要被调查者有一定的文化、能力，能积极配合，对被调查者负担较重。

③有时被调查者为了简化记录过程，会改变进餐方式和饮食习惯，产生的调查数据与平时膳食内容和进餐量之间有偏差。

④家庭外进食容易被遗漏或者准确性较差。

⑤增加了被调查者的负担，可能导致应答率下降，从而难以保持样本的代表性。

⑥调查天数较长时，准确性可能下降。

3.2.2 记账法

记账法是根据账目的记录得到被调查对象的膳食情况，从而进行营养评价的一种膳食调查方法，常和称重法一起使用。它适用于有详细账目的集体单位食堂和家庭。根据该单位每日购买食物的发票和账目、出勤人数记录，可得到在一定时期内的各种食物消耗总量和就餐者的人日数（一个人吃早、中、晚三餐，就计为一人日），从而计算出平均每人每日的食物消耗量。

1) 基本方法和要点

记账法的基础是膳食账目，所以要求被调查单位的伙食账目完善、数据可靠。对于一般家庭没有食物消耗账目可查，如用记账法进行调查时，可在调查开始前登记所有储存及新购进的食物品种和数量、调查期间购入的食物，在调查结束时再次称量全部剩余食物及重量，然后计算出调查期间消费的食品总量。由于家庭成员年龄、性别等差异较大，因此人数也需按混合系数计算其营养摄入量。

2) 工作准备

①食物成分表、计算器或计算软件。

②相关的数据调查、计算表格。

③培训相关调查人员。对从事调查的人员进行统一培训，使其掌握调查的程序、方法和数据计算，明确营养评价的指标和标准。

④明确调查单位和时间。

3) 工作程序

①与膳食管理人员见面。应先向相关工作人员介绍调查的过程和膳食账目与进餐人员记录的要求，使其能按照要求详细记录每日购入的食物种类、数量和进餐人数，调查结束时的剩余食物。

②了解食物结存。分类别称重或估计调查开始时所有剩余食物，进行登记。

③了解进餐人数。对进餐人数的统计参考称重法中的表 3.3—表 3.5，根据进餐对象个体间的差异程度和调查对象实际情况选择合适的表格。

④了解食物购进数量。对调查期间购进的各种食物的数量进行记录。

⑤食物总消耗量的计算。登记调查结束时剩余食物总量，统计并计算各类食物的消耗量。家庭食物消耗量记录见表 3.8。

表3.8 家庭食物消耗量记录

调查单位		联系方式		填表时间		填表人		核对人		日期
食物名称		大米	猪肉	黄瓜	番茄	面条	牛奶	...		
结存数量/g		9 000	0			2 500	2 400			
购入食物量/g	第1天	0	1 000	1 000	1 200	0	0			
	第2天	0	0	500	0	0	0			
	第3天	0	800	0	0	0	0			
剩余数量/g	第1天	8 380	200	0	0	2 200	1 680			
	第2天	7 780	0	0	0	2 100	960			
	第3天	7 188	0	0	0	2 000	240			
废弃数量/g	第1天	0	0	50	0	0	0	0		
	第2天	0	0	0	0	0	0	0		
	第3天	0	0	0	0	0	0	0		
实际消耗量/g	第1天	620	800	950	1 200	300	720			
	第2天	600	200	500	0	100	720			
	第3天	592	800	0	0	100	720			
实际消耗总量/g		1 812	1 800	1 450	1 200	500	2 160			
备 注										

根据每天的调查结果，计算在调查期间单位所消耗的各种食物总量。

实际消耗总量 = 结存数量 + 购入总量 – 剩余数量 – 废弃总量

大米消耗总量 = 9 000+0–7 188–0=1 812（g）猪肉消耗总量 =0+（1 000+800）–0–0=1 800（g）以此类推，可得番茄、面条、牛奶的消耗总量。

⑥计算总人日数、标准人日数和混合系数。称重法中以一个幼儿园进餐人数为例阐述了总人日数的计算，接下来我们来看看家庭膳食调查时总人日数的计算。某家庭记账法用餐登记见表3.9。

表3.9 某家庭记账法用餐登记

调查单位		联系方式	01		填表时间		02	核对人		日期	03
序 号		01				02			03		
姓 名		夏骐				余娜			夏冰		
性 别		男				女			男		
年 龄		58				56			32		
劳动强度		轻度				轻度			中等		
餐 次		早	中	晚	早	中	晚	早	中	晚	
第1天		1	1	1	1	1	1	1	1	1	
第2天		1	1	1	1	1	1	1	1	1	
第3天		1	1	0	1	1	1	1	0	0	
用餐次数		3	3	2	3	3	3	3	2	2	
餐次比		30%	40%	30%	30%	40%	30%	30%	40%	30%	
人日数		2.7			3			2.3			
总人日数		8									
标准人系数		0.96			0.79			1.13			
标准人日数		2.59			2.37			2.60			
总标准人日数		7.6									
混合系数		0.95									

人日数=早餐餐次数×餐次比+午餐餐次数×餐次比+晚餐餐次数×餐次比,所以夏骐的人日数=3×30%+3×40%+2×30%=2.7

余娜的人日数=3×30%+3×40%+3×30%=3

夏冰的人日数=3×30%+2×40%+2×30%=2.3

总人日数=每个人的人日数之和=2.7+3+2.3=8

个人标准人日数=标准人系数×个人人日数,总标准人日数=个人人日数之和,所以:

总标准人日数=0.96×2.7+0.79×3+1.13×2.3=7.6

$$混合系数=\frac{总标准人日数}{总人日数}=\frac{7.6}{8}=0.95$$

⑦实际摄入量计算。

$每人每日摄入量=\frac{实际消耗总量}{总人日数}$,结合表3.8和表3.9,可以得出每种食物的每人每日实际摄入量。

每人每日实际摄入量:大米$=\frac{1\,812}{8}=226.5$(g)　　猪肉$=\frac{1\,800}{8}=225$(g)

黄瓜$=\frac{1\,450}{8}=181.3$(g)　　番茄$=\frac{1\,200}{8}=150$(g)

面条$=\frac{500}{8}=62.5$(g)　　牛奶$=\frac{2\,160}{8}=270$(g)

⑧每标准人摄入量计算。

$$每标准人每日摄入量=\frac{实际消耗总量}{总标准人日数}=\frac{每人每日摄入量}{混合系数}$$

每标准人每日摄入量:大米$=\frac{1\,812}{7.6}=238.4$(g)　　猪肉$=\frac{1\,800}{7.6}=236.8$(g)

黄瓜$=\frac{1\,450}{7.6}=190.8$(g)　　番茄$=\frac{1\,200}{7.6}=157.9$(g)

面条$=\frac{500}{7.6}=65.8$(g)　　牛奶$=\frac{2\,160}{7.6}=284.2$(g)

计算出人群标准人的食物和营养素摄入量后,就能够在不同年龄性别和劳动强度的人群之间进行比较。

⑨核对记录结果。核对编号、项目,填写记录人和核对人。

⑩编号与归档。

4)注意事项

①如果食物消耗量随季节变化较大,应在不同季节开展多次短期调查,这样结果比较可靠。

②如果被调查单位的人员在劳动强度、性别、年龄等组成不同,不能以人数的平均值作为每人每日营养素摄入水平,必须用混合系数的折算方法算出相应"标准人"的每人每日营养素摄入量,再做比较与评价。

③调查期间各种零食和小杂粮(如绿豆、蛋类、糖果等),以及自制的食品也要分别登记原料、产品和食用数量。

④要注意称量各种食物的可食部。如果调查的某种食物为毛重,计算食物营养成分应按毛重计算。根据需要,也可以按照食物成分表中各种食物的可食部百分比换算成可食部质量。

5）记账法的特点

（1）记账法的优点

①操作简便,费用少,人力成本低,适用于大样本。

②此方法在账目精确和每餐用餐人数统计确实的情况下相当准确,并可调查较长时期的膳食状况,1个月或更长,适用于全年4个季度。

③易于为膳食管理人员所掌握,使调查单位能定期地自行调查计算,作为改进膳食品质的参考。

（2）记账法的缺点

由于调查结果代表单位或家庭的人均摄入量,故不能用来分析个体的膳食摄入状况。

3.2.3 24 h回顾法（24 h回顾法）

24 h膳食回顾法是获得个人食物摄入量资料常采用的一种方法。它是通过询问被调查对象过去几个24 h里实际的膳食情况,对其食物摄入量进行计算和评价,然后分析被调查对象膳食摄入量及其与营养状况的关系。

1）工作准备

（1）确定调查内容,设计调查用表格

在调查前根据调查目的和对象,把餐次当作纵向内容,调查内容当作横向内容设计调查表。调查表包括调查对象的基本情况（如姓名、性别、年龄、住址、联系方式）、日期、食物名称、用量等,24 h回顾调查样表见表3.10。

表3.10　24 h回顾调查样表

序号　　　调查员　　　调查日期

姓名　　　性别　　　年龄　　　联系方式　　　劳动强度　　　职业

食物名称	原料名称	原料编码	原料质量 /g	进餐时间	进餐地点	备 注
馒头	小麦粉（标准粉）	01-1-201	100 g	早餐	家	
小米粥	小米	01-5-101	100 g	早餐	家	
花卷	小麦粉（标准粉）	01-1-401	100 g	早餐	家	
米饭	粳米（标一）	01-2-101	100 g	早餐	公司	
苹果	苹果	06-1-101	120 g	上午加餐	公司	
鱼香肉丝	猪肉（里脊）	08-1-106	80 g	午餐	公司	
	大葱	04-4-201	100 g	午餐	公司	
番茄炒蛋	番茄	04-3-105	100 g	午餐	公司	
	鸡蛋（白皮）	11-1-102	50 g	午餐	公司	
…	…					

使用调查表时应注意几点:

①当一次调查里有多个调查对象时，可以进行编号，表格序号有助于表格的统计。

②记录时要注意不能光记菜品，还要对原料进行准确记录，原料编码为食物成分表中各种原料的标号，便于输入计算机和统计。

③根据不同人群的特点，进餐时间可分为早、中、晚餐及上午、下午、晚上加餐。

④如果除了三餐以外还有加餐（如在摊点买的小吃），也应记录。

⑤表格设计完成后，需要找 3 ~ 10 个调查员试用，以检查项目的完整性、科学性以及被理解的难易程度，完善后再用于实际调查。

（2）准备食物模型、图谱、各种标准容器

调查中引入食物模型、图谱和各种标准容器（如标准的碗、盘、杯子和瓶子等）以及各种食品大小的参考质量，从而对摄入食物进行质量估计。

（3）熟悉调查对象常用的容器和食物分量

用 3.1.1 中学习的常见食物质量估计步骤练习，熟悉常见食物和容器碗、盘或者馒头、苹果等，做到食物质量、容器容量的估计误差不超过 ±10%。测试时能估计常见食物的分量。常见食物质量参照表见表 3.11。

表3.11 常见食物质量参照表

食物名称	计量单位	质量 /g（生重）	备 注
包子	1 个	50	小笼包 3 ~ 4 个 / 两
饺子	平均 6 个	50	面粉质量，不含馅
馄饨	9 ~ 10 个	50	面粉质量，不含馅
吐司	1 片	25	
油条	1 个	50	
烧饼	1 个	50	
炒蔬菜	1 个 9 寸盘	约 500	
鸡蛋	1 个	60	
鹌鹑蛋	5 个	50	
苹果	一个（中等大小）	180	
香蕉	一根（中等大小）	110	
橘子	一个	150	
动物油、植物油、沙拉酱、酱油	1 茶匙	5	
花生	10 粒	8	

（4）食物成分表或营养计算器软件

应用食物成分表或营养计算器软件。

（5）培训和调查

调查员要掌握一定的调查技巧，如熟悉食物生熟比值和体积之间的关系，即按食物体积就能估计其生重。在家庭就餐时，要耐心询问每人摄入的比例，这样在掌握每盘菜所用原料基础上，就能计算出每人的实际摄入量。

2）工作程序

①入户说明来意和调查内容。

②调查和记录。调查员按照24 h内进餐顺序分别询问吃的食物和数量，包括摄入的所有食物（包括饮料，但不包括调味品）的种类和数量，以及在外用餐（包括零食）的种类和数量，结果登记在调查表中（表3.10）。对于每一餐次，调查人员可以按照食物的几大类帮助每个家庭成员回忆内容，以免遗漏。

③引导回顾，记录要点。调查者应根据调查对象的回顾如实记录要点，如回顾不清晰时，可以利用食物图谱或常用的容器帮助其回顾。特别应该注意三餐之外的食物包括零食的回顾，并记录摄入量。

④弥补调查不足。调查结束时，再称量各种调味品的消耗量，以求核实用。如果同时进行称重法调查，此步骤可省略。

⑤资料核查并录入数据。调查资料可用营养计算器软件统一录入。

⑥个人人日数的登记和计算。

应注意的是，称重法、记账法在外就餐不计算在餐次总数中，24 h回顾法在外就餐要计算在总数中。

如3.2.1称重法中所述的人日数计算法，王巍的个人人日数=3×30%+2×40%+3×30%=2.6，李燕的个人人日数=3×30%+3×40%+3×30%=3，王昕的个人人日数=3×30%+3×40%+2×30%=2.7。总人日数等于3人的个人人日数之和。

总标准人人日数=2.6×1.13+3×0.96+2.7×0.96≈8.4

混合系数=$\dfrac{8.4}{8.3}$=1.01

3）注意事项

①实际应用中可选用3 d 24 h连续调查方法，每次15～40 min，询问方法很多，比较典型的是使用调查表进行面对面询问。

②调查员从询问调查对象前一天摄入的第一种食物开始，再按时间向前推进。但如果调查对象很难回忆起前一天的食物，也可以从现在开始回忆，再往后回忆过去的24 h所摄入的食物。

③用于估计食物质量的工具要能够代表调查对象居住社区中通常使用的测量用具。

④传统的24 h回顾法包括调味品的摄入量。但由于对调味品的回顾误差较大，可用称重法获得调味品摄入量，即称重法修正的24 h回顾法。我国于1992年第三次全国营养调查对调味品的调查曾用过这种方法。

⑤3 d 24 h回顾法调查时间的回顾。原则上3 d调查从周一到周日，随机抽取3 d，但实际上，很多人的工作日和休息日的膳食习惯差异很大，为了使结果准确，常选择两个工作日和一个休息日进行。家庭成员24 h回顾法每日用餐登记见表3.12。

表3.12　家庭成员24 h回顾法每日用餐登记

调查地址		家庭人口		调查日期		调查人	
序　号		01		02		03	
姓　名		王巍		李燕		王昕	
性　别		男		女		女	
年　龄		30		30		24	
劳动强度		中等		中等		中等	

餐 次	早	中	晚	早	中	晚	早	中	晚
第1天	1	1	1	1	1	1	1	1	1
第2天	1	1	1	1	1	1	1	1	1
第3天	1	0	1	1	1	1	1	1	0
用餐次数	3	2	3	3	3	3	3	3	2
餐次比	30%	40%	30%	30%	40%	30%	30%	40%	30%
人日数	2.6			3			2.7		
总人日数	8.3								
标准人系数	1.13			0.96			0.96		
标准人日数	2.94			2.88			2.59		
总标准人日数	8.4								
混合系数	1.01								

4）24 h回顾法的特点

（1）24 h回顾法的优点

①操作简便,省事、省力。

②不影响被调查者的饮食习惯和进餐方式,对膳食内容和进餐量不产生影响。

③与其他调查法比,调查时间相对较短,更容易得到调查对象的配合。

（2）24 h回顾法的缺点

①由于调查主要依靠应答者的回忆来描述膳食,因此不适合年龄在7岁以下的儿童和75岁以上的老人。

②容易产生误差,回顾时间越长,误差越大。

③对摄入频率较低的食物需要进行很多天调查才能获得可靠资料。

④对调查员要求较高,需要一定技巧,才能获得准确的食物调查资料。

3.2.4 3种膳食调查方法的比较

称重法、记账法、24 h回顾法3种膳食调查方法各有优缺点,我们需要根据实际情况,如调查目的、调查对象采取合适方法,也可结合各自特点将两种或几种方法一起使用。3种膳食调查方法的比较见表3.13。

表3.13 3种膳食调查方法的比较

调查方法	调查时间	适用范围	优 点	缺 点
称重法	每季1次或夏秋和春冬各1次,每次不超过4 d	个人、家庭等小范围调查	能准确反映调查对象尤其是个体的食物摄取质量	花费人力、物力较多,不适合大规模或长期调查,对被调查者负担较重,可能影响被调查对象的膳食习惯
记账法	3 d,1个月或更长	有详细伙食账目的单位或家庭	操作简便,费用少,人力成本低,膳食管理人员易掌握方法,调查单位能定期自行调查和分析评价	由于调查结果代表单位或家庭人均摄入量,因此不能用来分析个体的膳食摄入状况

调查方法	调查时间	适用范围	优　点	缺　点
24 h 回顾法	3 d，常选择两个工作日和 1 个休息日进行		操作简便，省事、省力，对被调查者膳食内容和进餐量不产生影响，调查结果能评价个体或群体的膳食摄入情况	不适合年龄在 7 岁以下的儿童和 75 岁以上的老人，容易产生误差，对摄入频率较低的食物需要进行多天调查才能获得可靠资料

称重法的主要优点：比其他方法准确，调查每人每餐膳食的可变动情况，尤其是称量制作复杂的主食，如张清俊等人在研究称重法在膳食调查主食称量中的应用改进时发现，在对主食的称重中，含馅类主食采用分解称量法，对比例不均的主食采用估计修正参数法，可以较好地解决主食制作灵活、含汤类食物摄入不均等问题，为准确计算主食原料量提供了理论基础。由于此法需要较大的人力、物力，并要求应答者要有一定的文化水平，增加了调查对象的负担，可能会导致应答率下降，从而难以保持样本的代表性。

记账法操作较简便，适用于大样本。一般不单独使用，如薛婧等了解驻陕某部队战士的膳食营养状况时，采用了记账法与称重法相结合的膳食调查方法。在账目准确和每餐用餐人数统计确实的情况下结果较准确，可调查较长时期的膳食。由于调查结果代表单位或家庭人均的摄入量，因此，不能用来分析个体的膳食摄入状况。

对于 24 h 回顾法，需要调查对象与调查者都具有较高专业素养，能比较准确地估计自己摄入食物的质量。在家庭膳食调查中，24 h 回顾法准确性高，尤其是经常做饭、买菜的家庭主妇，对食物估计的准确性较高，但一旦离开家庭环境，如果不借助需要某个辅助工具来帮助被调查者建立食物质量与体积的关系，就很难保证结果的可靠性。南京医科大学公共卫生学院营养与食品卫生学系曾经比较过称重法和 24 h 膳食回顾法同时评估住院病人一日膳食，结果发现，按照常规方法在住院病人中开展的 24 h 膳食回顾调查不能很好地反映患者的膳食状况，在食物层面上，主食低估了约 1/3，蔬菜低估了约 1/4。在各类食物中，两种调查方法对鸡蛋和牛肉两类食物的估重差别较小，这与被调查者比较熟悉这两类食物有关。鸡蛋加工成熟后，体积变化较小；熟牛肉经常被买来直接食用；而米面和蔬菜的生熟形态、体积差异较大。

【练习与思考】

一、课堂练习

1.用24 h回顾法调查同桌的膳食状况。

（1）设计24 h回顾法调查表，同桌互评，看谁的调查表设计得更全面，并填写调查表。

（2）你认为24 h回顾法使用时，应注意些什么？

2.如果要调查一名5岁小孩的膳食摄入状况，应采用什么方法比较合适？

3.下表是一个膳食调查中的用餐人数统计，请根据已有信息把表格填写完整，假设三餐提供能量均为总能量的1/3。

× × 小学低年级学生的在校用餐情况

年 级	一年级			二年级			三年级		
餐 次	早	中	晚	早	中	晚	早	中	晚
第1天	30	120	30	33	108	33	45	126	45
第2天	30	120	30	33	108	33	45	126	45
第3天	30	120	30	33	108	33	45	126	45
用餐次数	90	360	90	99	324	99	135	378	135
人日数									
总人日数									
标准人系数	0.69			0.73			0.77		
标准人日数									
总标准人日数									
混合系数									

二、课后思考

称重法和记账法各有优点，你认为可以把它们结合起来一起使用吗？

三、实践活动

用记账法调查学校学生的总体膳食状况。

任务3 膳食调查结果分析与评价

膳食调查的目的是通过各种不同的调查方法对居民的膳食摄入量进行评估，借此来评定正常需要得到满足的程度。营养工作者应选择适当的膳食调查方法，得到准确的食物消费数据，并且对膳食调查结果作出客观的评价。

膳食调查结果计算与评价包括膳食结构分析、营养摄入量分析，最后给出建议，形成调查报告。

[课时安排]

5课时。

[案例导入]

平衡膳食宝塔

中国居民平衡膳食宝塔（以下简称"宝塔"）是营养学上的专业术语，是根据《中国居民膳食指南》的核心内容，把平衡膳食的原则转化成各类食物的质量。

宝塔提出了一个营养上比较理想的膳食模式。它所建议的食物量，特别是奶类和豆类食物的量可能与大多数人当前的实际膳食还有一定的距离。但为了改善中国居民的膳食营养状况，这是不可或缺的。应把它看作一个奋斗目标，努力争取，逐步达到。

平衡膳食宝塔共分5层，包含我们每天应吃的主要食物种类。宝塔各层位置和面积不同，这在一定程度上反映出各类食物在膳食中的地位和应占的比重。谷类食物位居底层，每人每天应该吃250～400 g；蔬菜和水果占据第二层，每天应吃300～500 g和200～350 g；鱼、禽、肉、蛋等动物性食物位于第三层，水产品和畜禽肉每天应分别吃40～75 g，蛋类每天应吃40～50 g；奶类和豆类食物合占第四层，每天应吃奶类及奶制品300 g和豆类及豆制品25～35 g；第五层塔尖是油脂类，每天不超过25～30 g（数据来自《中国居民膳食宝塔（2016）》）。

以上只是对大多数人群的粗略推荐量，针对不同的能量水平，推荐摄入量有所区别。在膳食分析中常运用宝塔中的各个不同能量水平的各类食物参考摄入量，与实际摄入量进行比较，分析膳食结构。这种方法虽然不能全面分析膳食营养状况，但非常直观、简便，能与膳食营养素摄入状况（营养素摄入量、能量分布、三餐能量比、蛋白质来源等）结合使用，反映个体或群体的膳食状况。

[任务布置]

本次课的主要任务是运用中国居民膳食平衡宝塔、《中国居民膳食营养素参考摄入量》和《中国食物成分表（2021）》来对膳食调查结果进行分析。对膳食分析分为以下两部分：

第一部分是膳食结构分析与评价，是将宝塔中的各类食物推荐量与实际摄入量进行比较。

第二部分是膳食营养素分析，包括总能量分析、能量食物来源分析、营养素摄入量分析等，所用到的工具包括《中国居民膳食营养素参考摄入量》和《中国食物成分表（2021）》。

[任务实施]

🧁 3.3.1 膳食结构分析与评价

1）膳食结构分析与评价方法

根据被调查膳食调查结果，把食物按9类进行分类，统计谷类、豆类及豆制品、蔬菜、水果、肉禽类、奶类及奶制品、蛋类、水产品、烹调用油，统计各类食物的摄入总量。然后对照中国居民平衡膳食宝塔（2016年）对各个不同能量水平建议的食物摄入量进行比较，分析判断各类食物摄入量是否满足人体需要。

2）工作准备

以24 h膳食调查结果分析为例，准备一份24 h膳食回顾调查表结果，准备平衡膳食宝塔图一份。表3.14食物摄入量统计是李女士的24 h进餐统计表。

表3.14　食物摄入量统计

姓名 李×× 　年龄 20 　性别 女 　日期 2014年4月3日 　地址 ××街道×号 　职业：大学生
填表 王×× 　核对人 李××

餐 次	食物名称	原料名称	原料质量/g	
早餐	白米粥	稻米（大米）	75	
	大馒头1个	小麦粉（标准粉）	50	
	鸡蛋	鸡蛋	60	

餐　次	食物名称	原料名称	原料质量 /g	
午餐	油菜炒瘦肉 芹菜炒瘦肉	油菜	200	
		芹菜	160	
		猪瘦肉	90	
	炒莴笋	莴笋	150	
	米饭	稻米（大米）	100	
	西瓜 2 片	西瓜	200	
	炒菜用油	大豆油	15	
晚餐	米饭	稻米（大米）	100	
	甜椒肉丝	甜椒	150	
		猪瘦肉	50	
	蜜桃 1 个	蜜桃	175	
	炒菜用油	大豆油	15	

3）工作程序

（1）食物归类

将食物原料按《中国食物成分表（2021）》进行分类，并归纳各类食物摄入量，见表 3.15。

表3.15　各类食物摄入量表

单位：g

食物	谷类	豆类及豆制品	蔬菜	水果	肉禽类	奶类及奶制品	蛋类	水产品	烹调用油
摄入质量	325	0	660	375	140	0	60	0	30

（2）比较和分析

将被调查者 24 h 各类食物的消费量与中国居民平衡膳食宝塔作比较，比较时要注意能量水平，不同能量水平下，宝塔的推荐量也有不同。实际摄入量与不同能量膳食的各类食物参考摄入量，见表 3.16。

表3.16　实际摄入量与不同能量膳食的各类食物参考摄入量

食　物	实际摄入量 /g	参考摄入量		
		低能量（1 800 kcal）	中等能量（2 400 kcal）	高能量（2 800 kcal）
谷类	325	300	400	500
豆类及豆制品	0	50	50	50
蔬菜	660	400	450	500
水果	375	100	150	200
肉禽类	140	50	75	100
奶类及奶制品	0	100	100	100
蛋类	60	25	40	50
水产品	0	50	50	50
烹调用油	30	25	25	25

从事轻微体力劳动的成年男子如办公室职员等，可参照中等能量（2 400 kcal）膳食来安

排自己的进食量；从事中等强度体力劳动者如钳工、卡车司机和一般农田劳动者可参照高能量（2 800 kcal）膳食进行安排；不参加劳动的老年人可参照低能量（1 800 kcal）膳食来安排。女性一般比男性的食量小，因为女性体重较轻以及身体构成与男性不同。女性需要的能量往往比从事同等劳动的男性低 200 kcal 或更多。

（3）评价

膳食宝塔建议的摄入量适用于一般的健康成人，应用时要根据个人的年龄、性别、劳动强度选择适宜的摄入量。可结合表 3.16 判断属于哪一种能量并比较各类食物的多少。本例中李女士的能量摄入标准应该是中等能量（2 400 kcal）。

比较之后可以得出，李女士摄入的蔬菜、水果、蛋类均达到了摄入标准，肉禽类、油脂超过了标准，豆类、奶类、水产品、谷类摄入缺乏。总体看来，膳食种类过少，肉禽类、油脂等高热量食物摄入过多，膳食结构不合理。而且谷类是膳食能量的主要来源，谷类摄入不足很容易导致总能量不足，长期处于这种膳食状态会导致消瘦等营养不良情况。

（4）建议

①减少油脂、肉禽类摄入量，用水产品替代部分肉禽类。

②适量摄入豆类、奶制品，丰富食物种类，让优质蛋白来源更多样化。

③继续保持蔬菜、水果的充足摄入。

④在肉禽类的摄入上，应减少猪肉的摄入，增加禽类的摄入。

⑤增加主食摄入量，除了稻米外，也可以考虑面粉等面食，适量食用粗粮。

3.3.2 膳食营养素摄入量与评价

为了了解个体或集体从膳食中摄入的各种营养素量，进而判断摄入量是否符合人体的营养需要，需要进行膳食营养素的计算与评价。

1）膳食营养素摄入量评价步骤

①根据被调查者膳食调查结果，计算各个食物摄入量。

②根据食物摄入量，结合《中国食物成分表（2021）》，计算每个食物中各种营养素摄入量。

③结合不同被调查者的性别、年龄、体力活动水平，根据以上计算的营养素摄入量与中国居民膳食营养素参考摄入量（DRIs）进行比较，分析个体膳食摄入的食物中含有的营养素是否达到了中国居民膳食营养素参考摄入量的要求，分析集体中各种营养素达到中国居民膳食营养素参考摄入量要求的人数百分比。

2）工作准备

①中国居民膳食营养素参考摄入量（DRIs）、食物成分表作为参考标准。

②准备一个膳食调查结果进行分析与评价。以前面表所列李女士一天的食物摄入情况为例。

3）膳食营养素计算与评价过程

（1）相关计算公式

①某食物营养素摄入量＝摄入食物重量×$\dfrac{每100\,g食物中该营养素含量}{100}$

②家庭平均每人每日每种食物摄入量＝$\dfrac{实际消耗量（g）}{家庭总人日数}$

③混合系数$=\dfrac{家庭成员1标准人系数×人日数+家庭成员2标准人系数×人日数+\cdots}{全家总人日数}$

④标准人的每日每种食物摄入量$=\dfrac{平均每人每日各种食物摄入量}{混合系数}$

⑤在家庭中：

平均每人每日某营养素摄入量$=\dfrac{个人某种营养素摄入量}{个人人日数}$

标准人的平均每日某营养素摄入量$=\dfrac{平均每人每日某营养素摄入量}{标准人系数}$

根据食物成分表中各种食物的能量及营养素的含量，计算每人每日膳食总营养素摄入量。计算时可以采用统一的统计分析表格，李女士食谱中的营养素摄入量见表3.17。

表3.17　李女士食谱中的营养素摄入量

类别	原料名称	质量/g	蛋白质/g	脂肪/g	碳水化合物/g	维生素A/μgRE	维生素B_1/mg	维生素B_2/mg	维生素C/mg	钙/mg	铁/mg	锌/mg	硒/μg
谷类	稻米	275	20.4	2.2	214.2		0.3	0.14		36	6.3	4.67	6.13
	小麦粉（标准粉）	50	5.6	0.8	36.8		0.14	0.04		16	1.8	0.82	2.68
	小计	325	26.0	3.0	251.0								
豆类	0												
蔬菜	油菜	200	3.6	1	7.6	206	0.08	0.22	72	216	2.4	0.66	1.58
	芹菜	160	1.3	0.2	6.2	16	0.01	0.13	19	77	1.3	0.73	0.75
	莴笋	150	1.5	0.2	4.2	38	0.03	0.03	6	34	1.4	0.50	0.81
	甜椒	150	1.5	0.3	8.1	86	0.04	0.04	108	21	1.2	0.28	0.57
	小计	660											
水果	西瓜	200	1.2	0.2	11.6	150	0.04	0.06	12	16	0.6	0.2	0.34
	蜜桃	175	1.6	0.4	17.2	4	0.04	0.05	7	18	0.9	0.1	0.4
	小计	375											
肉禽类	猪瘦肉	140	28.4	8.7	2.1	62	0.76	0.14		8	4.2	4.19	13.3
奶类	0												
蛋类	鸡蛋	60	7.8	6.7	0.8	140	0.08	0.19		26	1.4	0.61	8.99
水产品	0												
油脂	豆油	30		30	0					4	0.6	0.33	
总计			72.9	50.7	308.8	702	1.52	1.04	224	472	22.1	13.09	35.55

如果是个人的膳食调查，则结果可以直接与中国居民膳食营养素参考摄入量（DRIs）比较，省略公式②—公式⑤。在家庭调查或集体调查中，则需将营养素摄入量折算成标准人的营养素摄入量进行比较。

将计算出的各种营养素摄入量与DRIs进行比较，评价个体或集体是否达到了标准要求。

（2）食物中膳食营养素计算

以3.3.1中所举的李女士的食谱为例，对食谱中的食物进行分类，查阅《中国食物成分表

（2021）》，经过公式①计算可得出各营养素摄入量。

例如，李女士一天共摄入稻米 275 g，由《中国食物成分表（2021）》可得，每 100 g 稻米中含蛋白质 7.4 g，则稻米中蛋白质含量 $=\dfrac{275\times7.4}{100}$ =20.35 g。

（3）膳食营养素摄入量评价

李女士的劳动强度属于中等体力劳动，根据 DRIs，查阅各营养素参考摄入量并与实际摄入量比较。李女士的营养素摄入量与推荐摄入量比较见表 3.18。

$$蛋白质摄入量占能量百分比=\dfrac{蛋白质摄入量\times4}{总能量}$$

$$脂肪摄入量占能量百分比=\dfrac{脂肪摄入量\times9}{总能量}$$

$$碳水化合物摄入量占能量百分比=\dfrac{碳水化合物摄入量\times4}{总能量}$$

总能量=蛋白质摄入量×4+脂肪摄入量×9+碳水化合物摄入量×4

表3.18　李女士的营养素摄入量与推荐摄入量比较

营养素	实际摄入量	推荐摄入量	实际摄入量/推荐摄入量
能量/kcal	1 983.1	2 300	86.2%
蛋白质/g	72.9	70 g，占能量百分比 10%～15%	实际占能量百分比 14.7%
脂肪/g	50.7	占能量百分比 20%～30%	实际占能量百分比 23%
碳水化合物/g	308.8	占能量百分比 55%～65%	实际占能量百分比 62.3%
维生素 A/μgRE	702	700（AI）	100.2%
维生素 B_1/mg	1.52	1.3	116.9%
维生素 B_2/mg	1.04	1.2	86.7%
维生素 C/mg	224	100	224%
钙/mg	472	800	59%
铁/mg	22.1	20	110.5%
锌/mg	13.09	11.5	113.8%
硒/mg	35.55	50	71.1%

①总能量摄入不足。

②蛋白质、脂肪、碳水化合物的供能比符合要求，但在总能量不足的前提下，评价没有实际意义。

③除了维生素 B_2 不足，其他维生素基本符合要求。

④钙、硒摄入量需加强，铁、锌摄入量超过 RNI，但没超过 UL。

（4）结论和建议

①结合膳食结构分析中谷类摄入量不足和能量缺乏，建议增加谷类摄入量，提高总能量。

②硒、维生素 B_2 不足，可适量摄入动物内脏，同时补充奶制品，弥补钙的不足。

③三大营养素供能比符合要求。

④膳食中缺乏豆类、薯类、水产品、乳类食物。考虑到蛋白质不足，可以增加鱼虾、大豆类食物的摄入量。

（5）数据归档，形成调查报告

对调查的数据进行编号、分装档案袋，写明调查时间、地点、被调查人姓名、项目来源、内容、日期、保管人姓名后封存，以备统计分析用。

对于个人或一般家庭的膳食调查，膳食报告应包括以下内容：

①调查目的。要写清楚为什么进行膳食调查，是因为调查者身体状况欠佳想查明原因，还是因为想进行膳食指导等。

②调查对象的基本情况。包括身体状况（健康或疾病）、生理状况（普通人、孕妇、乳母）、年龄、职业、联系方式等。

③数据分析。包括调查结果的膳食结构分析、营养素摄入量分析，指出不合理之处。

④结论和膳食建议。对结果进行分析后，有针对性地提出建议，建议要具体可行。比如钙摄入量不足，不能光提出摄入高钙食物，因为有些人对于高钙食物只能想到牛奶、奶粉，要指出具体的高钙食物，以便调查对象参考。如果调查对象缺钙同时没摄入水产品，就可以建议摄入海参、虾米等。

🧁 3.3.3　调查数据库的建立

依据各种膳食调查表格的结构，设计相应的膳食调查数据录入程序，把膳食调查数据录入到数据库中，从而建立膳食调查结果数据库。该数据库一方面便于膳食调查资料的档案管理，另一方面为进一步进行膳食调查数据分析奠定了基础。

本单元以24 h膳食调查为例说明数据库的建立。

1）熟悉膳食调查表

熟悉和了解所要录入的调查表，明确需要在膳食调查数据库中录入的变量名称、性质和长度。目前最常用的表是24 h膳食调查表，依据调查表建立的数据库应该包括5个变量：被调查者编码、食物编码、食物的质量、进餐时间、进餐地点。24 h膳食回顾调查表见表3.19。

表3.19　24 h膳食回顾调查表

被调查者编码（ID）□□

食物名称	食物编码 D1	质量 /g D2	进餐时间 D3	进餐地点 D4
牛乳	10-1-101	200	1	1
花卷	01-1-401	100	1	1
柑橘	06-4-201	180	2	2
馒头（标准粉）	01-1-405	100	3	2
苦瓜	04-3-212	200	3	2
牛肉	08-20101	100	3	2
香蕉	06-5-014	200	4	2
米饭（稻米）	01-2-001	200	5	1
鸡肉	09-1-101	80	5	1
柿子椒	04-3-111	120	5	1
鲢鱼	12-1-122	200	5	1

D3：1.早餐　2.上午小吃　3.午餐　4.下午小吃　5.晚餐　6.晚上小吃
D4：1.在家　2.单位/学校　3.饭馆/摊点　4.朋友家里　5.其他

2）编辑和确定编码

为了便于计算机输入和计算方便，需要人为给予每一项一个编码，一般的编码以英文字母和阿拉伯数字为代表，顺序编排下去。

①被调查者编码，变量名为 ID，变量长度至少 2 位。

②食物编码，变量名为 D1，变量长度为 6 位。食物编码是在食物成分表中规定的编码，《中国食物成分表（2021）》中采用的是 6 位数字编码，前 2 位是食物的类别编码，第 3 位是食物的亚类编码，最后 3 位是食物在亚类中的排列序号。

③食物质量，变量名为 D2，变量长度为 6 位。

④进餐时间，变量名为 D3，变量长度为 1 位。

⑤进餐地点，变量名为 D4，变量长度为 1 位。

3）确定数据库结构

数据管理软件如 Excel，SPSS，EPI，CSpro 等都提供了建立数据库结构、数据录入和数据保存分析的功能，可以选择适当的软件建立 24 h 膳食调查数据库结构。

4）核查调查表

为保证数据录入顺利进行，在录入前需要对膳食调查问卷进行核查，应该特别注意的是：把现场调查中没有填入的食物编码从《中国食物成分表（2021）》中查出，并将其填入调查表中。

5）录入和核对

将调查表数据录入到数据库中，每完成一条信息的录入都要保存数据，随着录入膳食数据的增加，数据库会逐渐增大，录入完成后，需采用核对、双录入等方法检查数据的准确性。

6）完成和储存

所有膳食调查信息核对完成后，即可得到完整的膳食调查数据库，以此为基础，可以对膳食结构、营养素摄入量等做进一步分析。

7）注意事项

数据录入软件允许设定变量的取值范围，这也需要在建立数据库结构的过程中加以设定。设定取值范围可以避免数据录入错误，提高数据质量。

3.3.4 人群膳食调查报告的撰写

人群膳食调查是调查目标人群一定时间内通过膳食所摄取的能量和各种营养素的数量及质量，以此来评定该调查对象正常营养需要得到满足的程度。比较全面的膳食营养状况报告应包括以下 4 个方面。

①居民食物摄入状况。

②居民能量和主要营养素摄入状况。

③居民膳食能量、糖类、蛋白质、脂肪的来源。

④居民膳食状况与膳食指南比较。

1）人群膳食调查报告的写法和格式

调查报告一般包括标题、署名、正文、参考文献。篇幅为 3 500 ~ 5 000 字。

（1）标题

标题要一目了然，从中几乎能了解到地点、人群性质、内容 3 个主要的方面，如《×××区幼儿园膳食调查》，有的还可以设定副标题，一般是正标题揭示主题，副标题写出调查的事件或范围，如《膳食调查报告 —— 青少年膳食营养状况调查和分析》。

（2）署名

标题下面是署名，即撰写者的姓名、单位。

（3）正文

正文由两个部分构成：前言和调查报告的主体。

①前言。简明扼要说明调查的目的、时间、地点、对象或范围。主要是介绍基本情况并提出问题。

②调查报告的主体。对事实与结果的叙述与讨论。如调查所采用的主要方法、人员情况、结果归纳等。

（4）讨论

对分析结果进行讨论，分析膳食状况，得出结论。

（5）建议

根据结果，给出膳食建议。

（6）参考文献

列出在撰写调查报告过程中所查阅的参考文献。

（7）致谢

略。

2）人群膳食调查报告的撰写

（1）工作准备

①准备纸、笔、计算器。

②一份膳食调查计算和评价数据，应对数据有初步了解和分析，或者参与了调查或计算过程。

（2）工作程序

①撰写提纲。提纲内容包括背景、目标、结果、结论 4 个部分，其中结果的描述是重点内容，又可分为调查对象基本信息、食物消费或膳食构成分析、能量和营养素摄入分析、营养评价。

②撰写背景和目标。要描述调查的根据、目的、意义以及为什么要做这个调查。一般要对大环境（政策等）和小环境（调查地点等）进行描述，但应避免空洞。

③描述调查方法。描述调查方法是为了更好地理解结果来源，也是数据分析获得正确性和可靠性的依据。如调查表的设计和内容、调查方法、采用的称量器具、软件名称等。

④描述被调查的群体人口基本情况。结果分析中，第一是要明确调查了"谁"。包括地区分布、年龄分布、家庭人均年收入分布、居民文化程度分布及居民职业分布。一般多采用占调查总量百分比来表示分布状况。2022 年北京某街道 0 ~ 30 岁构成情况见表 3.20。

表3.20 2022年北京某街道0～30岁构成情况

年　龄	人　数	百分比/%
5岁以下	10	5
5～10岁	20	10
11～15岁	30	15
15～20岁	40	20
20～25岁	50	25
合　计	200	100

⑤描述食物摄入状况。按谷类、薯类、动物性食物、豆类及其制品、奶类及其制品、蔬菜水果类及食用油、调味品、坚果、糕点、食糖和淀粉类等食物的摄入状况来进行分类描述。有时也把上述几类食物进一步细分，如把谷类分为米类、面类、玉米和其他谷类等，把动物性食物分为猪肉、动物内脏、鱼虾类、蛋类、禽类和其他畜肉等。为了进行不同年龄、不同性别之间的比较，一般把不同年龄段的人群摄入的食物量转化为每标准人日摄入量来进行比较。通过分析居民食物的摄入状况，除可以得到每标准人日各类食物的摄入量外，还可以得到居民对各类食物的消费率，食物摄入的构成比及不同性别、不同地区、不同年龄段人群的食物摄入量及不同年代的变化趋势等诸多结果。中国城乡居民蔬菜水果摄入量见表3.21。

表3.21 中国城乡居民蔬菜水果摄入量

单位：g

地　区	深色蔬菜	浅色蔬菜	蔬菜合计	水　果
城市	88.1	163.8	251.9	69.4
农村	91.8	193.8	285.6	35.6
合计	90.7	185.4	276.1	45.0

⑥描述居民膳食能量和主要营养素摄入状况。

A. 对能量的描述。中国城乡居民能量摄入量占RNI的百分比分布见表3.22。

表3.22 中国城乡居民能量摄入量占RNI的百分比分布

占RNI	合　计	城　市	农　村
<60%	9.6	15.2	7.7
60%～80%	26.6	30.6	25.3
80%～100%	23.0	28.9	34.4
100%～120%	20.8	17.1	22.0
>120%	10.0	8.2	10.7

B. 对蛋白质的描述。中国城乡居民蛋白质摄入量占RNI的百分比分布见表3.23。

表3.23 中国城乡居民蛋白质摄入量占RNI的百分比分布

占RNI	合　计	城　市	农　村
<60%	18.6	19.4	18.4
60%～80%	30.4	27.4	31.4
80%～100%	24.6	22.7	25.3
>100%	26.4	30.5	24.9

C. 对脂肪的描述。

a. 不同地区的脂肪摄入量及分布。

b. 不同性别、年龄居民脂肪的摄入状况。

c. 不同家庭人均年收入水平居民脂肪的摄入状况。

D. 对糖类的描述。

a. 不同地区糖类的摄入量以及分布。

b. 不同性别年龄居民糖类的摄入状况。

c. 不同家庭年收入水平居民糖类的摄入状况。

d. 糖类的食物来源。

E. 对维生素、常量元素、微量元素的描述。中国城乡居民硒摄入量与 EAR、RNI 比较的分布见表 3.24。

表3.24　中国城乡居民硒摄入量与EAR，RNI比较的分布

单位：%

	合　计	城　市	农村女
<EAR	60.9	54.3	63.4
EAR–RNI	15.0	15.1	14.9
>RNI	24.1	30.6	21.6

⑦居民膳食结构现状与《中国膳食指南》逐条进行比较。

下面以其中的一般人群膳食指南为例进行说明。

A. 食物多样，谷类为主，粗细搭配。

从居民对各类食物的消费情况和谷类摄入量、居民能量的食物来源进行分析。

B. 多吃蔬菜、水果和薯类。

根据平衡膳食宝塔推荐的蔬菜、水果、豆类、薯类的推荐量，计算达到该推荐量的人数百分比。

C. 每天吃奶类、大豆或其制品。

计算平均每标准人日奶类的摄入量，与平衡膳食宝塔推荐量进行比较，并计算居民钙、蛋白质的主要食物来源。

D. 常吃适量的鱼、禽、蛋和瘦肉。

根据平衡膳食宝塔推荐量，分析居民平均摄入量是否达到或超过该推荐量。

E. 减少烹调用油量，吃清淡少盐膳食。

分析居民每天摄入食用油、盐的量，与推荐量比较。

F. 食不过量，天天运动，保持健康体重。

可分析居民是否超重与肥胖率及变化。

G. 三餐分配要合理，零食要适当。

早餐提供的能量应占全天总能量的 25% ~ 30%，午餐应占 30% ~ 40%，晚餐应占 30% ~ 40%，可根据职业、劳动强度和生活习惯进行适当调整。

H. 每天足量饮水，合理选择饮料。

可分析居民饮料来源，有些人尤其是儿童青少年，每天喝大量含糖的饮料代替喝水，是一种不健康的习惯，应当改正。

I. 饮酒应限量。

膳食指南虽然没有给出限量值，但应注意控制。

⑧结论和建议。

结论是对以上主要结果的重点描述，应做到画龙点睛。建议是对结果的分析与判断，提出改善措施。

⑨全文修改和完善。

这里主要检查全文结构是否合乎逻辑，文字是否恰当，分析是否合理，结论是否有据，建议是否可行等。

【练习与思考】

一、课堂练习

周某，24岁，男，从事中等体力劳动，下列是他的24 h膳食回顾调查表，根据下表给出的食物部分成分表及膳食平衡宝塔推荐量，回答下列问题。

周某的24 h膳食回顾调查表

餐 次	食物名称	原 料	原料编码	原料质量/g	进餐地点
早餐	鸡蛋	鸡蛋	11-1-103	60	
	酱肉包	小麦粉（标准粉）	01-1-201	100	
		猪肉（瘦）	08-1-110	50	
	牛奶	牛乳	10-1-101	200	
午餐	米饭	稻米	01-2-001	150	
	冬笋肉丝	冬笋	04-5-405	150	
		猪肉（瘦）	08-1-110	200	
	干煸四季豆	四季豆	04-2-110	200	
	苹果	红富士苹果	06-1-105	200	
晚餐	米饭	稻米	01-2-001	150	
	凉拌黄瓜	黄瓜	04-3-208	200	
	水煮鱼	草鱼	12-1-102	200	
	西瓜	西瓜	06-6-201	300	

食物部分成分表

原料（以每100 g可食部计）	蛋白质/g	脂肪/g	碳水化合物/g
鸡蛋（红皮）	12.8	11.1	1.3
小麦粉（标准粉）	11.2	1.5	73.6
猪肉（瘦）	20.3	6.2	1.5
牛乳	3.0	3.2	3.4
稻米	7.4	0.8	77.9
冬笋	4.1	0.1	6.5
四季豆	2.0	0.4	5.7

原料（以每 100 g 可食部计）	蛋白质 /g	脂肪 /g	碳水化合物 /g
红富士苹果	0.7	0.4	11.7
黄瓜	0.8	0.2	2.9
草鱼	16.6	5.2	0
西瓜	0.6	0.1	5.8

1. 结合膳食平衡宝塔的推荐摄入量（以高能量算），对周某的膳食结构进行分析。

2. 周某摄入食物的总能量是多少？如果推荐量为 2 700 kcal，是否符合要求？

3. 碳水化合物、蛋白质、脂肪的摄入量分别是多少？它们的比例是否符合要求？

4. 针对周某的膳食给出合理建议。

二、课后思考

你认为你和家人平时的饮食包含了中国居民膳食平衡宝塔的所有食物种类吗？如果没有，主要是缺乏哪一类食物？应该怎样改进？

三、实践活动

1. 课后利用《中国食物成分表（2021）》查询课堂练习中周某所摄入食物的营养素成分，计算周某摄入的各营养素含量，并与推荐量比较。

2. 利用《中国食物成分表（2021）》对任务 2 的课堂练习第 1 题的调查结果进行分析。

项目 4

儿童营养配餐的设计与制作

项目导学

◇ 儿童期是人一生中生长变化最大、生理代谢最旺盛的一个时期。儿童在这个时期体格生长稳步增长，智力发育更趋完善，对一些事物具有一定的理解能力。学生通过本项目的学习，可以了解儿童不同时期的生理特点、营养需要和食物选择，熟练掌握儿童营养配餐原则和儿童营养食谱设计的方法。在完成本项目学习后，学生能够运用所学知识设计出儿童一日营养食谱并掌握部分菜品的制作方法，能够针对儿童期常见的营养问题提出解决方案，制作出相应的营养菜品。

教学目标

知识教学目标

◇ 熟知儿童不同时期的生理特点、营养需要和食物选择。

◇ 熟练掌握儿童营养配餐原则、营养食谱设计的方法和菜品制作方法。

◇ 熟知儿童期常见营养问题。

能力培养目标

✧ 能按照儿童不同时期的营养需要，设计营养食谱。

✧ 能针对儿童的生理特点选择适宜的烹饪原料、辅料、调料及烹调工艺。

✧ 能结合烹饪加工知识制作出相应的营养菜品。

职业情感目标

✧ 学生在实践的过程中体验学习的乐趣，从而激发学习的积极性，引导学生走入社会，走入企业，初步建立厨师职业情感。

课时安排

✧ 12 课时。

任务1　儿童营养结构特点和配餐原则

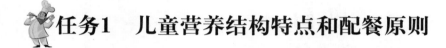

[课时安排]

4 课时。

[案例导入]

不正常三餐背后的营养尴尬

早餐没胃口，营养午餐没滋味，晚餐弥补一天"亏欠"。三餐结构失调，成为许多学生的生活常态。"早上1瓶矿泉水、2个大包子，中午在学校食堂吃大半碗米饭、几块鸡块、一点蔬菜。"对于10岁的小斌来说，这是他习以为常的早餐和午餐模式。

每天早晨6点起床，6点半出门，7点到校。短短1个小时内，小斌要快速完成一套仿佛设置好的"程序"——穿衣、洗漱、吃早餐，然后走到公交站台，坐7站到学校。他总是抱怨"时间紧""没胃口"，这让他的母亲李女士很头疼，因为再丰盛的早餐都会在这两个原因面前黯然失色。

李女士唯一能补救的办法，就是让他多带点巧克力、饼干之类的零食，不然小斌上午最后两节课就得挨饿，直到中午12点匆匆赶到学校食堂排队打饭。但当轮到小斌的时候，饭菜又所剩无几，小斌只得凑合着吃上几口。

事实上，无论是零食还是学校的营养午餐，都不能从根本上解决小斌"饿"的问题。即使有零食支撑，上午到了三、四两节课，饥饿感还是阵阵袭来。李女士本指望学校10块钱的营养午餐能把儿子早餐的"亏空"补上，但她后来渐渐发现，营养午餐对孩子并没有诱惑力。现在只要说起营养午餐，小斌和他的同学经常是一副不屑的语气："饭菜永远没有热乎的时候，味道也就那么回事。大家都是挑一点自己喜欢吃的菜，扒几口饭就了事，每天中午就像例行公事。"午餐时间过了不到10分钟，小斌班上三分之二的学生已把餐盘送到食堂门口的回收处，大部分餐盘中都剩了一半左右的饭菜。

晚餐不用赶时间，而家长们都以补偿的心理为孩子准备了各种好吃的菜品。晚上 6 点，刚进家门的小斌直接奔向餐桌，妈妈已经做好了他喜欢吃的黄酒焖肉，还有蒜薹炒肉、菠菜鸡蛋和炒土豆丝，这是他从下午就开始期待的大餐。

虽然儿童在经过快速发育的幼儿期之后，生长速度有所减慢，然而为其提供优质的营养仍不容忽视。不规律的三餐、不合理的膳食搭配，是孩子营养不良和肥胖的主要原因。

[任务布置]

本次课的主要任务是在了解学龄前和学龄期儿童的生理特点与营养需求的基础上对儿童的营养食物进行选择，结合营养素摄入量确定出儿童营养配餐原则。

[任务实施]

儿童时期是人生开始的一个重要年龄阶段，一般是指从出生到 15 周岁。儿童时期生理、心理发育很快，不同的月龄具有不同的生理与心理特征。因此，根据儿童各年龄时期的生理与心理特征和不同发展规律，进一步将儿童时期划分为 4 个年龄阶段：婴儿期：从出生到第 12 个月末的这一年龄阶段。幼儿期：儿童从 1 ~ 3 周岁末的这个时期。学龄前期：儿童从 4 周岁到 6 ~ 7 周岁。学龄期：儿童从 6 ~ 7 周岁到 12 ~ 13 周岁。本项目主要学习学龄前期和学龄期两个阶段。

🧁 4.1.1　学龄前儿童营养

1）学龄前儿童生理特点

学龄前儿童是指 4 ~ 6 周岁的儿童，这一时期儿童的活动能力和活动范围逐渐增加，身高、体重稳步增长，每年身高增长 5 ~ 7 cm，体重增长 2 ~ 2.5 kg。脑和神经系统的发育非常迅速，大脑已达到成人的 86% ~ 90%，但神经系统的兴奋与抑制往往不平衡，单纯或过多、过久的活动容易引起疲劳。由于他们容易兴奋，因此表现得易激动、好活动、自控能力较差，有时玩起来达到入迷的程度，吃饭、睡觉都不顾了。这个年龄段的孩子，消化系统继续发育，20 颗乳牙已全部长好，包括到 6 岁时出第一颗恒磨牙，这一颗牙齿是终生不换的。儿童在这一阶段可以和成人一同吃饭，但咀嚼能力只有成人的 40%，消化能力有限，尤其是对固体食物需要较长时间适应，需要一定的过渡期，以免导致消化吸收紊乱，造成营养不良，因此应注意烹调方法。

2）学龄前儿童营养需要

（1）能量

学龄前儿童新陈代谢旺盛，营养需求量高于成年人。合理营养可保证其正常生长发育，也为成年后的健康打下良好的基础。2013 年《中国居民膳食营养素参考摄入量》推荐 4 ~ 6 岁学龄前儿童总能量供给范围是 5 230 ~ 6 690 kJ/d（1 250 ~ 1 600 kcal/d），其中男孩稍高于女孩。我国学龄前儿童能量推荐摄入量见表 4.1。

表4.1　我国学龄前儿童能量推荐摄入量

年龄 / 岁	推荐摄入量			
	MJ/d		kcal/d	
	男	女	男	女
4	5.44	5.23	1 300	1 250
5	5.86	5.44	1 400	1 300
6	6.69	6.07	1 600	1 450

注：摘自《中国居民膳食营养素参考摄入量》，2013年。

（2）蛋白质

学龄前儿童摄入蛋白质最主要的目的是满足细胞、组织的增长，因此对蛋白质的质量有一定要求，尤其是必需氨基酸需要量占总氨基酸需要的 36%。中国营养学会建议学龄前儿童蛋白质参考推荐摄入量为 45 ~ 60 g/d。蛋白质供能为总能量的 14% ~ 15%，其中来源于动物性食物的蛋白质应占 50%，包括 1 个鸡蛋（约提供 6.5 g 蛋白质）、300 mL 牛奶（约提供 9 g 蛋白质）、100 g 鱼或鸡或瘦肉（可提供约 17 g 蛋白质），其余蛋白质可由植物性食物谷类、豆类等提供。在农村应充分利用大豆所含的优质蛋白质来预防儿童蛋白质营养不良引起的低体重和生长发育迟缓。我国学龄前儿童膳食蛋白质推荐摄入量见表 4.2。

表4.2　我国学龄前儿童膳食蛋白质推荐摄入量

年龄 / 岁	推荐摄入量 / (g·d⁻¹)	
	男	女
4	30	30
5	30	30
6	35	35

注：摘自《中国居民膳食营养素摄入量》，2013年。

（3）脂肪

儿童生长发育所需的能量、免疫功能的维持、脑的发育和神经髓鞘的形成都需要脂肪，尤其是必需脂肪酸。学龄前儿童每日每千克体重需脂肪 4 ~ 5 g，占总能量的 20% ~ 30%，亚油酸供能不应低于总能量的 4%，亚麻酸供能不低于总能量的 0.6%。建议使用含有 α- 亚麻酸的大豆油、花生油、玉米胚芽油或脂肪酸比例适宜的调和油为烹调油，在选择动物性食品时，也可多选用鱼类等富含 n-3 长链多不饱和脂肪酸的水产品。

（4）碳水化合物

学龄前儿童的膳食基本以粮谷类为主，粮谷类食物中所含的丰富碳水化合物是能量的主要来源。每日每千克体重约需碳水化合物 15 g，供能占总能量的 50% ~ 65%。学龄前儿童不宜食用过多的食用糖和甜食，而应选择含有复杂碳水化合物的谷类，如大米、面粉，以及红豆、绿豆等各种豆类。

适量的膳食纤维是学龄前儿童肠道所必需的，全麦面包、麦片粥、蔬菜、水果是膳食纤维的主要来源。但过量的膳食纤维在肠道易膨胀，引起胃肠胀气、不适或腹泻，影响食欲和营养素的吸收。

（5）矿物质

生长发育期的儿童合成蛋白质和骨骼生长都需要大量的矿物质，如钙、磷对骨骼和牙齿的发育及钙化是必需的。另外，铁、碘、锌、铜、铬、氟等微量元素也与生长发育有极大的关系，如缺铁可以引起营养不良性贫血，缺锌的儿童常出现味觉下降、厌食甚至异食癖，嗜睡、面色苍白，抵抗力差而易患各种感染性疾病等，严重者生长迟缓。我国学龄前儿童常量和微量元素的 RNI 和 AI 值见表 4.3。

表4.3　我国学龄前儿童常量和微量元素的RNI和AI值

年龄/岁	钙 AI/mg	钾 AI/mg	钠 AI/mg	镁 AI/mg	铁 AI/mg	碘 RNI/mg	锌 AI/mg	硒 RNI/mg	氟 AI/mg	铬 AI/mg	钼 AI/mg
4	800	1 200	900	160	10	90	5.5	30	0.7	30	50
5～6	800	1 200	900	160	10	90	5.5	30	0.7	30	50

注：摘自《中国居民膳食营养素摄入量》，2013年。
AI是适宜摄入量，RNI是推荐摄入量，UL是最高可耐受量。

（6）维生素

维生素是维持人体正常生理功能所必需的营养素，机体需求量较少，但绝不能缺乏。由于维生素一般在体内不能合成或合成量很小，因此必须由外界提供。学龄前儿童日常饮食中如果某种维生素长期缺乏或不足，可引起代谢紊乱和多种病理改变，导致维生素缺乏症。我国学龄前儿童维生素推荐 RNIs 或 AIs 见表 4.4。

表4.4　我国学龄前儿童维生素RNIs或AIs

年龄/岁	维生素 A RNI/μg RE	维生素 D RNI/μg	维生素 B$_1$ RNI/mg	维生素 B$_2$ RNI/mg	维生素 B$_{12}$ AI/μg	维生素 C RNI/mg	烟酸 RNI/mg NE	叶酸 RNI/μg DFE
4	360	10	0.8	0.7	1.2	50	8	190
5～6	360	10	0.8	0.7	1.2	50	8	190

①维生素 A。维生素 A 对学龄前儿童生长、视觉、免疫力等有重要作用。我国儿童膳食中乳、蛋和肝等高维生素 A 的食品不多。主要靠各种蔬菜中的胡萝卜素供给，而胡萝卜素在体内利用率较差，因此学龄前儿童可以每周摄入 1 次含维生素 A 丰富的动物肝脏，每天摄入一定量蛋黄、牛奶，或在医生指导下补充鱼肝油，获得可直接利用的视黄醇，也可每日摄入一定量的深绿色或黄红色蔬菜补充维生素 A，即胡萝卜素。

②B 族维生素。维生素 B$_1$、维生素 B$_2$、维生素 B$_{12}$ 和烟酸在保证儿童体内的能量代谢以促进其生长发育方面有重要作用。这 4 种 B 族维生素常协同发挥作用，缺乏症可能混合出现。膳食中维生素 B$_1$ 主要来源于非精制的粮谷类、坚果、鲜豆、瘦肉和动物内脏，发酵产生的酵母制品也含有丰富的维生素 B$_1$。

③维生素 C。典型的维生素 C 缺乏症目前已不常见，但在临床中缺乏对健康的潜在影响已受到特别的关注，如免疫能力降低、患慢性病的危险增加等。维生素 C 主要来源于新鲜的蔬菜和水果，尤其是鲜枣类、柑橘类水果和有色蔬菜，如柿子椒、油菜、韭菜、白菜、菜花。

④维生素 D。学龄前儿童骨骼发育虽较婴儿慢，但若缺乏维生素 D 仍可出现晚期佝偻

病。含维生素 D 的食物有限，而且含量还不能满足儿童生长发育的需要，因此可适当摄入鱼肝油或其他维生素 D 制剂。

3）学龄前儿童食物选择

学龄前儿童已经完成从奶类食物为主到谷类食物为主的过渡。3 ~ 6 岁儿童的膳食应注意食物品种的选择和变换，如荤菜和素菜的合理搭配，粗粮和细粮的交替使用，食物的软硬应适中，温度要适宜，色香味形要能引起儿童的兴趣，以促进食欲，并与其消化能力相适。

（1）谷类

谷类食物是人体能量的主要来源，也是我国传统膳食的主体，学龄前儿童每日摄入 150 ~ 250 g 粮谷类食物，可为儿童提供碳水化合物、蛋白质、膳食纤维和 B 族维生素等。如果每周有 2 ~ 3 餐以豆类（红豆、绿豆、白豆）、燕麦等替代部分大米和面粉，将有利于蛋白质、B 族维生素的补充。高脂食品如炸土豆片、高糖和高油的风味小吃和点心应加以限制。

（2）动物性食物

鱼、禽、蛋、瘦肉等动物性食物是优质蛋白质、脂溶性维生素和矿物质的良好来源。动物蛋白的氨基酸组成更适合人体需要，且赖氨酸含量较高，有利于补充植物蛋白中赖氨酸的不足。肉中的铁吸收利用较好，鱼类特别是海产鱼所含不饱和脂肪酸有利于儿童神经系统的发育，动物肝脏含有丰富的维生素 A、维生素 B_2、叶酸等。鱼、禽、肉每日供给总量 100 ~ 125 g，各种食材可以交替使用。

奶类是一种营养成分齐全、组成比例适宜、易消化吸收、营养价值很高的天然食品。建议奶的每日参考摄入量为 250 ~ 400 mL，不要超过 600 ~ 700 mL，在适宜奶量范围内可以选用全脂奶。

（3）大豆及其制品

大豆含丰富的植物优质蛋白质、不饱和脂肪酸、钙及维生素等。因此，每日应至少供给相当于 15 ~ 20 g 大豆的制品，以提供 6 ~ 10 g 的优质蛋白质。应充分利用大豆资源来解决儿童蛋白质缺乏的营养问题，尤其在较贫困的农村。

（4）蔬菜和水果类

蔬菜和水果是维生素、矿物质和膳食纤维的主要来源。蔬菜每日参考摄入量150 g 再加上适量的水果，蔬菜和水果所含的营养成分并不完全相同，不能相互替代。在制备儿童膳食时，应注意将蔬菜切小、切细，以利于儿童咀嚼和吞咽；同时，还要注意蔬菜、水果品种、颜色和品味的变化，引起儿童吃蔬菜和水果的兴趣。可供选择的蔬菜包括菜花、小白菜、芹菜、胡萝卜、黄瓜、西红柿、鲜豌豆、绿色和黄红色辣椒。

（5）烹调用油和食糖

按照我国的饮食习惯，膳食脂肪约 40% 来源于烹调用油。学龄前儿童烹调用油应选用植物油，尤其应选用含有必需脂肪酸亚油酸和亚麻酸的油脂，如大豆油、低芥酸菜籽油等。每日人均约 15 g。

关于食糖（精制糖、蔗糖）对健康的影响有较多的争议。流行病学调查表明，降低学龄前儿童食糖的消耗可以减少龋齿和肥胖发生的危险。学龄前儿童每日可摄入 10 ~ 15 g 蔗糖，或含蔗糖的饮料。

5种影响儿童智商的零食

1. 果冻

果冻由增稠剂、香精、着色剂、甜味剂等食品配制而成，这些食品添加剂多吃或常吃会影响儿童的生长发育和智力健康。幼儿吃果冻还存在着被果冻噎住的危险。

2. 可乐

可乐中的咖啡因对儿童尚未发育完善的各组织器官危害较大。尽管可乐里面咖啡因的含量很低，但是长期累积起来会越来越多，而且咖啡因对儿童脑部发育的影响比较大。另外，可乐不仅是"智力杀手"，也是"身高杀手"，儿童食用这种含有咖啡因的饮料，骨骼就会变得很脆。

3. 方便面

方便面含有对人体不利的食用色素和防腐剂等，有的家长常常用方便面代替正餐给小朋友吃，也是小朋友受到方便面"毒害"的原因之一。

4. 罐头

罐头食品中的添加剂对正处于发育的儿童容易造成慢性中毒。在生产罐头食品时，为了保持色佳味美，经常要添加一些辅料，如人工色素、香精、甜味剂等。制作肉类罐头食品时，为了使产品能呈现鲜艳的红色，还要添加一定量的硝酸盐和亚硝酸盐，以促使肌红蛋白转变成亮红色的亚硝基肌红蛋白。当食品煮熟、装罐、排气、密封后，常常还要采用超高温消毒灭菌，这一来，还会导致食品营养的流失，所以罐头食物基本上就是零营养的食物了，不应该给小朋友吃。

5. 爆米花

爆米花含铅量很高，铅进入人体会损害神经、消化系统和造血功能，对于正处于脑部发育的儿童来说，这是非常有害的，还会使儿童生长发育迟缓、免疫力下降。

除此之外，像薯片、棒棒糖、果脯、泡泡糖等儿童喜欢的零食也会对儿童的智力发育造成伤害。

🧁 4.1.2 学龄儿童营养

1) 学龄儿童生理特点

学龄儿童是指7～12周岁处于小学阶段的儿童。这个时期儿童的生长发育较为稳定，直至小学高年级时又进入人生第二次生长发育加速期。除生殖系统外的其他器官、系统，包括脑的发育等已经逐渐接近成人水平，而且他们的独立活动能力逐步加强，可以接受成人的大部分饮食。由于学龄儿童的大部分时间是在学校度过，所以经常会出现一些营养问题，如缺铁性贫血、维生素A缺乏、B族维生素缺乏、缺锌等。此外，由于看电视时间过长，体力活动减少，饮食不平衡而导致的超重和肥胖在这一时期尤为突出。此期间儿童每年的体重增加2～2.5 kg，身高每年可增加4～7.5 cm，生长发育仍然较快。

2) 学龄儿童营养需要

（1）能量

学龄儿童正在生长发育期，活动能力和活动量均增大，热能消耗增多，其能量需要量也相应增加。2013年《中国居民膳食营养素参考摄入量》推荐7～12岁学龄儿童总能量供给范围是 1 350 ～ 2 050 kcal/d，其中男孩稍高于女孩，我国学龄儿童能量推荐摄入量见表 4.5。

表4.5 我国学龄儿童能量推荐摄入量

年龄／岁	推荐摄入量 kcal/d	
	男	女
7	1 500	1 350
8	1 650	1 450
9	1 750	1 550
10	1 800	1 650
11 ～ 12	2 050	1 800

注：摘自《中国居民膳食营养素参考摄入量》，2013年。

（2）蛋白质

蛋白质提供的能量应占膳食总能量的 12% ～ 14%。动物性食物蛋白质含量丰富，氨基酸构成好，如肉类为 17% ～ 20%，蛋类为 13% ～ 15%，奶类约为 3%。植物性食物中大豆是优质蛋白质的来源，含量高达 35% ～ 40%；谷类含蛋白质仅有 5% ～ 10%，且利用率较低。我国学龄儿童蛋白质推荐摄入量见表 4.6。

表4.6 我国学龄儿童膳食蛋白质推荐摄入量

年龄／岁	推荐摄入量／（g·d^{-1}）	
	男	女
7	40	40
8	40	40
9	45	45
10	50	50
11 ～ 12	60	60

注：摘自《中国居民膳食营养素摄入量》，2013年。

（3）脂肪

学龄期是儿童生长发育的高峰期，能量的需要也达到了高峰，因此一般不过度限制儿童膳食脂肪摄入。但脂肪摄入量过多将增加肥胖及成年后心血管疾病、高血压和某些癌症的发生率，因此，学龄儿童适宜脂肪摄入量占总能量的 25% ～ 30%，其中饱和脂肪酸、单不饱和脂肪酸和多不饱和脂肪酸的比例应小于 1:1:1（即三者含量依次增加），（n-6）和（n-3）多不饱和脂肪酸的比例为 4:1 ～ 6:1。在脂肪种类的选择上要注意选择含必需脂肪酸的植物油。

（4）碳水化合物

长期以来，碳水化合物一直是人类膳食中提供能量的主要来源，与蛋白质和脂肪相比，碳水化合物是更容易被机体利用的能量。学龄儿童膳食中碳水化合物适宜摄入量占总能量的 55% ～ 65%。适量的膳食纤维是学龄儿童肠道所必需的，因此，在日常膳食中应适当添加玉米、荞麦、燕麦、小米等杂粮。全麦面包、麦片粥、蔬菜、水果也是膳食纤维的主要食物来源。

（5）矿物质

矿物质是人体必不可少的营养素，它们虽然不能供给人体热能，但是充当着构造机体、调节生理功能的重要作用。钙和磷对学龄儿童生长发育起着重要作用，钙是人体含量最多的矿物质，是构成骨骼和牙齿的重要成分。镁能协助调节人体电解质的平衡。学龄儿童生长发育旺盛，造血功能也大大增加，对铁的需求量较成人高。氟与牙釉质的健康有关。人体所需要的锌全部依靠食物供给，缺锌的主要原因是摄入量不足，主要症状为身体发育停滞、性发育迟缓、贫血、食欲缺乏等。锌在动物性食物中含量比植物性食物高，植物性食物中以海带、紫菜含锌量最多，大豆和花生次之；动物性食物中以肝、瘦肉、蛋黄和海产品含锌较多，吸收率也高。碘是构成甲状腺素的重要成分，碘缺乏可导致儿童体格发育迟缓，并影响智力发育。此外，硒、铬、钼等微量元素也是机体发育和生命活动中不可缺少的营养素。我国学龄儿童常量和微量元素的 RNI 和 AI 值见表 4.7。

表4.7　我国学龄儿童常量和微量元素的RNI和AI值

年龄/岁	钙 AI /mg	钾 AI /mg	钠 AI /mg	镁 AI /mg	铁 AI/mg	碘 RNI /mg	锌 AI/mg	硒 RNI /mg	氟 AI /mg	铬 AI /mg	钼 AI /mg
7 ~ 10	1 000	1 500	1 200	220	13	90	7	40	1.3	30	65
11 ~ 13	1 200	1 900	1 400	300	15（男）18（女）	110	10（男）9（女）	55	1.5	35	90

（6）维生素

维生素虽然不能产生热能，却是维持人体正常功能所必需的一类有机化合物。虽然机体所需要的维生素量小，但必不可少。因为维生素在人体内不能合成或合成的量不足，必须通过一日三餐的食物来获取，所以，如果日常膳食中维生素含量和种类缺乏，长时间则可能出现维生素缺乏症，影响生长发育。我国学龄儿童维生素 RNIs 或 AIs 见表 4.8。

表4.8　我国学龄儿童维生素RNIs或AIs

年龄/岁	维生素 A RNI /μg RAE·d	维生素 D RNI /μg	维生素 B₁ RNI /mg	维生素 B₂ RNI /mg	维生素 B₁₂ AI /μg	维生素 C RNI /mg	泛酸 AI /mg	叶酸 RNI /μg DFE
7 ~ 10	500	10	1.0	1.0	1.6	65	3.5	250
11 ~ 13	670（男）630（女）	10	1.3（男）1.1（女）	1.3（男）1.1（女）	2.1	90	4.5	350

①维生素 A。维生素 A 是学龄儿童不可缺少的营养素，而且必须足量供应。因为维生素 A 可促进生长发育，维持眼的正常功能，缺乏时会导致夜盲症和眼干燥症。处于发育期的儿童应经常食用维生素 A 含量丰富的肝脏、鱼卵、奶和奶制品、蛋黄等，以及胡萝卜素含量丰富的胡萝卜、菠菜、苜蓿、豌豆苗、韭菜、青椒、杏、杧果、柿子等。必要时可适当补充鱼肝油或维生素 A 胶囊，但绝不可服用过量，以免发生中毒症状。

②B 族维生素。B 族维生素的需要量与热能成正比，学龄儿童生长发育旺盛，活泼好动，运动量大，因此所消耗的能量也大，必须提供足够的能量以保证生长发育的需要，而缺乏 B 族维生素中的任何一种均会影响机体能量代谢，对学龄儿童的生长发育不利。另外，维生素 B₁ 直接影响提供神经系统能源的糖代谢，缺乏时可影响神经系统的功能和儿童大脑的发育；维生素 B₂ 还参与人体内铁的吸收、贮存与动员，在防治儿童缺铁性贫血方面意义重大。泛酸也参与糖类、脂肪、蛋白质的代谢，可帮助糖类、脂肪等转化为能

量；同时，也是形成肌肉组织及神经组织不可缺少的营养素，对学龄儿童身体发育和神经系统发育非常重要。叶酸与体内许多重要的生化过程密切相关，直接影响核酸的合成及氨基酸代谢，对细胞分裂、增殖和组织生长具有极其重要的作用。维生素 B_{12} 对于神经髓鞘中脂蛋白的形成、保持中枢及外周神经纤维的功能完整性非常重要，此作用对于学龄儿童的智力和大脑发育具有重要意义。

③维生素 C。维生素 C 参与体内胶原蛋白和细胞间质的合成，维持牙齿、骨骼、血管、关节、肌肉的正常发育和功能，能增加机体抗体的形成，提高白细胞的吞噬能力，具有抗感染和防病的作用。因此，维生素 C 是维持学龄儿童身体正常发育，提高机体免疫力不可缺少的营养素。

④维生素 D。维生素 D 也是学龄儿童生长发育不可缺少的营养素。它参与骨质钙化，促进钙、磷的吸收和骨质的生成，保证骨骼的正常生长。这对生长旺盛、骨骼发育快速的儿童来说非常重要。由于学龄儿童经常在日光下活动，皮肤中 7- 脱氢胆固醇受紫外线照射而转变成维生素 D_3，因此正常情况下不会缺乏维生素 D。若发现儿童缺乏维生素 D 而致生长发育迟缓、出现佝偻病症状时，应及时补充维生素 D，可服用鱼肝油或维生素 AD 胶囊，同时需同步补充钙制剂。

3）学龄儿童食物选择

（1）谷类

学龄儿童膳食要做到食物多样化，以谷类为主，如米饭、馒头、面条、玉米、红薯等，主要提供给碳水化合物、蛋白质和 B 族维生素，以提供热能。建议每人每天食用谷类、薯类及杂豆 250 ~ 400 g。每周 2 ~ 3 餐以豆类、燕麦等代替部分大米和面粉，有利于蛋白质、B 族维生素的补充。

（2）动物性食物

学龄儿童应适当多吃鱼、禽肉，减少猪肉摄入。鱼类脂肪含量一般较低，且含有较多的多不饱和脂肪酸，消化率可达到 95% 左右；矿物质含量也很丰富，尤其是锌的含量极为丰富；海产品富含碘；有些海产鱼类还富含 EPA 和 DHA。禽类脂肪含量也较低，且不饱和脂肪酸含量较高，其脂肪酸组成也优于畜类脂肪。蛋类富含优质蛋白质，各种营养成分比较齐全，是很经济的优质蛋白来源。蛋清中含脂肪、矿物质较少，98% 的脂肪和绝大部分的矿物质都存在于蛋黄当中。蛋黄是多种微量元素的良好来源，其中磷的含量最为丰富，蛋黄中的维生素含量也十分丰富，包括 B 族维生素、维生素 A、维生素 D、维生素 E 等。推荐每日供摄入量：鱼虾类 50 ~ 100 g，畜禽肉类 50 ~ 75 g，蛋类 25 ~ 50 g。此外，建议每人每天饮奶 300 mL 或相当量的奶制品，有些学龄儿童饮奶时有不同程度的胃肠不适，可以用酸奶或其他乳制品替代。

（3）大豆及其制品

与其他植物蛋白质不同，大豆蛋白质含赖氨酸，是优质蛋白质。大豆脂肪含有必需脂肪酸亚油酸和 α- 亚麻酸，能在体内分别合成花生四烯酸和 DHA，促进脑和视神经组织发育，提高学习和训练成绩，因此建议学龄儿童每人每天至少摄入 30 ~ 50 g 大豆或相当量的大豆制品。

（4）蔬菜和水果类

学龄儿童食用的蔬菜品种要多样化，深色蔬菜、叶类蔬菜要占 50% 以上。建议每天还要食用一定量的蔬菜、1 ~ 2 个品种的水果，以供给维生素、矿物质及膳食纤维。

（5）烹调用油和食盐

学龄儿童食用油应以植物油为主，以提供热能和必需脂肪酸。每人每天烹调油用量不超过 25 g，食盐（包括酱油、酱菜、味精等调味品的食盐用量）摄入量不超过 6 g。

🧁 4.1.3　儿童营养配餐原则

1）食物多样，合理搭配

人类的食物是多种多样的，各种食物所含的营养成分不完全相同，任何一种天然食物都不能完全提供人体所必需的全部营养素，儿童的膳食必须是由多种食物组成的平衡膳食，才能满足其各种营养素的需要。

提倡广泛食用多种食物，可包括谷类及薯类、动物性食物、豆类及其制品、蔬菜水果类以及奶类及纯能量食物等。

2）合理安排一日三餐

儿童三餐能量分配可为早餐30%（包括早点），午餐40%（包括午点），晚餐30%。早餐必须丰富优质，既要吃饱也要吃好。儿童如果不吃早餐或早餐的质量差，在上午第二节课后易出现饥饿感，影响听课的注意力，出现反应速度慢、逻辑思维能力下降、头昏眼花等现象。早餐应食用 50 ~ 100 g 的动物性食物，如 1 个蛋、1 瓶牛奶或豆浆，以及肉松、火腿、酱肉等。在上午课间增加 1 次点心，干稀搭配。稀的食物可以是酸奶、核桃花生浆、米粥、果汁等；干的食物可以选饼干、包子、花卷、面包等。午餐是儿童一天中能量摄入最多的一餐，这餐既要补充上午的体能消耗，又要为下午学习、体育活动储备能量，因此不仅要吃饱，而且还应该吃好。午餐可以选择一些热量相对较高的动物性食物，如牛肉、羊肉、猪肉。多选用一些补脑的食物，如海产品、豆制品、瘦肉、深颜色的蔬菜。主食可以是杂粮饭、馒头、面条、发糕等，摄入量为 100 ~ 150 g。学龄前儿童胃容量小，肝脏中糖原储存量少，又活泼好动，容易饥饿，可在下午课间安排午点进行加餐。晚餐应选择一些清淡、易于消化、热量适中的食物，不要吃过多的脂肪、蛋白质，如过多摄入脂肪、蛋白质等难消化的食物，就会使过剩的营养转为中性脂肪，贮存在体内，导致儿童肥胖。

3）食物粗细搭配

米、面被碾磨太细不仅损失了大量的 B 族维生素、矿物质，大部分膳食纤维也流失到糠麸之中。饮食中注意粗细搭配，经常吃一些粗粮、杂粮，各取其长，可以起到营养素互补的作用。

4）主副食合理安排，获得全面营养

膳食以谷类为主，每天应摄入 300 ~ 500 g 粮谷类食物，同时要注意副食的安排。粮食中蛋白质质量不够优良，其构成蛋白质的氨基酸中赖氨酸不足，大豆或其制品中赖氨酸含量比较多，因此粮食与豆制品一起吃可以提高蛋白质的营养价值，同时应选用适量的动物性食物及蔬菜、水果，以增加优质蛋白质、各种矿物质、维生素和纤维素的摄入量。

5）膳食清淡少盐，少喝含糖高的饮料

为保护儿童较敏感的消化系统，避免干扰或影响儿童对食物本身的感知和喜好、预防偏食和挑食的不良饮食习惯，在对儿童食物进行烹调加工时，应尽可能保持食物的原汁原味，让孩子首先品尝和接纳各种食物的自然味道。儿童膳食应清淡、少盐、少油脂，并避免添加

辛辣等刺激性物质和调味品。

目前市场上许多含糖饮料和碳酸饮料含有葡萄糖、碳酸、磷酸等物质，过多地饮用这些饮料，不仅会影响儿童的食欲，易发生龋齿，而且还会造成过多能量摄入，不利于儿童的健康成长，因此，儿童应少喝含糖量高的饮料。

6）食量与体力活动要平衡，保证正常的体重增长

进食量与体力活动是控制体重的两个主要因素。如果进食量过大而活动量不足时，多余能量就会在体内以脂肪的形式沉积而使体重过度增长，导致肥胖；相反，若食量不足，活动量又过大时，则可能由于能量不足而引起消瘦，造成活动能力和注意力下降。所以，儿童需要保持食量与能量消耗之间的平衡。消瘦的儿童则应适当增加食量和油脂的摄入，以维持正常生长发育的需要和适宜的体重增长。肥胖的儿童应控制总进食量和高油脂食物摄入量，适当增加活动强度及持续时间，在保证营养素充足供应的前提下，适当控制体重的过度增长。

7）不挑食，不偏食，培养良好的饮食习惯

儿童具有一定的独立思维能力，模仿力强，兴趣广泛，容易出现饮食无规律、零食过多、食物过量等状况。天气变化、疾病、情绪等因素均容易对儿童的消化功能造成影响。因此要特别注意培养儿童良好的饮食习惯，如定时、定点、定量，自己进食、专心进食、细嚼慢咽，不挑食、不偏食，礼貌就餐等。

8）吃清洁卫生、未变质的食物

食品安全是第一位的，应当选购外观好、没有泥污杂质、没有变色变味并符合国家卫生标准的食物，严把病从口入关，预防食物中毒。

任务2　儿童的营养食谱设计和菜品制作

[课时安排]

8 课时。

[任务布置]

本次课的主要任务是完成学龄前和学龄期儿童的营养食谱的设计，选择部分食谱菜品进行制作。

[任务实施]

4.2.1　儿童的营养食谱设计

儿童期分为学龄前期和学龄期。这一时期儿童将经历从家庭进入幼儿园和学校学习的变化，在营养需要、饮食行为上会发生变化，可能出现某些营养问题，如挑食、厌食、食欲缺乏、贪吃零食而不吃好正餐、喜欢饮料等。因此，只有营养供给充足，食谱编制科学合理，儿童的生长发育才能得到保障。

1）儿童的膳食安排

（1）主食力求多样化

除了大米、小麦之外，玉米、荞麦、燕麦、小米、高粱等粗粮也应交替食用。每种食物都有各自的优点，也有各自的不足，每一种都吃，每一种都不多吃，才能做到平衡膳食。儿童膳食可以把全麦面包、荞麦面条、玉米饭、棒子面贴饼子、燕麦粥、小米粥等列入主食清单轮换着吃。另外，薯类和豆类也可作为主食的原料，做成土豆泥、红薯饭和红豆饭，代替部分主食。

（2）副食

①动物性食物。鱼、禽、蛋、肉是一类营养价值很高的食物，其中每类食物所含的营养成分都有各自的特点，需合理选择，充分利用。鱼、禽类与畜肉比较，脂肪含量相对较低，不饱和脂肪酸含量较高，特别是鱼类，如黄花鱼、带鱼、鲫鱼、鲤鱼、墨鱼、鱿鱼、鲢鱼、草鱼等，含有较多的多不饱和脂肪酸，对预防血脂异常和心脑血管疾病等具有重要作用，是副食的首选食物。儿童经常食用的蛋类食物有鸡蛋、鸭蛋、鹅蛋等。蛋类的营养价值较高，蛋黄中维生素和矿物质含量丰富，且种类较为齐全，也是不错的副食选择。猪肉、牛肉、羊肉等是预防缺铁性贫血的良好食物来源，但猪肉的脂肪含量较高，饱和脂肪酸较多，不利于心脑血管病、超重、肥胖等疾病的预防，因此提倡以瘦肉为主，少吃肥肉。猪肝、鸭肝、牛肝、鸡肝等动物肝脏中脂溶性维生素、B 族维生素和微量元素含量丰富，适量食用可改善儿童维生素 A、维生素 B_2 等营养欠佳的状况，每周可摄入 25 g 动物肝脏。

②豆类及其制品。豆类的种类很多，主要包括黄豆、蚕豆、豌豆、绿豆等。豆制品有豆芽、豆浆、豆腐、豆花、豆干、豆豉等。豆类及其制品营养丰富，可做粮食和蔬菜为人类提供热量、蛋白质和钙、磷、铁、镁等多种矿物质。

③蔬菜。蔬菜是人体维生素和矿物质的主要来源，它还含有丰富的纤维素和一定数量的有机酸，对促进儿童胃肠蠕动以及消化腺的分泌具有重要作用。儿童膳食中每天应摄入适量的蔬菜，如山药、土豆、莲藕、芋头、胡萝卜、西兰花、南瓜、丝瓜、大白菜、韭菜、冬笋、芹菜、西红柿、冬瓜、菠菜、彩椒、莴笋等。

④水果。儿童每天应摄入适量新鲜时令水果，如苹果、梨、桃、鲜枣、葡萄、橘子、香蕉、杧果、火龙果、菠萝、西瓜等。

⑤烹调用油。选择植物油作为烹调用油。

⑥注意增加钙的摄入。儿童正是身体发育的关键时期，每日应摄入充足的钙以满足身体需要。在食物的选择上，可以尽量多吃一些虾皮、海带、紫菜等海产品和芝麻酱。

2）儿童的膳食结构

儿童膳食应满足儿童需要的能量、蛋白质、脂肪以及各种矿物质和维生素。尽量做到食物合理搭配，如荤与素搭配，主食与副食搭配，粗粮与细粮搭配，汤与菜搭配，粮谷与豆薯搭配等，这样才能达到合理膳食的目的。合理的儿童膳食结构应包括以下 5 个方面。儿童各类食物每日参考摄入量见表 4.9。

表4.9　儿童各类食物每日参考摄入量

食物名称	3 ~ 4 岁	5 ~ 6 岁	7 ~ 12 岁
粮谷类	150 ~ 200 g	200 ~ 250 g	250 ~ 400 g
蔬菜类	150 ~ 200 g	200 ~ 250 g	250 ~ 350 g
水果类	100 ~ 150 g	100 ~ 150 g	150 ~ 200 g
鱼虾类	25 ~ 50 g	25 ~ 50 g	25 ~ 50 g

续表

食物名称	3 ~ 4 岁	5 ~ 6 岁	7 ~ 12 岁
禽畜肉类	50 ~ 75 g	50 ~ 75 g	75 ~ 100 g
蛋类	50 g	50 g	50 g
奶类	300 ~ 400 mL	300 ~ 400 mL	200 ~ 250 mL
大豆及其制品	40 ~ 50 g	50 ~ 75 g	50 ~ 75 g
烹调油	10 ~ 20 g	10 ~ 20 g	20 ~ 25 g

（1）适量的粮谷类食物

粮谷类食物是儿童膳食的主要热量来源，主要提供碳水化合物、蛋白质和 B 族维生素。儿童每日食用量可根据年龄和活动量大小而定，为 150 ~ 400 g。

（2）充足的蔬菜和水果

蔬菜和水果中含有丰富的膳食纤维、矿物质、维生素 C 和胡萝卜素。儿童膳食每日应食用蔬菜 150 ~ 350 g，水果不应低于 150 ~ 300 g。

（3）常吃鱼虾、禽畜、肉、蛋类

鱼虾、禽畜、肉、蛋类等动物性食物，主要为儿童提供每日所需的蛋白质、脂肪、矿物质、维生素 A 和 B 族维生素。建议儿童每天吃一个约 50 g 的鸡蛋，多吃鱼虾，每周至少 2 次。每日食用猪肉、牛肉、羊肉、鸡肉、兔肉等禽畜肉类 50 ~ 100 g。

（4）增加奶类和豆类食物的摄入

奶类和豆类食物主要为儿童提供蛋白质、脂肪、膳食纤维、矿物质和 B 族维生素。儿童膳食每日至少应保证 200 ~ 400 mL 牛奶，40 ~ 75 g 豆类及其制品。

（5）控制油脂类食物

油脂、各种食用糖和酒类是纯热量食物，主要提供能量。在选择烹调油时，应尽量用植物油，以获得脂肪酸比例适宜的膳食。儿童膳食烹调用油每天不超过 25 g。

3) 儿童的营养食谱设计

（1）适宜的早餐食品

早餐宜选择刺激食欲，体积小，热量高，干稀搭配，制备省时省力的食物。

①主食：全麦馒头、全麦面包、燕麦粥、豆沙包、花卷、菜包、鲜肉包、鸡蛋煎饼、鸡肉粥、玉米粥、黑米粥、面条、烧饼、馄饨等。

②副食：牛奶、酸奶、豆浆、鸡蛋、火腿、果酱、豆腐乳、花生米、凉拌莴笋、白菜、黄瓜、萝卜、西红柿等蔬菜，豆腐、豆干、豆皮等豆制品或凉拌海带等海产品。

（2）适宜的午餐菜类

午餐宜选择热量高，蛋白质、脂肪、碳水化合物等各种营养素较为丰富的食物。

①主食：各种米、面制品，以干的为主，如二米饭、玉米馒头、烙饼、红薯饭等。

②副食：土豆肉丝、平菇肉片、花菜炒肉、鱼香肉丝、番茄炒鸡蛋、韭菜炒鸡蛋、肉末蒸蛋、芋儿烧鸡、木耳肉丝、肉末茄子、茄子烧带鱼、洋葱炒鱿鱼、清蒸鲈鱼、千张肉丝、盐水大虾、胡萝卜烧牛肉、爆炒猪肝、鱼皮炒豆皮、猪血烧豆腐、蘑菇白菜、芹菜豆皮、双椒鸡片、香菇烧兔肉、彩椒炒口蘑、蚝油西兰花、清炒荷兰豆、清炒小白菜等。

③汤菜类：西红柿蛋汤、紫菜虾皮蛋汤、鸭血粉丝汤、西红柿猪肝汤、三鲜汤。

④炖汤类：冬瓜炖排骨、西红柿炖牛肉、香菇炖鸡、莲藕炖排骨、海带炖排骨、海带鸭子汤。

（3）适合的晚餐菜类

晚餐宜选择清淡、低脂肪、易于消化、热量不高的食物。

①主食：各种米、面制品，米制品以流质为主，如小米粥、南瓜山药粥，面制品包括馄饨、面条。

②副食：百合炒虾仁、五香猪心、双丝炒金针菇、火腿白菜羹、青笋豆干、蚝油莴笋炒香菇、三鲜花菜、干烧小黄鱼、虾皮烧冬瓜、肉末土豆泥、双蔬牛肉片、清蒸扇贝、海带炒鸡丝、三彩海蜇丝、什锦牛肉羹、凉拌芦笋、百合蒸南瓜、鸡蛋炒黄瓜、醋熘白菜、茄子焖黄豆、烩双色豆腐、肉末粉丝、淡菜炒菜心、山药炒木耳、银耳羹、黄瓜木耳汤、清炒凤尾等。

③汤菜类：菠菜粉丝汤、口蘑鸡肝汤、平菇肉片汤、南瓜绿豆汤、榨菜肉丝汤等。

4）案例：学龄前儿童一日营养食谱设计

为幼儿园大班儿童（年龄在4～6岁，平均年龄5岁，共18人）制定一日营养食谱。

（1）确定设计营养晚餐食谱的基本原则

①膳食应满足幼儿园大班儿童一日需要的能量、蛋白质、脂肪，以及各种矿物质和维生素。不仅品种要多样，而且数量要充足。膳食既要满足儿童需要，又要防止过量，并注意易缺营养素如钙、铁、锌等的供给。

②膳食中的能量来源及其在各餐中的分配比例要合理。要保证膳食蛋白质中优质蛋白质占40%以上。要以植物油作为油脂的主要来源，同时还要保证碳水化合物的摄入，各矿物质之间也要配比适当。

③注意主食与副食、杂粮与精粮、荤与素等食物的平衡搭配。幼儿园大班儿童一日膳食应由适宜数量的粮谷类、奶类、鱼肉蛋禽畜类、蔬菜和水果类4大类食物组成，在各类食物的数量相对恒定的前提下，同类中的各种食物可轮流选用，做到膳食多样化，从而发挥出各种食物在营养上的互补作用，使膳食营养全面平衡。主食做到粗细搭配、粗粮细作，副食荤素搭配，色彩搭配，食物尽可能自然、清淡、少盐。

④幼儿园大班儿童长发育快，活泼好动，但胃的容量小，容易饥饿，应适当增加餐次以适应学龄前期儿童的消化能力，以3餐2点制为宜。食物及营养素分配原则如下：早上活动多，早餐、早点共占30%。午餐宜丰盛，午点低能量，以避免影响晚餐，午餐加午点占40%左右。晚餐较清淡，以避免影响睡眠，晚餐占30%左右。

⑤幼儿园大班儿童咀嚼和消化能力仍低于成人，他们不能进食一般家庭膳食和成人膳食。此外，家庭膳食中的过多调味品也不宜儿童食用。因此，食物要专门制作，主食以软饭、面条和包点为主。肉类食物加工成肉糜后制作成肉末或肉饼，或加工成细小的肉丁使用；蔬菜要切碎、煮软；尽量减少食盐和调味品的使用；烹调方式多采用蒸、煮、炖等；每天的食物要更换品种及烹调方法，1周内不应重复，并尽量注意色香味的搭配。将牛奶（或奶粉）加入馒头、面包或其他点心中，用酸奶拌制水果沙拉也是保证膳食钙供给的好办法。

（2）设计营养食谱具体步骤

①确定能量需求量及产能营养素需求量。根据2000年《中国居民膳食营养素参考摄入量》建议5岁男孩能量需求为1 600 kcal/d，女孩1 500 kcal/d，平均能量参考摄入量为1 550 kcal/d，蛋白质推荐摄入量为55 g。脂肪占总能量的30%。通过计算可知碳水化合物的供能比。

总能量1 550 kcal，蛋白质55 g，脂肪为$\frac{1550 \times 30\%}{9} = 51.7$（g），碳水化合物$\frac{1550 - 55 \times 4 - 1550 \times 30\%}{4} =$ 216.3（g）。

②确定餐次比。餐次为3餐2点，即（早餐＋早点）：（午餐＋午点）：晚餐＝3：4：3。

③具体配餐设计。

早餐 + 早点

早餐能量：1 550×30% = 465（kcal）。其中蛋白质55×30% = 16.5（g），脂肪51.7×30% = 15.5（g），碳水化合物216.3×30% = 64.9（g）。

牛奶100 g，其中含蛋白质3 g，脂肪3.2 g，碳水化合物3.4 g。

剩余蛋白质 = 16.5−3 = 13.5（g），油脂 = 15.5−3.2 = 12.3（g），碳水化合物 = 64.9−3.4 = 61.5（g），剩余碳水化合物由小麦粉、面包提供。

小麦粉（标准粉）：$\dfrac{61.5×70\%}{73.6\%}$ = 58.5（g）

面包：$\dfrac{61.5×30\%}{51\%}$ = 36.2（g）

小麦粉中含蛋白质58.5×11.2% = 6.6（g），脂肪58.5×1.5% = 0.9（g），面包中含蛋白质36.2×8.3% = 3.0（g），脂肪36.2×5.1% = 1.8（g）。

副食提供的蛋白质：13.5−6.6−3.0 = 3.9（g），由鸡蛋和猪肉提供。

鸡蛋：$\dfrac{3.9×80\%}{13.3\%}$ = 23.5（g）

猪肉（肥瘦）：$\dfrac{3.9×20\%}{13.2\%}$ = 5.9（g）

剩余脂肪 = 12.3−58.5×1.5%−36.2×5.1%−23.5×8.8%−5.9×37.0% = 12.3−0.9−1.8−2.1−2.2 = 5.3（g）

油：$\dfrac{5.3}{99.9\%}$ = 5.3（g）

午餐 + 午点

能量：1 550×40% = 620（kcal），蛋白质22 g，脂肪20.7 g，碳水化合物86.5 g。

稻米：$\dfrac{86.5×85\%}{77.9\%}$ = 94.4（g）

维生素C饼干：$\dfrac{86.5×15\%}{43.2\%}$ = 30.0（g）

稻米中含蛋白质 = 94.4×7.4% = 7.0（g），脂肪94.4×0.8% = 0.8（g），维生素C饼干含蛋白质30.0×10.8% = 3.2（g），脂肪30.0×39.7% = 11.9（g）。

剩余蛋白质：22−7.0−3.2 = 11.8（g），由带鱼和鸡提供。

带鱼：$\dfrac{11.8×70\%}{17.7\%}$ = 46.7（g）

鸡：$\dfrac{11.8×30\%}{19.3\%}$ = 18.3（g）

剩余脂肪量：20.7−0.8−11.9−46.7×4.9%−18.3×9.4% = 20.7−0.8−11.9−2.3−1.7 = 4.0（g）

油：$\dfrac{4.0}{99.9\%}$ = 4.0（g）

晚餐

能量：1 550×30% = 465（kcal），蛋白质16.5 g，脂肪15.5 g，碳水化合物64.9 g。

牛奶100 g，其中含蛋白质100×3.0% = 3.0（g），脂肪100×3.2% = 3.2（g），碳水化合

物 $100 \times 3.4\% = 3.4$（g）。

剩余碳水化合物：$64.9 - 3.4 = 61.5$（g），由小米、小麦粉提供。

小米：$\dfrac{61.5 \times 70\%}{75.1\%} = 57.3$（g）

小麦粉（标准粉）：$\dfrac{61.5 \times 30\%}{73.6\%} = 25.1$（g）

小米中含蛋白质 $57.3 \times 9.0\% = 5.2$（g），脂肪 $57.3 \times 3.1\% = 1.8$（g）；小麦粉中蛋白质 $25.1 \times 11.2\% = 2.8$（g），脂肪 $25.1 \times 1.5\% = 0.4$（g）。

剩余蛋白质：$16.5 - 3.0 - 5.2 - 2.8 = 5.5$（g），由豆腐、猪肉和鸭提供。

猪肉：$\dfrac{5.5 \times 20\%}{13.2\%} = 8.3$（g）

豆腐：$\dfrac{5.5 \times 30\%}{8.1\%} = 20.4$（g）

鸭：$\dfrac{5.5 \times 50\%}{15.5\%} = 17.7$（g）

剩余脂肪量：$15.5 - 3.2 - 1.8 - 0.4 - 8.3 \times 37.0\% - 20.4 \times 3.7\% - 17.7 \times 19.7\% = 15.5 - 3.2 - 1.8 - 0.4 - 3.1 - 0.8 - 3.5 = 2.7$（g）

油：$\dfrac{2.7}{99.9\%} = 2.7$（g）

④制定食谱。幼儿园 18 人一日营养食谱见表 4.10。

表4.10 幼儿园18人一日营养食谱

餐　　次	食物名称	原料及质量	1名5岁儿童	18名5岁儿童
早餐	牛奶	牛奶 100 g	100 g	1 800 g
	面条	小麦粉 58.5 g	58.5 g	1 053 g
	猪肉炒油菜	猪肉（肥瘦）5.9 g	5.9 g	106.2 g
		油菜 50 g	50 g	900 g
		大豆油 2 g	2 g	36 g
	黄瓜炒鸡蛋	鸡蛋 23.5 g	23.5 g	423 g
		黄瓜 50 g	50 g	900 g
		大豆油 3.3 g	3.3 g	59.4 g
早点	面包	面包 36.2 g	36.2 g	651.6 g
	鲜橙汁	橙汁 100 mL	100 mL	1 800 mL
	梨	梨 75 g	75 g	1 350 g
午餐	米饭	粳米 94.4 g	94.4 g	1 699.2 g
	茄子烧带鱼	带鱼 46.7 g	46.7 g	840.6 g
		茄子 60 g	60 g	1 080 g
		花生油 2 g	2 g	36 g
	小鸡炖蘑菇	鸡 18.3 g	18.3 g	329.4 g
		蘑菇 40 g	40 g	720 g
		花生油 2 g	2 g	36 g
	菠菜汤	菠菜 40 g	40 g	720 g

续表

餐　次	食物名称	原料及质量	1名5岁儿童	18名5岁儿童
午点	维生素C饼干	饼干30 g	30 g	540 g
	香蕉	香蕉50 g	50 g	900 g
晚餐	小米粥	小米57.3 g	57.3 g	1 031.4 g
	馒头	小麦粉25.1 g	25.1 g	451.8 g
	肉末豆腐	猪肉8.3 g	8.3 g	149.4 g
		豆腐20.4 g	20.4 g	367.2 g
		花生油2.7 g	2.7 g	48.6 g
	海带炖鸭	鸭17.7 g	17.7 g	318.6 g
		海带30 g	30 g	540 g
	牛奶	牛奶100 g	100 g	1 800 g
	桃子	桃子50 g	50 g	900 g

4.2.2　儿童营养餐菜品举例及制作

1）学龄前儿童营养食谱举例

学龄前儿童（3～6岁）平均每日能量所需量为1 300～1 700 kcal。蛋白质、脂肪、碳水化合物供能占总能量比分别为14%～15%，30%～35%，50%～60%。学龄前儿童每日营养素所需量中，脂肪为22～28 g，蛋白质为45～55 g，碳水化合物为175～255 g，钙为600～800 mg，铁为12 mg，锌为9～12 mg，碘为40～90 μg，维生素A为500～600 μgRE，维生素C为60～70 mg。学龄前儿童一日食谱举例见表4.11。

表4.11　学龄前儿童一日食谱举例

餐　次	饮食内容		烹饪方法
	食品名称	主要原料用量	
早餐	黑米粥	黑米30 g	煮
	鸡蛋煎饼	小麦粉（标准粉）30 g，鸡蛋30 g，大豆油3 g	煎
	豆干拌海带丝	豆干15 g，海带丝30 g，芝麻油1 g	拌
早点	橘子	橘子50 g	
	酸奶	酸奶150 mL	
	鲜肉包	猪肉10 g，小麦粉（标准粉）40 g	蒸
午餐	香菇炒肉	香菇40 g，猪肉20 g，大豆油3 g	炒
	清蒸鲈鱼	鲈鱼40 g	蒸
	蚝油西兰花	西兰花80 g，大豆油2 g	灼
	西红柿猪肝汤	西红柿30 g，猪肝20 g	煮
	大米软饭	粳米90 g	煮
午点	面包	面包30 g	
	苹果	苹果50 g	
晚餐	三鲜馄饨	猪肉20 g，虾仁10 g，紫菜5 g，小麦粉40 g	煮
	百合蒸南瓜	南瓜60 g，百合10 g	蒸
	牛奶	牛奶200 mL	

2）学龄前儿童营养菜品举例

（1）蚝油西兰花

①原料组配。

A. 主料：西兰花 300 g。

B. 调料：蚝油 20 g，水淀粉 15 g，大豆油 5 g，盐 2 g。

②操作步骤。

A. 西兰花洗净，切成小朵。

B. 锅置火上，加水煮沸，水中放盐和大豆油，倒入西兰花，焯水1 min 左右捞起。

C. 西兰花盛出后用冷水冲至变凉，摆好装盘。

D. 锅置火上，放入少许大豆油，将用蚝油、盐、水淀粉调成的汁倒入，炒至汁液浓稠。

E. 将炒好的蚝油汁淋入盛好西兰花的盘中即可。

③成品特点：西兰花爽嫩可口，口感咸鲜清新。

④注意事项：蚝油汁炒制过程中火不能太大，芡汁一定要薄而透亮。

⑤营养分析。

西兰花富含蛋白质、脂肪、钙、磷、铁、维生素 A、维生素 C 和 B 族

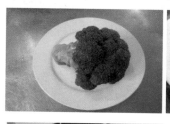
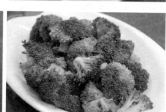
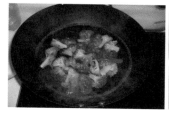
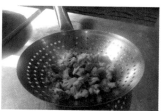
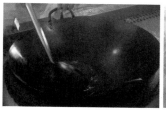
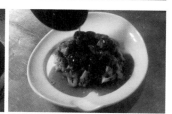

维生素，尤其是维生素 C 含量非常丰富，维生素 C 不仅可促进人体对铁的吸收和利用，还可提高机体免疫力，也是提高大脑功能所不可缺少的营养素，对预防缺铁性贫血有一定的功效。

（2）百合蒸南瓜

①原料组配。

A. 主料：南瓜 400 g，鲜百合 80 g。

B. 调料：白糖 10 g，蜂蜜 15 g。

②操作步骤。

A. 南瓜挖瓤去皮后洗净。

B. 将南瓜切成小方块，盛入碗中。

C. 鲜百合剥开，洗净后放入南瓜中，加入白糖和少量蜂蜜。

D. 上锅蒸 10 ~ 15 min 即可。

③成品特点：醇甜清香，甘美爽口。

④注意事项：南瓜本身带有一定的甜味，因此白糖和蜂蜜不宜过多。

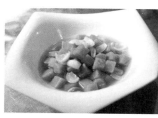
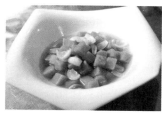
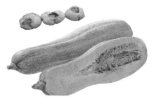
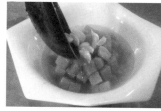

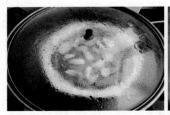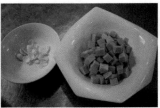

⑤营养分析。

南瓜中含有丰富维生素A、维生素E，能够增强儿童的机体免疫力，对改善秋燥症状大有好处。另外，南瓜所含的 β-胡萝卜素，可由人体吸收后转化为维生素A，对预防儿童近视有一定的功效。百合兼具美食与中药的双重身份，具有润肺止咳、清心安神、滑肠润便之功，儿童食用此菜可防治便秘。

3）学龄儿童营养食谱举例

7～12周岁的学龄期儿童，男生每日能量推荐摄入量为1 500～2 050 kcal，蛋白质、脂肪、碳水化合物供能占总能量比分别为12%～15%，25%～30%，55%～65%。学龄期儿童每日营养素所需量中，脂肪为40～68 g，蛋白质为45～75 g，碳水化合物为206～333 g，钙为1 000～1 200 mg，铁为12～15 mg，锌为7～10 mg，碘为90～110 μg，维生素A为500～670 μgRE，维生素B_1为1～1.3 mg，维生素B_2为1.0～1.3 mg，维生素C为65～90 mg。学龄期男生一日食谱举例见表4.12。

表4.12 学龄期男生一日食谱举例

餐　次	饮食内容		烹饪方法
	食品名称	主要原料用量	
早餐	豆浆	豆浆 200 mL	
	煮鸡蛋	鸡蛋 50 g	煮
	酱肉包	小麦粉（标准粉）50 g，猪肉（肥瘦）20 g	蒸
加餐	牛奶	牛奶 250 mL	
	饼干	饼干 50 g	
午餐	胡萝卜烧牛肉	胡萝卜 50 g，牛肉 30 g，花生油 3 g	烧
	鱼香肉丝	猪肉 30 g，花生油 2 g	炒
	芹菜豆干	芹菜 50 g，豆干 20 g，花生油 2 g	炒
	紫菜虾皮蛋汤	紫菜 10 g，虾皮 5 g，鸡蛋 5 g	煮
	玉米饭	玉米 20 g，大米 80 g	煮
加餐	苹果	苹果 100 g	
晚餐	干烧小黄鱼	小黄鱼 40 g，花生油 3 g	烧
	清炒凤尾	莴笋叶 90 g，花生油 2 g	炒
	平菇肉片汤	平菇 30 g，猪瘦肉 10 g	煮
	葱油饼	小麦粉 80 g，花生油 1 g	煎
加餐	猕猴桃	猕猴桃 80 g	

学龄期女生每日能量参考摄入量为1 350～1 800 kcal，蛋白质、脂肪、碳水化合物供能占总能量比分别为12%～15%，25%～30%，55%～65%。学龄期女生每日营养素所需量中，脂肪为37.5～60 g，蛋白质为40.5～67.5 g，碳水化合物为186～293 g，钙为1 000～1 200 mg，铁为13～18 mg，锌为7～9 mg，碘为90～110 μg，维生素A为500～630 μgRE，维生素B_1为1.0～1.1 mg，维生素B_2为1.0～1.1 mg，维生素C为65～90 mg。学龄期女生一日食谱举例见表4.13。

表4.13　学龄期女生一日食谱举例

餐　次	饮食内容		烹饪方法
	食品名称	主要原料用量	
早餐	牛奶	牛奶 200 mL	
	卤鸡蛋	鸡蛋 50 g	卤
	三明治	小麦粉 40 g，火腿 10 g，花生酱 5 g，生菜 10 g	烤
加餐	核桃花生浆	核桃花生浆 200 mL	
	蛋糕	蛋糕 50 g	
午餐	洋葱炒鱿鱼	洋葱 30 g，鲜鱿鱼 50 g，青椒 10 g，油 3 g	炒
	千张肉丝	千张 40 g，猪瘦肉 30 g，油 2 g	炒
	鸭血粉丝汤	鸭血 50 g，青菜 50 g，粉丝 20 g	煮
	红薯米饭	红薯 20 g，大米 70 g	煮
加餐	苹果	苹果 100 g	
晚餐	西红柿丸子面	猪肉 40 g，西红柿 50 g，小麦粉 50 g	煮
	海米冬瓜	冬瓜 50 g，海米 10 g，花生油 2 g	烧
	山药炒木耳	山药 50 g，黑木耳 20 g，花生油 2 g	炒
加餐	酸奶	酸奶 150 mL	
	菠萝	菠萝 80 g	

4）学龄儿童营养菜品举例

（1）干烧小黄鱼

①原料组配。

A. 主料：小黄鱼 500 g。

B. 调料：小葱 15 g，姜 20 g，蒜 15 g，豆瓣酱 10 g，白糖 3 g，料酒 20 g，盐 5 g，醋 10 g，食用油 50 g，高汤适量。

②操作步骤。

A. 小黄鱼去鳞、鳃、内脏，并清洗干净，在鱼身两面打花刀。加料酒和少量盐腌制 5 ~ 10 min。

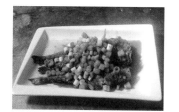

B. 姜切丁，小葱切成小段，备用。

C. 锅置火上，放入食用油加热，将腌制好的鱼下油锅炸，油温控制在八九成热。

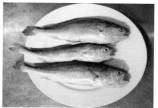 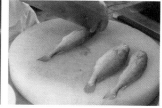

D. 鱼煎至两面金黄捞出。

E. 锅内留少许油，放豆瓣酱和小葱、姜、蒜炒香后，加高汤，并放盐、白糖和醋调味。

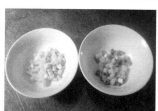 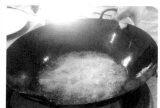

F. 将煎好的小黄鱼放入锅中，用中小火炖至汤汁快干时，捞出，盛盘即可。

③成品特点。色泽金黄，外酥内嫩，

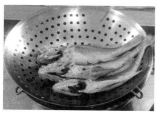 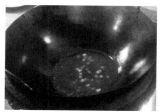

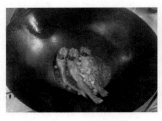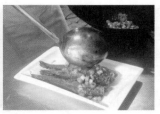

味道鲜美。

④注意事项。在煎小黄鱼的时候火不宜过大，以免外煳内生。

⑤营养分析。小黄鱼富含丰富的蛋白质、不饱和脂肪酸、矿物质和维生素，特别是小黄鱼中含的硒，具有清除人体代谢产生的自由基、抗衰老、预防癌症、健脾开胃、保护视力、解毒、安神、增加身体抵抗力、修复细胞组织、健脑益智等功效，儿童常吃有利于大脑和身体的生长发育。

（2）洋葱炒鱿鱼

①原料组配。

A.主料：鲜鱿鱼 500 g，洋葱 100 g，青椒 50 g，红椒 50 g。

B.调料：盐 5 g，食用油 20 g。

②操作步骤。

A.洋葱、红椒、青椒洗净后，切成菱形。

B.鲜鱿鱼洗净，切 1 cm 宽的十字花刀，然后切成 4 cm 长、2 cm 宽的长方块，备用。

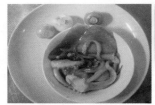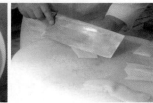

C.锅置火上，加水煮沸，将切好的鲜鱿鱼下入沸水中焯水 1 min 左右，捞出。

D.锅重置火上，加入食用油，将焯过水的鲜鱿鱼和洋葱、红椒、青椒一起放入锅中翻炒。

E.加入适量盐调味，起锅装盘即成。

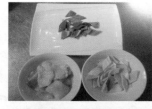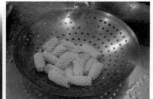

③成品特点。色泽美观，鱿鱼滑嫩爽脆，味美咸鲜。

④注意事项。鲜鱿鱼很容易熟透，在焯水的时候时间不宜过长，翻炒时应大火爆炒以保证鲜嫩的口感。

⑤营养分析。

鲜鱿鱼的营养价值很丰富，富含钙、磷、铁元素，有利于骨骼发育和造血，能有效治疗贫血。鲜鱿鱼除富含蛋白质和人体所需的氨基酸外，还含有大量的牛磺酸，

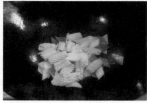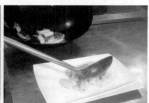

可抑制血液中的胆固醇含量升高，具有缓解疲劳、恢复视力，改善肝脏功能的功效。红椒和青椒里面都含有对人体有益的胡萝卜素和类胡萝卜素，在人体内可转变为维生素 A，对增强儿童的视力、防止夜盲症很有效。

（3）山药炒木耳

①原料组配。

A.主料：山药 400 g，黑木耳 20 g。

B.调料：食用油 25 g，盐 2 g，水淀粉 10 g。

②操作步骤。

A.黑木耳用温水泡好。

B. 山药去皮后，切成长菱形块。

C. 锅置火上，锅内加水煮沸，将切好的山药和黑木耳下入沸水中焯水 1 min 左右，捞出。

D. 锅重置火上，加食用油，把焯过水的山药和黑木耳一起下锅翻炒。

E. 加入适量的盐调味，勾芡，捞出，盛盘即可。

③成品特点。口感爽脆，咸鲜味美。

④注意事项。去皮的山药容易变色，切好后应将其浸泡于淡盐水中。

⑤营养分析。

山药含有大量的黏液蛋白、维生素和微量元素，可以防治人体脂质代谢异常，以及动脉硬化，能有效阻止血脂在血管壁的沉淀，预防心血管疾病，同时对维护胰岛素正常有一定作用，可降低、保持血糖正常水平。黑木耳含蛋白质、脂肪、多糖、钙、磷、铁、胡萝卜素、维生素 B_1、维生素 B_2、烟酸、磷脂等。儿童食用能增强免疫力。

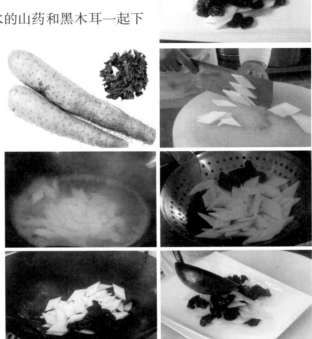

4.2.3　儿童常见营养问题及食谱制作

儿童随着年龄的增长，活动范围扩大，兴趣增多，易出现饮食无规律、偏食、吃零食过多等现象，影响营养素的摄入与吸收。微量元素，如钙、铁、锌及维生素的缺乏是这一时期常见的营养问题。晚睡早起、不吃早餐或用零食代替早餐的现象普遍存在，儿童早餐往往被忽视。在农村，蛋白质、能量摄入不足仍然是比较突出的问题；而城市由于经济发展、物质丰富，儿童的蛋白质、能量营养不良发生率已逐渐下降，但因脂肪类食物摄入过多或运动减少造成的儿童肥胖问题却日趋严重。

1）零食过多

零食在我国儿童日常饮食中的地位日益凸显，中国居民零食专项调查显示，60% 以上 3~12 岁儿童每天都吃零食。许多儿童吃够了零食，正餐就马虎了事。更有部分家长用高热量、高脂肪、低营养价值的炸薯条、炸鸡腿、锅巴、巧克力、烧烤等零食直接代替了孩子的正餐。不良的饮食习惯和偏食、挑食，会造成儿童热量摄入过多，而铁、钙、锌等必需的微量元素和某些矿物质相对缺乏，久而久之，就会变得瘦弱、脸色苍白、肠胃不好，而且长时间吃这些营养价值低的零食还会对健康造成影响。

（1）营养建议

①零食只能作为正餐必要的营养补充，因此孩子吃零食不要距离正餐太近，中间至少相隔 1.5 ~ 2 h。睡前也不应吃零食，否则不利于消化吸收及睡眠，还增加了患龋齿的危险。儿

童可以根据运动量适当摄入少量零食，但每天食用零食的次数应该控制在 3 次以内，且量不宜过大，以不影响正餐食欲和食量为原则。

②油炸食品，如炸薯片、炸薯条、炸鸡腿、炸羊肉串及干脆面等，食物中的维生素破坏较多，脂肪含量太高，会增加肥胖的危险；膨化食品，如虾条、雪饼等，主要是糖、淀粉和膨化剂制成，蛋白质含量很少，并且有的产品含大量色素、防腐剂、香精，多食不利；过甜的食物残留口中会增加患龋齿的危险；腌制食物、咸味过重的零食会增加成年后患高血压的危险，这些零食不宜多食。

③尽量不选或少选含糖高、脂肪多的食品，如巧克力、冰激凌、糖果等食品。各种人造奶油食品，如奶油蛋糕含能量高，而且含"反式脂肪酸"，可导致肥胖和血脂升高。其他如水果糖、果冻等都没多少营养，少吃为宜。

④选择新鲜天然的干果类零食，如花生、瓜子、蚕豆、核桃、嫩玉米、杏仁、松子、红枣等。这些食品大多是植物的种子，里面除了含有蛋白质外，还富含各种维生素、无机盐，以及钙、磷、铁等矿物质，这些物质在儿童一日三餐的膳食中往往不易获得。儿童常吃一些干果类食品，恰恰能补充体内的营养需要，对生长发育十分有利。此外，糖果、蜜饯类零食由新鲜水果制成，除营养丰富外，还有开胃的作用，因此儿童可选择果脯、蜜枣、橘饼等既好吃又有营养的零食。

（2）推荐菜品

松仁玉米

①原料组配。

A. 主料：甜玉米粒 150 g。

B. 配料：松仁 80 g，胡萝卜 50 g，豌豆 50 g。

C. 调料：食用油 20 g，盐 2 g，水淀粉 10 g，鸡精 1 g，清水等适量。

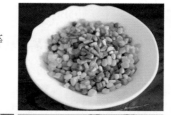

②操作步骤。

A. 甜玉米粒洗净；胡萝卜去皮，切成豌豆大小的颗粒。

B. 锅置火上，加水煮沸，将甜玉米粒、豌豆和切好的胡萝卜一起放入沸水中煮 3 ~ 4 min，捞出。

C. 炒锅重置火上，锅内放少量食用油，将松仁倒进去，小火炒至松仁变黄，盛出备用。

D. 另起锅，加适量食用油，倒入焯过水的甜玉米粒、豌豆和胡萝卜快速翻炒 2 ~ 3 min，放入用盐、水淀粉、鸡精、清水调成的芡汁，拌匀，盛出装盘。

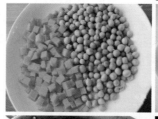

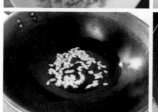

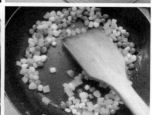

E. 最后撒上炒熟的松仁炒匀即可。

③成品特点。色彩多样，甜玉米粒香甜可口，松仁香酥甜嫩。

④注意事项。炒松仁时油温不宜过高。

⑤营养分析。

甜玉米含糖丰富，又含多种谷氨酸。松仁含有丰富的胡萝卜素和维生素 E，以及人体必需的脂肪酸、油酸、亚油酸。胡萝卜富含胡萝卜素、维生素 E、维生素 C、钙、铁等，胡萝卜素在人体内可转化为维生素 A，有促进大脑及全身生长发育的作用。儿童常吃此菜，可促进大脑发育，对预防心血管疾病也有良好的作用。

紫菜包饭

①原料组配。

A. 主料：米饭 100 g。

配料：紫菜 20 g，黄瓜 40 g，胡萝卜 40 g，火腿肠 50 g，鸡蛋 20 g。

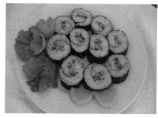

B. 调料：沙拉酱少量，食用油 10 g。

②操作步骤。

A. 锅置火上，加入适量食用油，烧热后放入搅匀的鸡蛋液，中小火煎熟，盛出放凉后切成条待用。

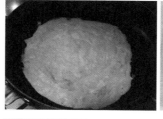
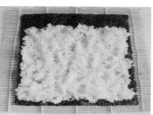

B. 将火腿肠、胡萝卜和黄瓜切成小条，放入盘中待用。

C. 取一张紫菜，放在专用的竹帘上，戴上一次性手套，将米饭均匀地铺在紫菜上，铺好的米饭要用手压平，米饭不要铺满。

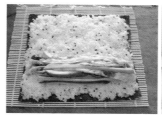
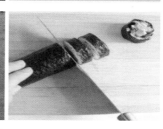

D. 在米饭上放上煎蛋丝、火腿肠、胡萝卜条、黄瓜条，挤上一些沙拉酱。

E. 将竹帘卷起，卷起之后用双手均匀地将卷好的部分捏紧。待全部卷起之后再双手合力捏几下竹帘卷。

F. 卷好的紫菜卷，用刀切成 1.5 ~ 2 cm 厚的小卷。装盘即可。

③成品特点。米饭与蔬菜、肉类完美结合，最大限度地保留了食材的营养成分，外形美观。

④注意事项。铺米饭的过程要尽量快速完成，否则紫菜会因吸收过多水分而变软，无法成形。包裹的时候，米饭不要外露，松紧要适中。

⑤营养分析。紫菜营养丰富，含碘量很高，可预防儿童因缺碘引起的甲状腺肿大。鸡蛋含有丰富的蛋白质、脂肪、维生素，以及铁、钙、钾等人体所需要的矿物质，其蛋白质是自然界最优良的蛋白质，对肝脏组织损伤有修复作用；同时，富含 DHA 和卵磷脂、卵黄素，对儿童神经系统和身体发育有利，能健脑益智，改善记忆力，并促进肝细胞再生。

琥珀核桃仁

①原料组配。

A. 主料：核桃仁 300 g。

B. 调料：白糖 50 g，盐 2 g，食用油 50 g，清水适量。

②操作步骤。

A. 锅置火上，锅内放入清水，下核桃仁，加入盐烧开，煮透，沥干水。

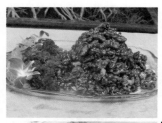

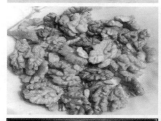

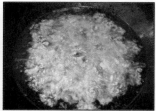

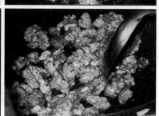

B.另起锅，在锅内放食用油烧至五成热，下核桃仁炸酥捞出，沥去多余的油。

C. 再起锅，锅内放入清水 100 g，加白糖熬煮至汤汁黏稠，下核桃仁翻炒，出锅装盘即成。

③成品特点。香酥甜润，诱人食欲。

④注意事项。核桃仁要用小火煮制，使其充分入味。

⑤营养分析。核桃仁含丰富的脂肪，主要成分是不饱和脂肪酸中的亚油酸、亚麻酸和油酸，还含有丰富的蛋白质、糖类、钙、磷、铁、锌、硒、胡萝卜素、维生素 E 等，其脂肪非常适合大脑的需要，因此能迅速改善儿童的智力，是很好的健脑食品。此菜可为儿童补充大量的脂肪和糖，脂肪是构成机体组织细胞的重要成分，又是人体能量的主要来源，还是脑细胞的重要组成部分，是健脑的首要物质。

2）缺钙

儿童正处于生长发育阶段，对钙质需求很高，因为骨骼生长、牙齿形成，以及维持骨架均匀，都需要大量钙质。钙有助于神经传导和调节血压。另外，钙与儿童的智力发展关系密切，血钙浓度正常的孩子显得活泼，不易发脾气。钙是建造骨骼的重要成分，儿童缺钙易出现生长迟滞、佝偻病，牙齿发育不全、厌食、偏食等症状，甚至还可能影响到大脑神经及智力的发育。由于我国自古以来都是以植物性食物为主的一种低钙性膳食结构，膳食中钙的摄入量不能完全满足儿童生长发育的需要；同时，一些含钙较高的食物如牛奶、豆制品、绿叶蔬菜等摄入量也相对不足，因此我国儿童缺钙的可能性较大。

（1）营养建议

①多食含钙量高的食物。奶类是儿童补钙的最好来源，也是食物补钙的首选，如牛奶、酸奶、奶粉等；多喝骨头汤、虾皮汤、鲫鱼汤等营养汤；多吃羊肉、鸡肉、蛋黄等肉蛋类食物；多吃螃蟹、大虾、海带等海产品；豆类制品含钙也比较丰富，可以多进食豆腐、豆浆、蚕豆等豆制品；蔬菜中含钙高的是绿叶菜，应多补充油菜、白菜、胡萝卜、西兰花等蔬菜；另外，可补充新鲜的草莓、香蕉、葡萄等水果。

②选择正确的补钙时间。儿童可以在有需要的时候适当补充钙制剂，但在服用的时候最好与牛奶和铁、锌等微量元素间隔 3 h 以上服用，因为这些物质都会和钙产生竞争吸收的机制，影响钙剂吸收的效果，一般推荐在饭后和睡前服用，夜间血钙浓度最低，钙的吸收效果也最好。

③增加体育锻炼，改善生活习惯。体育锻炼有助于骨骼健康，促进儿童身高发育。每天接受阳光照射 1～2 h，阳光中的紫外线将激活皮肤中的维生素 D 原转化为维生素 D_3，促进钙的吸收。膳食粗细搭配，不挑食、不偏食、不厌食和少吃零食，控制食盐。

④避免不利因素影响钙的吸收。有些蔬菜如菠菜、竹笋、苋菜、毛豆、茭白、洋葱、草头等，含有草酸盐，它可以和钙结合形成草酸钙，影响钙质的吸收；膳食纤维、酒类，以及机体处于应激状态时合成的甲状腺素和肾上腺皮质激素也不利于钙的吸收。

（2）营养菜品

鲫鱼豆腐汤

①原料组配。

A. 主配料：鲫鱼 400 g，豆腐 300 g。

B. 调料：姜 10 g，葱 10 g，料酒 20 g，盐 2 g，胡椒粉 1 g，鸡精 2 g，食用油 20 g，清水等适量。

②操作步骤。

A. 豆腐切成正方形厚片；鲫鱼去鳞、鳃、内脏，洗净，在鱼身上两面切斜刀纹，加少许料酒腌制 5 min。

B. 姜去皮，切成片；葱切成段和葱花。

C. 锅置火上，倒入适量食用油，放入鲫鱼，煎至两面金黄。加入葱、姜、适量清水，大火煮 15 min 转中小火再煮 15 min。

D. 待汤汁熬成奶白色，放入豆腐，再煮 5 min 左右。加盐、胡椒粉和鸡精调味，撒上葱花，盛入汤碗即成。

③成品特点。豆腐嫩滑，鱼肉细嫩，汤白味鲜。

④注意事项。煮鲫鱼汤要用大火，否则不能煮出奶白的鱼汤。

⑤营养分析。鲫鱼是一种高蛋白质、低脂肪食物，肉质细嫩，营养价值很高，含有大量的钙、磷、铁等矿物质。豆腐的消化吸收率达 95% 以上，营养丰富，含有糖类和丰富的优质蛋白，以及铁、钙、磷、镁等人体必需的多种微量元素，素有"植物肉"之美称。豆

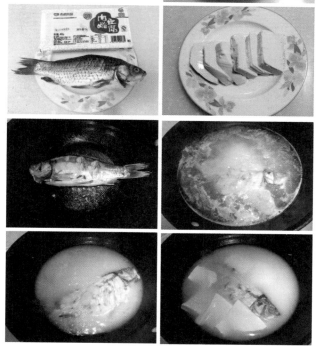

腐中钙含量相当高，每 100 g 豆腐中的含钙量达到了 140 ~ 160 mg。此菜营养丰富，能增强儿童抗病能力，为孩子补钙提供帮助。

虾仁炒牛奶

①原料组配。

A. 主配料：虾仁 100 g，牛奶 200 g，鸡蛋 200 g。

B. 调料：淀粉 10 g，盐 2 g，白糖 2 g，食用油 20 g。

②操作步骤。

A. 将虾仁清洗干净后沥干水，加入少许盐腌制 10 min。

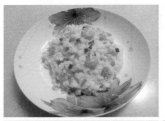

B. 锅置火上，放入食用油，待油热之后放入虾仁炒至变熟后捞出。

C. 将一半的牛奶倒入碗中，加入淀粉、白糖、盐调味并混合均匀。

D. 加入鸡蛋清，将牛奶液与鸡蛋清一起打散，再将剩余的牛奶倒入，一起搅拌均匀。

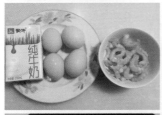
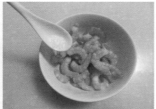

E. 锅置火上，加入食用油，油烧至五成热时加入牛奶蛋液，朝一个方向不停翻炒至牛奶凝固成型。

F. 加入虾仁快速翻炒匀，出锅装盘即可。

③成品特点。奶香浓郁，虾仁细嫩。

④注意事项。炒牛奶蛋液的时候油温不宜过高。

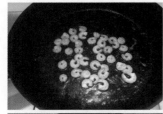
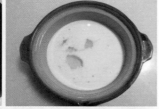

⑤营养分析。虾仁中含有丰富的钙、镁、碘、钾、磷等矿物质及维生素A、氨茶碱等成分，对心脏具有重要的调节作用，能很好地保护心血管系统，是儿童健脑益智、强身健体的上等食品。牛奶中含多种蛋白质、维生素、钙、磷等营养成分，牛奶中的蛋白质是全价蛋白质，它的消化率高达98%。同时，牛奶是人体钙的最佳来源，而且

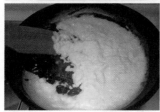
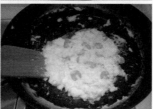

钙磷比例非常适当，利于钙的吸收。此菜对增强儿童骨骼和牙齿强度，促进大脑发育有着重要的作用。

海带炖汤

①原料组配。

A. 主配料：猪排骨 400 g，干海带结 100 g。

B. 调料：姜 10 g，葱 10 g，料酒 20 g，盐 2 g，鸡精 2 g，清水等适量。

②操作步骤。

A. 将猪排骨洗净，切成 3 cm³ 的块；干海带结泡发，洗净备用。

B. 锅置火上，加清水，下猪排骨煮沸，撇去浮沫捞出。

C. 锅重置火上，将焯过水的猪排骨放进汤锅里，加入清水，放葱段、姜片、料酒，大火烧开后改用小火炖 1 h。

D. 加入海带结，煮 30 min 后，用盐、鸡精调味，盛入汤碗即成。

③成品特点。肉烂汤鲜，味美可口。

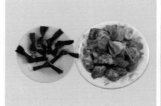
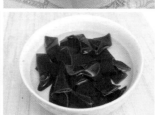

④注意事项。猪排骨焯水时要冷水下锅，大火煮开后撇去浮沫。

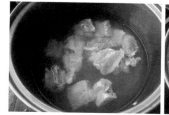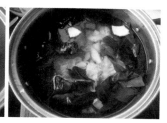

⑤营养分析。猪排骨含优质蛋白质、大量磷酸钙、骨胶原、骨黏蛋白和丰富的钙质，对儿童有增高增重、提高免疫力的作用。海带富含氨基酸、多糖、维生素 B_1、维生素 C、维生素 D、烟酸、胡萝卜素、核黄素、甘露醇、碘、钙、磷、氧化钾、纤维素和褐藻氨酸等，不仅可以增加人体对钙的吸收，还能预防儿童缺碘。此菜可为儿童提供丰富的钙，经常食用对儿童身体和智力的发育都十分有利。

3）忽视早餐

现在许多儿童的早餐安排不科学，存在食物种类单一、热能摄入不够、营养搭配不合理等现象。相当一部分儿童在上学的路上随便购买一些早点边走边吃，还有许多儿童长期不吃早餐。早餐是儿童摄取所需能量和营养的重要组成部分，它在一日三餐中起着不可替代的作用。因为人在晚餐和第二天早餐之间间隔 10 h 以上。在这段时间内，人依靠体内储存的能量来维持机体的正常生理活动。在早餐之前，由前一天晚餐所提供的能量和营养素基本消耗殆尽，这时急需补充能量与营养，才能及时供应人的活动所需的能量。如果儿童不吃早餐或吃得很少，就会出现饥饿感，使儿童上课时精力不集中，学习效率差，严重者还会有头晕、乏力、出虚汗等低血糖反应。儿童不吃早餐不仅影响全天能量和营养素的摄入，而且对他们的认知能力和学习成绩也有影响。因此，对儿童早餐的品质，绝不能忽视。

（1）营养原则

①儿童早餐一定要有一些谷类食物，如馒头、包子、烤饼、面包、蛋糕、面条、饼干、粥等，而且要各种谷类食物搭配，粗细搭配。谷类食物可分解成葡萄糖，它是脑组织中的主要供能物质。

②儿童早餐要有一定量的蛋白质供给，如蛋、奶、豆类食物都含有丰富的蛋白质。每天早餐都应该保证摄入 250 mL 牛奶或豆浆，一个鸡蛋或一些猪肉、牛肉、鸡肉，保证供给儿童生长发育所需的蛋白质。

③儿童早餐要供给一定量的蔬菜，如凉拌莴笋、白菜、黄瓜、萝卜、西红柿等蔬菜，豆腐、豆干、豆皮等豆制品或凉拌海带等海产品，以提供其他营养素和矿物质及增加食欲，保证早餐摄入量。

④儿童早餐要有一定的植物油，可以在凉拌菜中放几滴植物油。植物油中的脂肪可为儿童提供所需的热量，又能增加菜的色、香、味，促进食欲。

（2）营养菜品

香菇鸡肉粥

①原料组配。

A. 主配料：大米 100 g，鸡肉 50g，干香菇 20 g。

B. 调料：葱 5 g，盐 2 g，鸡精 1 g，香油 5 g，清水等适量。

②操作步骤。

A. 干香菇泡发，洗净切片，鸡肉切丁，葱切成小段，备用。

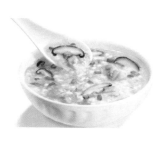

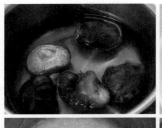
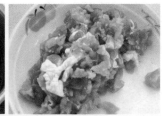
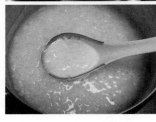
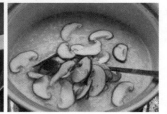

B.锅置火上，大米淘洗干净，放入锅中，加入适量清水和少量香油，大火煮沸后改小火煮 20 min。

C.将切好的干香菇片放进粥里搅拌均匀，煮 2 min。

D.放入切好的鸡肉丁，搅拌均匀，煮 1 min。

E.加盐和鸡精调味，盛出装入碗中，撒上葱花即可。

③成品特点。香气浓郁，软烂鲜美。

④注意事项。煮粥时加入少量的食用油或香油，煮成的粥米粒饱满，色泽鲜亮，同时让粥更香、更滑、更醇厚。

⑤营养分析。鸡肉对营养不良、畏寒怕冷、乏力疲劳、贫血、虚弱等有很好的食疗作用。鸡肉有温中益气、补虚填精、健脾胃、活血脉、强筋骨的功效。香菇营养丰富，所含的香菇多糖能强身健体，增加红细胞，提高智力，促进儿童的生长发育。营养学家对香菇进行了分析，发现香菇内有种一般蔬菜缺乏的物质，它经太阳紫外线照射后，会转化为维生素 D，被人体利用后，对增强儿童抵抗疾病的能力起着重要的作用。

豆干海带丝

①原料组配。

A.主配料：海带丝 100 g，豆腐干 100 g，红椒 25 g，香菜 15 g。

B.调料：葱 10 g，蒜 10 g，醋 5 g，盐 2 g，鸡精 2 g，生抽 5 g，香油 15 g，白糖 2 g，清水等适量。

②操作步骤。

A.将海带丝洗净沥干水切成段。

B.豆腐干切成片，蒜切成末，红椒去瓤切丝，香菜和葱切成末。

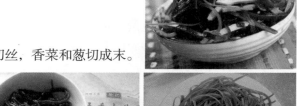

C.锅置火上，锅内放入清水煮沸，将海带丝下沸水焯一下，捞出沥去水。

D.将醋、生抽、盐、鸡精、香油、白糖、葱、蒜末调成汁。

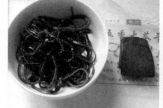

E.把海带、豆腐干、红椒、香菜末放入盘中，倒入调料汁，拌均匀装盘即可。

③成品特点。清爽嫩脆，咸香清鲜。

④注意事项。海带丝用沸水焯至断生即可。

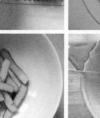
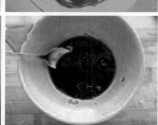

⑤营养分析。豆腐干营养丰富，含有大量蛋白质、脂肪、碳水化合物，还含有钙、磷、铁等多种人体所需的矿物质。海带中含有大量的多不饱和脂肪酸 EPA，能使

血液的黏度降低，减少血管硬化。海带中的碘也极为丰富，它是体内合成甲状腺素的主要原料，而头发的光泽就是由于体内甲状腺素发挥作用而形成的。海带中所含的胶质能促进体内的放射性物质随同大便排出体外，从而减少放射性物质在人体内的积聚，减少放射性疾病的发生率。此菜含有丰富的优质蛋白质和钙，可防治人体缺钙，促进儿童生长发育。

香煎芙蓉蛋

①原料组配。

A. 主配料：鸡蛋 200 g，叉烧肉 25 g，香菇 25g，鲜笋 25g。

B. 调料：葱 10 g，盐 2 g，鸡精 2 g，香油 2 g，胡椒粉 2 g，食用油 30 g，清水等适量。

②操作步骤。

A. 将香菇、鲜笋、叉烧肉和葱切成粗细均匀的丝。

B. 锅置火上，加清水煮沸，放入切好的鲜笋丝、香菇丝和叉烧丝焯水，捞出沥干水。

C. 鸡蛋打入碗中，加盐、胡椒粉，搅拌均匀。

D. 蛋液中再加入焯过水的叉烧肉丝、鲜笋丝、香菇丝、葱丝、鸡精，搅拌均匀后放入香油。

E. 锅置火上，放入少量食用油，倒入一半搅拌均匀的蛋液，炒成凝固状，铲出，放入剩余的蛋液中搅拌均匀。

F. 锅内重新放入少量食用油，将调好的蛋液全部倒入锅中，煎至蛋液刚刚凝结，再煎另一边。煎至两面金黄，盛出装盘即可。

③成品特点。蛋香浓郁，外酥内嫩。

④注意事项。煎芙蓉蛋宜用中火，边煎边下油，煎至两面金黄，外焦里嫩。

⑤营养分析。鸡蛋中含有人体必需的 8 种氨基酸，并与人体蛋白的组成极为近似，人体对鸡蛋蛋白质的吸收率可高达 98%。蛋黄中丰富的卵磷脂、固醇类，以及钙、磷、铁、维生素 A、维生素 D 和 B 族维生素对增进儿童神

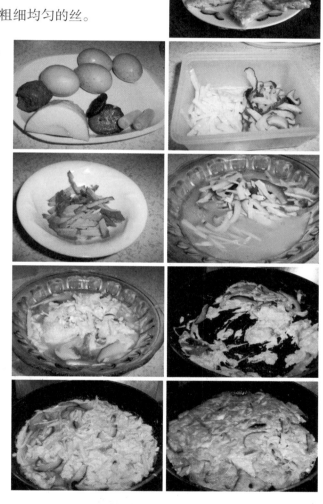

经系统的功能大有好处。鲜笋具有开胃、促进消化、增强食欲的作用。因此，儿童早餐常食此菜，能增进食欲，有利于各种营养素的均衡摄入，并能促进儿童大脑及各器官的生长发育。

4）儿童肥胖

一方面，近年来随着我国经济高速增长，一些家长在膳食上一味地给孩子吃高脂肪、高热量、高蛋白的食品以加强营养；另一方面，许多儿童学习负担越来越重，体力活动很少，能量消耗减少，能量摄入超过了能量的消耗，导致肥胖。研究证实，儿童期肥胖约有一半到成年后也会肥胖。60%的5～10岁的肥胖儿童到成年后，将出现代谢紊乱、糖尿病、高血脂、高血压等疾病。肥胖造成的臃肿、疲软、懒散、笨拙等印象，常使肥胖儿童被当作嘲笑的对象，容易使肥胖儿童产生自卑感和精神压力。

（1）营养建议

①平衡膳食，合理营养。饮食中以低脂肪、低碳水化合物、低热量为原则，如瘦肉、鱼虾、豆腐等既可保证儿童充足的营养，又能避免他们过早、过频出现饥饿感。副食多吃富含膳食纤维的蔬菜，如白菜、芹菜、蘑菇、萝卜、黄瓜等，以便产生一定的饱腹感。适当减少主食量，以粗粮代替部分精米、精面。严格控制脂肪摄入量，如油炸食品和肥肉等。少吃含热量过高和含糖量过高的食物，如土豆、糖、黄油、巧克力、奶油和膨化食品等。少喝饮料，多喝白开水。

②用餐定时定量，注意烹调方法。三餐要定时，睡前尽量不要加夜宵，应遵循"早上要吃好，中午要吃饱，晚上要吃少"的原则。烹调时少用煎、炸的方法，多采用蒸、煮、炖的方法，以减少油脂的摄入。

③纠正不良的生活习惯。儿童应养成细嚼慢咽的进食习惯，以减少食量。限制食用糕点、糖块、奶油等高能量的零食。儿童应尽量减少久坐不动的活动，培养多种兴趣，更多地参加户外运动，如跑步、跳绳、爬楼梯、游泳等活动。

（2）推荐菜品

彩椒炒口蘑

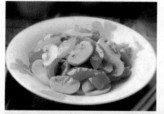

①原料组配。

A.主料：口蘑150 g，红椒50 g，青椒50 g，黄椒50 g。

B.配料：蒜10 g，葱10 g，盐1 g，生抽2 g，鸡精2 g，食用油20 g，清水等适量。

②操作步骤。

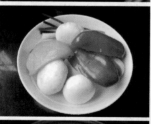 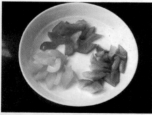

A.口蘑洗净切片，红椒、青椒、黄椒分别切成2 cm长的菱形片，蒜切片，葱切粒。

B.锅置火上，加清水煮沸，放入口蘑片焯水，煮透捞出，沥干水。

C.另起锅，加入食用油烧热，下葱、蒜炒香。

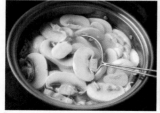 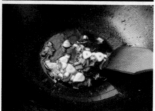

D.放入焯过水的口蘑片，加入少量生抽炒匀。

E.放入青椒片、红椒片和黄椒片，快速翻炒，加盐、鸡精调味，出锅装盘即可。

③成品特点。色泽美观，滑嫩咸鲜。

④注意事项。炒口蘑时用大火快炒。

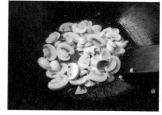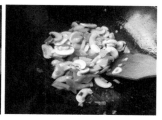

⑤营养分析。口蘑中含有硒、钙、镁、锌等十几种矿物元素，其中硒元素特别丰富，具有防癌、抗氧化的作用。另外，口蘑热量低，且含有丰富的膳食纤维，能促进肠道排毒，降低胆固醇，防止肥胖。彩椒含丰富的维生素C以及椒类碱，不仅具有温中补血、散热消食等作用，还能消除疲劳，预防感冒，促进血液循环。此菜能增强儿童免疫力，预防癌症的发生。同时还能促进脂肪的新陈代谢，防止体内脂肪堆积。

文蛤蒸蛋

①原料组配。

A. 主料：文蛤 300 g，鸡蛋 150 g。

B. 配料：姜 10 g，葱 10 g，料酒 20 g，盐 2 g，胡椒粉 1 g，鸡精 2 g，香油 10 g，清水等适量。

②操作步骤。

A. 文蛤用盐水浸泡，让其吐净泥沙，清洗干净后捞出备用。姜切片，葱切段。

B. 锅置火上，加清水，放入姜片、葱段、料酒、盐烧开，放入文蛤煮至文蛤开口捞出。

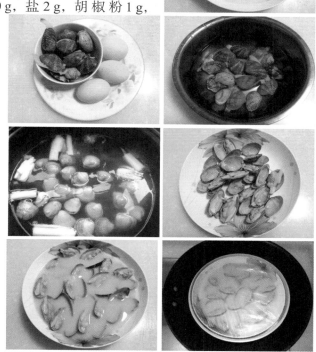

C. 鸡蛋打散，加入少量盐和凉至温热的蛤蜊水调匀，倒进盘中，放入开口的文蛤。

D. 将蛋液盘盖上保鲜膜，放入蒸锅中蒸 3 ~ 5 min。

E. 拿掉保鲜膜，淋上生抽、香油，撒上胡椒粉、鸡精、葱花即可。

③成品特点。文蛤鲜美，蛋香浓郁，口感嫩滑。

④注意事项。蛋液入蒸之前先除去蛋汁的杂质，再刮掉表面的小水泡，在盘上盖上保鲜膜或盖子，蒸出的蛋会更美观，而且质地细嫩。

⑤营养分析。文蛤含有丰富的蛋白质、维生素和人体必需矿物质，且脂肪含量低，儿童食用既能补充生长所需的营养素，又能有效控制热量的摄入。文蛤具有清热利湿、化痰、散结的功效，对肝癌有明显的抑制作用，对哮喘、慢性气管炎、甲状腺肿大、淋巴结核等病也有明显疗效。鸡蛋富含优质蛋白质、脂肪、钙、磷、锌、铁、维生素 A、维生素 D 及 B 族维生素，可滋阴润燥、补血安神。此菜不仅可为儿童补充大量优质蛋白、钙、铁、锌等微量元素，防止贫血，还有利于儿童合理控制体重。

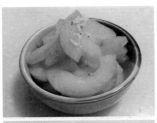

虾皮冬瓜

①原料组配。

A. 主配料：冬瓜 500 g，虾皮 70 g。

B. 调料：盐 2 g，鸡精 1 g，食用油 15 g，清水等适量。

②操作步骤。

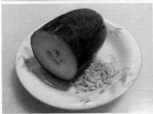
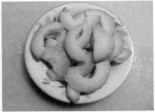
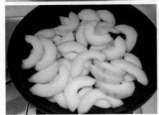
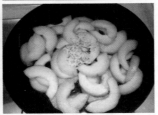

A. 冬瓜去皮，去瓤，切成均匀的片状。

B. 锅置火上，锅内放适量食用油，烧热后放入冬瓜，翻炒。

C. 加入准备好的虾皮，翻炒几下。

D. 放入适量的盐、清水，翻炒至冬瓜变得微软。

E. 加入少许鸡精，起锅装碗即成。

③成品特点。色泽素雅，冬瓜软烂，味道咸鲜。

④注意事项。因为虾皮本身是咸的，又有鲜味，盐和鸡精只需少量即可。

⑤营养分析。虾皮中含有丰富的蛋白质和矿物质，尤其是钙的含量极为丰富，有"钙库"之称，是缺钙者补钙的较佳途径。冬瓜含有多种维生素和人体必需的微量元素，可调节人体的代谢平衡，利尿消肿。另外，冬瓜能清降胃火，使人食量减少，促进体内淀粉、糖转化为热量而不是转化成脂肪。此菜不仅是儿童补钙的优良食物，也是防治儿童肥胖的理想菜品。

【练习与思考】

一、课堂练习

某 10 岁男孩，身高 138 cm，体重 29.5 kg。请为其设计出一日营养食谱。

二、课后思考

1. 学龄前儿童的生理特点及营养需要是什么？

2. 学龄儿童的生理特点及营养需要是什么？

3. 儿童膳食应选择哪些食物？

4. 儿童营养配餐的原则是什么？

5. 合理的儿童膳食结构应包括哪几个方面？

6. 设计营养餐食谱的基本原则有哪些？

7. 儿童常见的营养问题有哪些？应如何解决？

三、实践活动

参观学校附近的小学学生食堂，给出该校营养餐改进的合理化建议。

项目 5

青少年人群营养配餐的
设计与制作

项目导学

✧ 青少年是一个充满活力的群体，青少年时期是人生中最美好的时光，在这段美好的时光中，青少年要练就健康的体魄，而健康的身体需要平衡膳食和均衡营养来支撑。学生通过本项目的学习，了解并掌握青少年人群生理特点、青少年人群营养需要和食物选择、青少年人群营养配餐原则及营养素摄入量的确定，让学生通过以上知识的掌握能够制作出青少年营养食谱及其部分菜品，使学生明确中小学生在不同应试时期对食物的要求，同时引导学生注重自身的健康和营养餐制作。

教学目标

知识教学目标

✧ 青少年人群营养结构特点和配餐原则。

✧ 中小学生的营养食谱设计和菜品制作。

能力培养目标

✧ 熟知青少年人群生理特点、营养需要和食物选择。

✧ 熟知青少年人群营养配餐原则及营养素摄入量的确定。

✧ 运用前面的知识设计营养食谱。

✧ 能运用烹饪原料知识与加工知识自己制作营养菜品。

职业情感目标

✧ 充分认识食品安全的重要性，具有高度的法律意识。

✧ 具有创新思维的能力，能够改进生产技术和设计实施新配方的能力。

课时安排

✧ 12 课时。

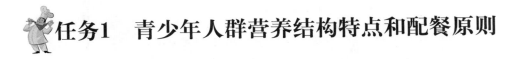

任务1　青少年人群营养结构特点和配餐原则

[课时安排]

4课时。

[案例导入]

营养不均衡，青少年健康亮"红灯"

"孩子还不到 14 岁，怎么会停止生长呢？"郑女士对自己孩子的状况非常担忧，同时也觉得困惑。经过市体育科学研究所青少年身高预测中心进行检测，孩子的生理年龄虽不满 14 岁，但骨骼年龄已达到 18.1 岁，属于提前发育类型。中心专家解释说："造成提前发育的原因有 3 个：一是没有合理的饮食习惯。孩子口渴时往往只喝碳酸饮料，早餐吃得马虎甚至不吃早餐。二是孩子的饮食结构不合理。由于孩子中午在学校吃，长期以油炸快餐为主。三是家长盲目给孩子吃补品，导致骨骼钙质增多提前闭合，从而停止生长。"由于孩子属于提前发育，因此青春期比别人早，而家长往往忽视了这个时期孩子所需营养素的多样性和必要营养素的补充。

许多中小学校的老师反映，虽然现在的学生并不缺吃少喝，但仍有部分学生由于偏吃、挑吃，特别是不吃早餐，以致营养不良。学校每周星期一举行升旗仪式，一次只需 20 分钟，可每学期总有几名学生要晕倒。每年中学新生入学军训，也总有一些学生会晕倒。很多孩子的饮食存在三餐不均衡，爱吃零食、洋快餐，甜食过量，喜吃油炸和烧烤食品，偏食挑食，盲目节食减肥，随便购买无卫生保证的街头食品等不良习惯。所以学生时期最容易出现营养问题，如缺铁性贫血，钙、锌摄入不足，维生素 A、核黄素摄入不足，肥胖症等。

[任务布置]

本次课的主要任务是在了解青少年人群生理特点和营养需求的基础上对青少年的营养食物进行选择，结合青少年人群营养配餐原则确定出营养素摄入量。

[任务实施]

5.1.1　青少年人群生理特点

青少年是人类发育过程中的一段时期，介于童年和成年之间。在这段时期里，人类会经历一段青春期，也就是性成熟的过程。青少年阶段一般是指从生理、心智的发展角度上满13周岁但不满20周岁的，也就是少年与青年重合的阶段，处于儿童时期之后、成人之前，通常也称为青春期。但实际上，处于青少年（满14岁、未满18岁）时期的人多为学生，且进入一个人生的转变期，是令人重视的一个群体。

青少年时期正是他们体格和智力发育的关键时期，在这个时期他们身体在短时间内发生急速变化，新陈代谢旺盛，活动量大，需要的营养成分比成年人多。在此期间，身高和体重快速增长，体重每年增长4~5kg，身高每年可增加5~7cm。男女青春期发育期开始的时间是不一样的，一般女生比男生早。女生从10岁左右开始，17岁左右结束；男生从12岁左右开始，22岁左右结束。在这个时期，他们体格生长加速，第二性特征出现，生殖器官及内脏功能日益发育成熟，大脑功能和心理发育也进入了高峰时期，身体各系统逐渐发育成熟，是人生中最有活力的时期，是调节饮食、保养身体的理想时期。青少年生长发育有以下几个特点：

①生长发育的连续性。从婴幼儿期到成年期生长发育是在不断进行的，只是不同的阶段发育的速度不相同。青春期是生长发育的突进期。各个阶段发育是有承接关系的，前面的任何一个阶段出现了发育障碍，都会对后面阶段的发育产生不良的影响。

②营养素需求量大。青春期是第二个快速发育期，身高、体重增长迅速，生殖器官、内脏发育、大脑功能和心理发育都进入高峰期，需要大量的营养素支持。

③生长发育中存在个体差异。青少年的生长发育会受到遗传、性别、地理环境、经济状况、饮食习惯、营养等因素的影响而存在较大的个体差异，在评价青少年营养发育时要考虑这些因素。营养充足的青少年，体格成熟主要取决于遗传因素。男生发育成熟的时间大约比女生晚两年，在同一性别中成熟的时间也可以相差几年。

④生长发育中出现的心理变化和情绪波动。很多青少年在青春期会出现叛逆心理，明知道自己是不正确的也要和家长、老师对着干。面对日趋激烈的社会竞争，青少年背负着沉重的学习压力，大量消耗他们体内的营养。除此之外，前途的不确定性、与父母师长的代沟、难以处理朋友间的人际关系等，都非常容易引起青少年的情绪波动。情绪上的困扰会使青少年食欲减退，甚至有些青少年还会以抽烟、喝酒等方法来宣泄情绪、排除困扰，大大地影响了正常的营养吸收。

5.1.2　青少年人群营养需要和食物选择

青少年生长发育较快，体内合成代谢旺盛，需要的能量和各种营养素相对比成人高，尤其是能量、蛋白质、脂类、钙、铁、锌等营养素。同龄男女在青春期营养需要也有较大的差异。食物选择要符合青少年生长发育的需求，易消化、不刺激、不含激素等。

1）青少年人群营养需要

（1）能量

青少年能量需要包括基础代谢、体力活动、食物特殊动力作用和生长发育的能量消耗需要量。

　　能量需要量是指机体能长期保持良好的健康状况，具有良好的体型、机体构成和活动水平的个体，达到能量平衡并能满足各种活动及生长发育所需的能量摄入。能量摄入低于能量消耗则处于能量负平衡状态。人若长期处于饥饿状态或是能量负平衡，则机体就会动用体内储备的能量，甚至消耗自身的机体组织来满足身体的能量需要，长此以往将会出现营养不良、生长发育迟缓、消瘦、疾病等，甚至死亡。能量摄入量大于能量消耗则处于能量正平衡，长此以往机体会将大量多余的能量以脂肪的形式存在体内，则会出现异常的脂肪堆积，体重增加，甚至肥胖。所以，控制好能量的需要量是关键。青少年时期要求能量处于正平衡状态。

　　（2）蛋白质

　　蛋白质是构成人体的主要物质。人体的各种器官甚至皮肤、毛发、指甲都是由蛋白质构成的。青少年蛋白质营养不良主要表现为生长发育迟缓、消瘦、体重过轻、智力发育障碍，严重蛋白质营养不良可出现恶性营养不良症。反之，动物蛋白质摄入过多，可导致胆固醇摄入量高，同时增加肝肾负担。

　　（3）脂类

　　青少年期对脂类的需求量较大，它提供生长发育所必需的脂肪酸、类脂和充足的能量。但是膳食脂肪摄入量过多，会增加肥胖、心血管疾病、高血压和某些癌症发生的危险性；反之，过低会因为必需脂肪酸的缺乏而影响生长发育。因此，一般不限制少年膳食脂肪酸摄入，也不过度限制脂类摄入。一般来说，只要注意摄入一定量的植物油，就不会造成必需脂肪酸的缺乏。

　　（4）碳水化合物

　　碳水化合物是人类膳食中提供能量的主要来源，与蛋白质和脂肪相比，碳水化合物是更容易吸收和利用的能量。同时，碳水化合物消化后的产物——葡萄糖是大脑功能的唯一来源，又是正常脂肪代谢的保障，因此青少年必须重视和保证碳水化合物在一日三餐中的充足摄入。

　　（5）矿物质元素

　　对青少年来说，尤其应重视和保证钙、铁、锌、碘的摄入，硒、氟次之。

　　钙是构成骨骼、牙齿和软组织的重要成分，机体生长越快越需要钙，处于青春期的青少年往往比成人需要的钙多。如果钙长期摄入不足，并常伴有蛋白质和维生素D的缺乏，可以引起生长迟缓、新骨结构异常、骨钙化不良、骨骼变形，发生佝偻病。反之，钙摄入过量则会增加肾结石的危险，会影响其他元素的生物利用率。青春期前期及青春期正值生长突增高峰期，为了满足青春期突增高峰的需要，11岁和18岁适宜摄入量为1 000 mg/d，最高可耐受摄入量为2 000 mg/d，不分性别。奶和奶制品是钙的最佳食物来源，其钙含量高、吸收好，其中发酵酸奶更有利于钙的吸收。鱼虾、硬果类、豆类、绿色蔬菜都是人类钙的良好的食物来源。

　　铁是血液的重要组成部分，铁缺乏时可以引起贫血，出现头晕、乏力甚至肝脾肿大等症状，导致工作效率降低、学习能力下降，引起心理活动和智力发育的损害。铁缺乏还损害儿童的认知能力，且补铁后也难以恢复。青春期贫血是女性常见的疾病，值得特别关注。动物血、畜禽肉类、蛋黄、肝脏、鸡胗、牛肾、大豆、黑木耳、芝麻酱都是补充铁元素良好的食物来源，而蔬菜、水果和奶制品中含铁量不高。

　　锌对儿童、青少年性器官和性能力的正常发育很重要，锌促进食欲，促进维生素A代谢，并参与维持细胞免疫功能。青少年缺锌的临床表现之一是食欲差，味觉迟钝甚至丧失，严重时引起生长迟缓、性发育不良及免疫功能受损。儿童、青少年急性缺锌可出现癫痫病发作。贝壳类海产品、红色肉类、动物内脏都是锌良好的食物来源，干果类、谷类胚芽、麦麸、花生和花生酱也富含锌。植物性食物含锌量低且利用率低。

碘是合成甲状腺素的重要原料。这个时期碘缺乏的主要表现是甲状腺肿、青春期甲状腺功能减退、亚临床性克汀病、智力发育障碍、体格发育障碍、单纯性听力障碍；尤其是青春期甲状腺发病率较高，需特别注意预防。11～13岁为110 μg/d，14～18岁为120 μg/d。青少年每日锌摄入量如超过800 μg，就可能造成过量。含碘高的食物是海产品如海带、紫菜、海鱼等。

硒具有抗氧化功能，保护生物膜免受损害，维持细胞的正常功能，提高机体的免疫能力，促进生长，保护视觉器官。硒不足可引起诸多疾病，如克山病、大骨节病、高血压、心脏病等。过量摄入硒可引起硒中毒，表现为恶心、呕吐、头发脱落、指甲变形。动物性食物如肝、肾及海产品是硒良好的食物来源。

适量的氟有利于钙和磷的利用及在骨骼中沉积，可以加速骨骼生长，并维护骨骼健康。氟过量能破坏钙、磷正常的代谢。动物性食物中氟含量高于植物性食物，海产品中的氟高于淡水和陆地食物，鱼和茶叶含氟量很高。

（6）维生素

对青少年来说，尤其应重视和保证维生素A、维生素D、维生素B_1、维生素B_2、维生素C的摄入。

青少年维生素A缺乏发生率远高于成年人。维生素A缺乏会引起明暗适应下降、夜盲、干眼病等。严重缺乏时可见血细胞生成不良形成贫血，使免疫力低下，生长发育迟缓。维生素A缺乏还会影响神经系统，使神经变性。除了大量食用动物肝脏，一般饮食不会造成过量，但一定要注意补充维生素A的剂量。维生素A的UL为2 000 μgRE/d。动物肝脏，如羊肝、鸡肝、猪肝含有丰富的维生素A。胡萝卜素主要存在于深绿色或红黄色的蔬菜和水果，如胡萝卜、青椒、芹菜、菠菜等。相比较而言，动物性食物提供的维生素A的效价比植物性食物提供的胡萝卜素较高。

青少年生长发育过快，同时膳食中摄入不足和日光照射不足是引起维生素D缺乏的原因。维生素D严重缺乏时，常可导致出现"O"形和"X"形腿，会感到明显的生长痛、腿软、抽筋、乏力、蛀牙等。维生素D摄入过多，会产生副作用，甚至引起中毒，出现高钙血症、高钙尿症，严重的可引起死亡。多增加户外运动和充足的阳光照射是最经济的补钙来源。动物性食物是天然维生素D的主要来源，海鱼、鱼卵、动物肝脏、蛋黄含量较高。

青少年时期是神经系统、肌肉组织发育的高峰期，尤其要保证维生素B_1的供给。但如今精加工谷类的普及，使青少年维生素B_1的缺乏成为目前的营养问题。维生素B_1缺乏表现为疲乏、食欲差、恶心、忧郁、急躁、腿麻木、严重缺乏可引起脚气病，影响神经或心脏功能。我国青少年膳食中维生素B_1的RNI：11~13岁为男孩1.3 mg/d、女孩1.1 mg/d；14~18岁为男孩1.6 mg/d、女孩1.3 mg/d。维生素B_1广泛存在于天然食物中，如动物肝脏、心、肾、肉类、豆类和未加工的粮谷类。

维生素B_2是体内很多重要酶的成分，它参与体内生物氧化与能量生产，可以提高机体对环境的适应能力。青少年由于紧张的学习生活，容易缺乏维生素B_2，可出现生长缓慢口角炎、舌炎、眼炎、阴囊炎等。我国青少年膳食中维生素B_2的RNI：11～13岁为男孩1.3 mg/d、女孩1.1 mg/d；14～18岁为男孩1.5 mg/d、女孩1.2 mg/d。维生素B_2广泛存在于动植物性食物中，如奶类、蛋类、豆类、蔬菜和水果等。

维生素C对青少年来说具有促进生长发育和增强儿童对疾病的抵抗能力，防止骨质脆弱和牙齿松动的作用。维生素C缺乏可出现疲乏、急躁、牙龈肿胀出血、伤口愈合不良、皮下瘀斑、紫癜、关节疼痛等，严重不足会造成坏血病。我国青少年膳食中维生素C的RNI摄入要求如下：11～14岁为90 mg/d；14～18岁为100 mg/d。新鲜的蔬菜、水果是维生素C的丰富来源。一般只要摄入蔬菜多，烹饪合理，食用得当，就不会发生维生素C缺乏。

2) 青少年人群食物选择

根据《中国居民膳食指南》，膳食指南专家委员会提出了青少年《特定人群膳食指南》。通过青少年《特定人群膳食指南》，青少年人群食物选择应注意：

①饮食多样化，以谷类为主，保证充足的能量。

合理营养对青少年健康成长和学习有着重要意义。青少年一日膳食应该有主食、副食，有荤、有素，尽量做到食物多样化。主食除米饭外，还应吃面粉制品，如饺子、包子、馒头、面条等，也可以添加粗粮，如玉米、荞麦、高粱、小米、红薯等，获得更多的膳食纤维。每天需要谷类400~500 g。

②保证鱼、肉、蛋、奶、豆类和蔬菜的摄入量。

每天应保证摄入肉、禽类100～200 g，豆制品50～100 g，蛋50～100 g，奶类250～300 g，蔬菜350～500 g。其他还应多吃水果、坚果类食品、菌菇类食物和海产品。青少年发育需要大量钙质，可多吃些含钙量丰富的牛乳、河虾、豆腐干、蟹肉、蛤蜊、银鱼等通过饮食来补充骨骼发育所需要的大量的钙。

③纯热能食物，食用油15 g、食糖10 g。

④食盐量不超过6 g。

⑤参加体力活动，避免盲目节食。

青少年尤其是女孩往往为了减肥盲目地节食，导致生长发育出现问题。正确的减肥方法是合理控制饮食，少吃高热能的食物，如肥肉、荤油、油炸食品、糖果等。同时，增加适量的体育锻炼，使能量的摄入和消耗量达到基本平衡，以保持适宜的体重。

[知识拓展]

青少年盲目节食的危害

青少年时期又是青春期，在这个时期伴随第二性特征发育，青少年的各项器官逐渐成熟，体型逐渐完善，心理发育渐全，对美的要求越来越明显。因此，青少年在这个时期总有保持体型苗条的愿望，有意节食，继而出现过度节食的情况，采用吃减肥药、催吐、吃泻药等方式减肥，反而对身体产生如下伤害。

贫血。营养摄入不均衡使铁、叶酸、维生素B_{12}等造血物质摄入不足；吃得少，基础代谢率也比常人低，因此肠胃运动较慢，胃酸分泌较少，影响营养物质吸收。这些都是造成贫血的主要原因。

胃下垂。用饥饿法减肥的人常常感觉食欲缺乏、胀气、胀痛，这都有可能是胃下垂的征兆。胃下垂明显者常见腹部不适、饱胀、重坠感，在餐后站立或劳累时症状加重。胃下垂严重时还伴有肝、肾、结肠等内脏下垂。

损害脑细胞。生理学家认为，节食的结果是机体营养匮乏，这种营养缺乏使脑细胞的受损更为严重，直接结果是影响记忆力和智力。节食越久、减重越多的人记忆力损失越大。

头发脱落。头发的主要成分是一种称为角朊的蛋白质，锌、铁等也是毛发生长不可缺少的微量元素。过度节食，导致蛋白质及微量元素摄入不足，致头发因严重营养不良而脱落。

诱发胆结石。过度节食，供能的减少导致沉积于组织中的脂肪库存消耗，胆固醇随之移出进入胆汁，使胆汁中胆固醇的浓度激增，胆汁变得黏稠，析出结晶而沉淀下来，形成结石。

猝死。由于饮食热量不足和饥饿，铜、钾、镁等元素不平衡，加上交感神经亢进、心肌细胞纤维萎缩，缺乏肝糖，无法代谢肾上腺素。因此一旦有压力发生，则容易导致心律不齐，进而引发心脏停搏致死。

这些状况对青少年健康来讲都有着巨大的危害，青少年不应该盲目地节食减肥。在不确定自己体重是否正常的情况下，可以向家长、校医、营养专家等咨询。

🧁 5.1.3 青少年人群营养配餐原则和营养素摄入量的确定

1）青少年人群的营养配餐原则

①保证食物种类齐全。

②生长发育中青少年的能量处于正平衡。能量的来源应为：碳水化合物55%~65%，脂肪25%~30%，蛋白质12%~14%。其中，优质蛋白质应占到总蛋白质量的40%以上，烹调用油以植物油为主，保证一定的动物脂肪的摄入，但饱和脂肪酸不超过1/3。糖类应以多糖为主。

③早餐、午餐和晚餐提供的能量应为每日膳食总能量的30%，40%，30%。

④多提供含钙丰富的食物，以增加钙的摄入量，保证青少年骨骼发育。

⑤限制食盐摄入量，培养良好的饮食习惯。

⑥保证一定量的蔬菜和水果的供应，深色蔬菜中含维生素和矿物质较多，因此增加日常饮食中深色蔬菜、有色蔬菜的摄入量。

⑦做到粗细搭配、干稀搭配，有利于营养素摄入全面，增加学生食欲。

⑧注意荤素搭配，既解决了蛋白质互补，又丰富了维生素和膳食纤维。

⑨注重学生的营养状况和身体生长发育状况，掌握好学生的健康状态，消除营养不良。

⑩重视室外活动，调节饮食，以避免肥胖。

2）青少年人群营养素摄入量的确定

（1）能量

能量的推荐量是以平均需要量为基础得来的，而能量需要量则是通过测定能量消耗确定的。能量的消耗可以通过直接测定法和间接推算法测得，双标水法和心率监测法的应用，给青少年能量需要量的估算提供了实测数据。我国青少年膳食能量推荐摄入量见表5.1。能量的来源分别为碳水化合物55%~65%，脂肪25%~30%，蛋白质12%~14%。

表5.1　我国青少年膳食能量推荐摄入量

年龄/岁	推荐摄入量	
	kcal/d	
	男	女
10	1 800	1 650
11 ~ 13	2 050	1 800
14 ~ 17	2 500	2 000

注：摘自《中国居民膳食营养素摄入量》，2013年。

（2）蛋白质

青少年期是一个生长发育旺盛、机体变化较大的时期，是人体发育成熟的决定性阶段。蛋白质的供给一定要充足。我国青少年膳食蛋白质推荐摄入量见表5.2。蛋白质提供的能量应占到膳食总能量的12%～14%。动物性食物优质蛋白质含量丰富且必需氨基酸组成更接近于人体需要的模式。如肉类蛋白质含量为17%～20%，蛋类为13%～15%，奶类约为3%，植物性食物中大豆是优质蛋白质的来源，含量高达35%～40%，主食谷类中蛋白质含量为5%～10%，可惜利用率较低。

表5.2　我国青少年膳食蛋白质推荐摄入量

年龄/岁	推荐摄入量/（g·d⁻¹）	
	男	女
10	50	50
11 ～ 13	60	55
14 ～ 17	75	60

注：摘自《中国居民膳食营养素摄入量》，2013年。

（3）脂类

青少年期脂肪适宜摄入量占总能量的25%～30%。其中饱和脂肪酸、单不饱和脂肪和多不饱和脂肪酸的比例应小于1：1：1，（n-6）和（n-3）多不饱和脂肪酸的比例为（4～6）：1。在脂肪种类的选择上要注意选择含必需脂肪酸的植物油。

（4）碳水化合物

根据我国膳食碳水化合物的实际摄入量，膳食中碳水化合物应提供55%~65%的膳食总能量。这些碳水化合物包括淀粉、非淀粉多糖和低聚糖类等碳水化合物。还应限制纯能量食物如蔗糖的摄入量，提倡摄入营养素、能量密度高的食物，以保障人体能量充足和营养素的需要。如进食不含碳水化合物的膳食，可出现代谢及肠道功能紊乱；进食过多的碳水化合物可以转化为脂肪，长期摄入过量会增加肥胖的危险性。

目前我国碳水化合物主要来自谷类、薯类、水果和蔬菜，每100 g食物碳水化合物量见表5.3，因此保证适量的碳水化合物的摄入，不仅可以避免脂肪的过度摄入，同时谷类和薯类以及水果和蔬菜摄入会增加膳食纤维及具有健康效用的低聚糖，对于预防肥胖及心血管疾病有重要意义。碳水化合物的来源还包括糖果、酒类、饮料等。但应避免摄入太多的糖，尤其是全糖饮料。

表5.3　每100 g食物碳水化合物量

食　物	碳水化合物	能　量	
	g	kcal	kJ
稻米	77.2	346	1 448
标准小麦粉	71.5	344	1 439
土豆	16.5	76	318
藕	15.2	70	293
红薯	23.1	99	414
西瓜	7.9	34	142

（5）矿物质

根据中国营养学会2013年10月制定的《中国居民膳食营养素参考摄入量》，青少年常量和微量元素的 RNI 和 AI 值见表 5.4。

表5.4　青少年常量和微量元素的RNI和AI值

年龄/岁	钙 AI/mg	钾 AI/mg	钠 AI/mg	镁 AI/mg	铁 AI/mg	碘 RNI/mg	锌 AI/mg	硒 RNI/mg	氟 AI/mg	铬 AI/mg	钼 AI/mg
11 ~ 13	1 200	2 200	1 400	300	15（男）18（女）	110	10（男）9（女）	55	1.3	30	90
14 ~ 17	1 000	2 000	1 600	320	16（男）18（女）	120	11.5（男）8.5（女）	60	1.5	35	100

注：AI是适宜摄入量，RNI是推荐摄入量，UL是最高可耐受量。

（6）维生素

虽然维生素不能产生热能，但却是维持人体正常功能所必需的一类有机化合物，机体虽然需要的量少，但却是必不可少。因为维生素在人体内不能合成或合成的量不足，必须通过一日三餐的食物来获取，如果日常膳食中维生素含量和种类长时间不足，则可能出现维生素缺乏症，影响人的生长发育，尤其是青少年应特别注意维生素的摄入量。

①维生素 A。青少年生长发育对维生素 A 的需求量大于成年人。青少年膳食中维生素 A 推荐摄入量见表 5.5。

表5.5　青少年膳食中维生素A推荐摄入量

年龄/岁	RNI/µg RE	UL/µg RE
11 ~ 13	670（男）630（女）	2 000
14 ~ 17		
男	820	2 000
女	630	2 000

维生素 A 只能由动物性食物提供，植物性食物提供的是维生素 A 原——类胡萝卜素。胡萝卜素主要存在于深绿色、红黄色的蔬菜和水果中。

②维生素 D。一般天然食物所含的维生素 D 较少，动物性食物是维生素 D 的主要来源，海鱼、鱼卵、动物肝脏、蛋黄等含量相对较多。我国大部分地区的膳食是由一般的天然食物构成，其维生素 D 的供给量很难满足青少年生长发育的要求，所以户外活动少或没有充足的日光照射是维生素 D 缺乏的主要原因。我国青少年维生素 D 推荐摄入量见表 5.6。

表5.6　我国青少年膳食维生素D推荐摄入量

年龄/岁	RNI/（µg·d^{-1}）	UL/（µg·d^{-1}）
11 ~ 13	10	20
14 ~ 17	10	20

③维生素 B$_1$。维生素 B$_1$ 广泛存在于天然食物中，如动物内脏（心、肝、肾），豆类、肉类和没有加工的粮谷类。我国青少年维生素 B$_1$ 推荐摄入量见表 5.7。

表5.7　我国青少年维生素B$_1$推荐摄入量

年龄/岁	RNI/mg	
11 ~ 13	男 1.3，女 1.1	
14 ~ 17	男	女
	1.6	1.3

④维生素 B_2。维生素 B_2 广泛存在于动植物性食物中，如奶类、蛋类、豆类、肉类、谷类、蔬菜和水果。我国青少年维生素 B_2 推荐摄入量见表 5.8。

表5.8　我国青少年维生素B_2推荐摄入量

年龄 / 岁	RNI/mg	
11 ~ 13	男 1.3，女 1.1	
14 ~ 17	男	女
	1.5	1.2

⑤维生素 C。新鲜的蔬菜和水果是维生素 C 的主要食物来源。谷类和动物性食物几乎没有维生素 C。我国青少年维生素 C 推荐摄入量见表 5.9。

表5.9　我国青少年维生素C推荐摄入量

年龄 / 岁	RNI/mg
11 ~ 13	90
14 ~ 17	100

我国青少年脂溶性和水溶性维生素 RNIs 或 AIs 见表 5.10。

表5.10　我国青少年脂溶性和水溶性维生素RNIs或AIs

年龄/岁	VA RNI /μgRE		VD RNI /μg	VE AI /mga-TE	VB_1 RNI/mg	VB_2 RNI/mg	VC RNI/mg	叶酸 RNI/mgNE	胆碱 AI/mg	生物素 AI/μg
11 ~ 13	700		5	10	1.2	1.2	90	300	350	20
14 ~ 18	男	女	5	14	1.5　1.2 （男）（女）	1.5　1.2 （男）（女）	100	400	450	25
	800	700								

任务2　中学生的营养食谱设计和菜品制作

[课时安排]

8 课时。

[任务布置]

本次课的主要任务是完成初中生和高中生的营养食谱的设计，选择部分食谱菜品进行制作。

[任务实施]

5.2.1　中学生的营养食谱设计

青少年一般是指 14 ~ 17 岁的未成年人，而这个阶段的青少年绝大部分处于中学期间。这个时候的青少年不仅生长发育迅速，而且学习压力较大，面临中考和高考，因此设计中学生营养食谱具有非常重要的意义。

1）中学生的膳食安排

中学生的膳食应坚持以谷类为主食，还应适当加入玉米、红薯、高粱、小麦、糯米、薏仁、荞麦、燕麦等粗粮，做到粗细搭配。

要保证优质蛋白质占总蛋白质摄入量的1/3～1/2，优质蛋白质可选择动物性食物，如牛奶、羊奶、酸奶、鸡蛋、鹌鹑蛋、猪肉、猪心、猪血、牛肉、鸡肉、鸭肉、鹅肉、兔肉、鸽肉、鹌鹑、牛肚、猪肚、泥鳅、黄鳝、牛蛙、鲫鱼、草鱼、鲢鱼、鲶鱼、鲈鱼、三文鱼、鳕鱼、带鱼、耗儿鱼、八爪鱼、武昌鱼、干贝、海蛎肉、海参、墨鱼、河虾、基围虾、虾皮、蟹等。豆制品可选择黄豆、红豆、黑豆、豇豆、四季豆、扁豆、蚕豆、豆腐、豆腐干、腐竹、豆芽、豌豆等。

蔬菜应尽量选择青、绿、红、黄色的蔬菜，如黑白木耳、胡萝卜、南瓜、茄子、苋菜、菠菜、茼蒿、香椿、韭菜、花椰菜、莴笋、油菜、紫甘蓝等。在产鲜豆季节可多食用鲜豆，在缺乏新鲜蔬菜地区或季节可多吃豆芽、豌豆苗。

水果可选择梨、苹果、香蕉、车厘子、樱桃、葡萄、龙眼、山竹、柑橘等，干果可选择核桃、芝麻、花生、大枣、栗子、松子、山核桃、碧根果、榛子等。

2）中学生的膳食结构

粮谷类（五谷、杂粮、薯类、豆类）400～660 g（高中男生要绝对保证每天有500 g主食）；蛋类及其制品（蛋类菜肴）50～75 g；奶类（鲜奶、酸奶、奶粉、豆奶粉等）250 mL；肉类（各种畜禽肉及其内脏）150～175 g；豆类及其制品50～150 g；蔬菜（有色蔬菜占75%，经常补充食用海带、紫菜等海产品，香菇、木耳等菌藻类）300～550 g；水果（以时令水果为主）100 g；烹调用油（植物油）10～20 g；糖（白糖、红糖、糖果、巧克力、蜂蜜等）10 g。除此以外，还应注意补钙，应多吃虾皮、金钩冬瓜、鳕鱼炖豆腐、海带烧鸭、青豆虾仁、脑花豆腐等，通过饮食来补充骨骼生长所需要的钙质。

3）中学生的营养食谱设计

（1）主食食谱设计

合理的主食，除大米外，在主食中还可掺入玉米、小米、红薯、高粱、荞麦等杂粮，如煮制小米粥、燕麦粥等。根据营养学家建议，早餐最好还要喝牛奶或豆浆。

主食包括面包、馒头、蛋糕、烧卖、花卷、汤圆、包子、油糕、烧饼、黄粑、面条、米线、米粉、油条、馄饨、酸辣粉、饺子、绿豆糕、白糖糕、春卷、蛋卷、粥等。

（2）副食食谱设计

副食，如酱油黑椒蘑菇、糖醋里脊、清蒸鲈鱼、雪梨爆鸡片、菠萝咕噜肉、山药肚片、咖喱牛肉、白灼虾、宫保鸡丁、孜然土豆、东北小炒肉、蒜泥白肉、大盘鸡、香糯莲藕、两面黄、五香熏鱼、霉干菜炒四季豆、鱼头豆腐汤、红烧狮子头、拔丝苹果、大肠炖豆腐、神仙鸭子、湖南剁椒鱼头、烧辣椒拌皮蛋、酸汤金针菇肥牛、腌菜炒汤圆、云南椒麻鸡、土匪猪肝、野生菌王汤、板栗烧鸡、酸菜鱼、霸王兔、干烧黄鱼、酱大棒骨、番茄排骨汤、海带炖猪脚、酸萝卜老鸭汤、羊肉汤、三鲜汤等。

4）案例：初中生营养午餐食谱的设计

为中学生制定一份营养午餐食谱。该校共有学生600名，14岁、15岁、16岁男女生各

100 名，身体健康。

（1）确定设计营养午餐食谱的基本原则

①午餐提供的能量应为每日膳食总能量的 40%。

②每份午餐提供的蛋白质总量不低于 30 g，其中动物性食物和大豆及其制品提供的优质蛋白质应达到总蛋白质量的 50%。

③油脂以植物油为主，保证有一定量的动物脂肪，但饱和脂肪酸的总量不超过 1/3。

④尽可能提供含有丰富钙质的食物，以增加钙的摄入量，每份午餐提供的钙不应低于 400 mg。

⑤限制食盐的摄入量，每份午餐应限制食盐含量在 2 g 左右（钠含量平均不超过 1 000 mg）。

⑥正餐不得以糕点、甜食取代主副食。

⑦保证一定量蔬菜和水果的供应，深色蔬菜中含有维生素和矿物质较多。因此，蔬菜中应一半为绿色蔬菜或其他有色蔬菜。

（2）学生营养午餐食谱的制定方法

①根据学生年龄、性别及体重确定其能量和营养素需要量。集体配餐以中国营养学会 2013 年发布的《中国居民膳食营养素参考摄入量》为标准。

②根据《中国居民膳食营养素参考摄入量》计算出每人每日通过膳食摄入的蛋白质、脂肪和碳水化合物的量以及他们所提供的能量占总能量的比例。在均衡膳食中，蛋白质、脂肪和碳水化合物所提供能量应分别占总能量的 10% ~ 15%，25% ~ 30%，55% ~ 65%。

③根据各种食物所含能量和营养素的不同以及不同年龄学生所需能量和营养素的多少，确定每一类食物的量。

④确定各类食物中具体的食物和数量。在选择食物时，要注意某些膳食中容易缺乏的营养素，如维生素 A、维生素 B_1、维生素 B_2、钙等。

⑤结合中学生的饮食习惯，并考虑季节、地区特点，制定出营养食谱。

（3）设计营养食谱具体步骤

①从《中国居民膳食营养素参考摄入量》可知，14 ~ 16 岁男、女学生平均每天应通过膳食摄取的能量和营养素为：能量 2 250 kcal，蛋白质 68 g，脂肪提供的能量占全天总能量的 25% ~ 30%，碳水化合物提供的能量占全天总能量的 55% ~ 65%。根据午餐能量和营养素供应量应占全天总能量的 40% 左右的原则，一份营养午餐应提供能量 900 kcal，蛋白质 27 g 以上。

②一份营养午餐应有的蛋白质、脂肪和碳水化合物的质量及其提供的能量。

蛋白质：27 g，其中应包括优质蛋白质 14 g。

脂肪：一份提供能量 900 kcal 的营养午餐，由脂肪提供的能量为 25% ~ 30%，为 225 ~ 270 kcal，每克脂肪可提供能量约 9 kcal，所以脂肪的含量应为 25 ~ 30 g。

碳水化合物：一份提供能量 900 kcal 的营养午餐，由碳水化合物提供的能量为 55% ~ 65%，为 495 ~ 585 kcal，每克碳水化合物可提供能量约 4 kcal，所以碳水化合物的含量应为 124 ~ 146 g。

③根据不同食物中营养素种类及数量确定各类食物质量。

A. 确定谷薯类的量。根据碳水化合物质量确定谷薯类的量，午餐主食设计为小米饭（大米 80 g，小米 20 g）和白面馒头（100 g）。每 80 g 大米可提供碳水化合物 62 g，20 g 小米可提供碳水化合物 15 g，100 g 白面馒头可提供碳水化合物 43 g，一共可以提供碳水化合物 120 g，其余碳水化合物可由蔬菜和水果提供。

B.确定动物性食物和豆类的量。根据优质蛋白质的量确定动物性食物和豆类的量。能提供优质蛋白质的食物主要有 5 大类，包括肉类、蛋类、奶类、鱼类和大豆类。奶类一般在早餐或晚上加餐中食用，所以午餐中蛋白质可不考虑由奶类提供。本午餐确定为：猪排骨 30 g 可提供优质蛋白质 7 g，20 g 鲢鱼可提供 6 g，20 g 豆腐可提供 1.5 g，一共可提供优质蛋白质 14.5 g，其余的蛋白质由米饭和蔬菜提供。

C.确定蔬菜和水果的量。根据《中国居民膳食指南及平衡膳食宝塔》和中学生的饮食特点，中学生每日应保证 500 ~ 700 g 新鲜蔬菜和水果，一份营养午餐应提供 200 ~ 250 g 的蔬菜和 100 g 水果。本午餐确定为：番茄 100 g，西兰花 120 g，四川泡菜 20 g，芹菜 5 g，葱 5 g，橙子 100 g。番茄 100 g 可提供碳水化合物 3.5 g，蛋白质 0.9 g；西兰花 120 g 可提供碳水化合物 4 g，蛋白质 1 g；四川泡菜 20 g 提供碳水化合物 1.3 g，蛋白质 0.5 g；橙子 100 g 可提供碳水化合物 10.5 g。

碳水化合物和蛋白质的含量均符合本营养餐的要求。

D.确定纯能量食物的量：午餐总脂肪含量应控制在 30 g 以下，其中动物脂肪由猪排骨和鲢鱼提供，合计 7.7 g；植物性脂肪主要由谷薯类、豆类和植物油提供，其中谷薯类和豆类分别提供脂肪为 1 g 和 1.5 g。因此，每份营养午餐烹调用油不超过 16.5 g。

④制定食谱。

酸菜鱼：四川泡菜 20 g，鲢鱼片 20 g，花生油 4 g。

番茄排骨汤：番茄 100 g，猪排骨 30 g。

红烧豆腐：豆腐 40 g，花生油 3 g。

清炒西兰花：西兰花 120 g，花生油 3 g。

二米饭：大米 80 g，小米 20 g。

白面馒头：100 g。

水果：橙子 100 g。

盐和味精控制在 2 g 和 1 g。

⑤营养素含量的计算。

制定完成一份营养午餐食谱后，一定要计算其营养素含量，根据计算结果适量调整各成分的含量。虽然保证每餐营养均衡比较困难，但作为一份营养餐，就一定要对各种营养素进行计算、评价，保证每餐中营养素含量不会太高或太低，并且保证营养素在一周期内摄入均衡。

营养素含量的计算可通过计算机软件进行简单快捷的计算，也可以进行笔算。根据各种食物的配餐用量，计算其提供营养素的量，计算公式为：

$$某种食物中某营养素含量 = 食物质量（g）\times \frac{食部}{100} \times \frac{100 \text{ g} 该食物中营养素含量}{100}$$

再将不同食物的同类营养素含量相加，得到一份营养午餐食谱的各种营养素的含量。一份营养午餐食谱的营养素含量见表 5.11。

表5.11 一份营养午餐食谱的营养素含量

项 目	能量/kcal	蛋白质/g	脂肪/g	碳水化合物/g	钙/mg	铁/mg	维生素A/μg	胡萝卜素/μgRE	维生素B₁/mg	维生素C/mg
实际摄入量	1 024	31	36	143	321	10	1 902	11 000	0.37	119
建议摄入量	900	27	25 ~ 30	124 ~ 146	400	6.4	*320	*	0.64	40

*维生素A的推荐摄入量为800 μgRE/d，1 μgβ-胡萝卜素相当于0.167 μgRE。

根据计算结果可知，该食谱中能量和各种营养素与建议摄入量稍有差距，需要进一步调整。如果调整后仍不能满足要求，就应该继续调整，直至满足要求为止。本食谱中主要是维生素 A 和维生素 C 含量较高，而食谱中这两种维生素主要是由西兰花提供，所以将这道菜更改为油菜。脂肪稍有偏高，将猪排骨量适当减少；钙质稍有不足，在油菜中添加一定量的虾米增加钙质。表 5.12 调整后的结果基本满足我们设计营养午餐食谱的要求，所以该中学的一人份营养午餐食谱可设计为：

酸菜鱼：四川泡菜 20 g，鲢鱼片 20 g，花生油 4 g。

番茄排骨汤：番茄 100 g，猪排骨 20 g。

红烧豆腐：豆腐 40 g，花生油 3 g。

金钩（虾米）油菜：油菜 120 g，金钩 10 g，花生油 3 g。

小米饭：大米 80 g，小米 20 g。

白面馒头：100 g。

水果：橙子 100 g。

盐和味精控制在 2 g 和 1 g。

该校共有 600 人，则该食谱食物质量应均乘以 600，计算如下：

酸菜鱼：四川泡菜 12 kg，鲢鱼片 12 kg，花生油 2.4 kg。

番茄排骨汤：番茄 60 kg，猪排骨 12 kg。

红烧豆腐：豆腐 24 kg，花生油 1.8 kg。

金钩油菜：油菜 72g，金钩 6 kg，花生油 1.8 kg。

小米饭：大米 48 kg，小米 12 kg。

白面馒头：60 kg。

水果：橙子 60 kg。

盐和味精控制在 1.2 kg 和 0.6 kg。

表5.12　一份调整后营养午餐食谱的营养素含量

项　目	能量/kcal	蛋白质/g	脂肪/g	碳水化合物/g	钙/mg	铁/mg	维生素A/μg	胡萝卜素/μg	维生素B₁/mg	维生素C/mg
实际摄入量	892	27	28	134	411	8	356	1 431	0.5	95
建议摄入量	900	27	25~30	124 ~ 146	400	6.4	*320	*	0.64	40

*维生素A的推荐摄入量为800 μgRE/d，1 μgβ-胡萝卜素相当于0.167 μgRE。

本食谱已接近建议摄入量标准，其中维生素 C 差异较大，但维生素 C 是水溶性维生素，过多会随着尿液排出体外，对身体无碍。其中食物质量均为可食用部分质量，厨房采购员应根据市场购买食品可食部分比例的大小，适当增加其质量。

⑥制定出一份营养午餐食谱后，虽然可以以此为模式，同类食品进行互换，但不等于简单更换一些同类食品就可以，必须对调换后食谱进行重新计算。因为即使为同一类食物，其各种营养素之间含量的差异也是较大的，对于一些容易缺乏的微量元素和矿物质，可以一周或一月补充一次。

🧁 5.2.2 中学生营养餐菜品举例及制作

1）初中生营养食谱举例

初中男生(13～15岁)平均一日能量为2 730 kcal，蛋白质82～96 g，脂肪76～91 g，钙1 000 mg，铁18.7 mg，维生素A 767 μgRE，维生素B_1 1.4 mg，维生素C 96.7 mg。能量：早餐819 kcal，中餐1 092 kcal，晚餐819 kcal。一日碳水化合物提供的能量为:1 500～1 775 kcal，则一日碳水化合物的量为375～444 g。初中男生一日食谱举例见表5.13。

表5.13　初中男生一日食谱举例

餐　次	饮食内容		烹饪方法
	食品名称	主要原料用量	
早餐	牛奶	强化维生素A，维生素D，牛奶150 g	加热
	鲜肉包	小麦粉标准粉120 g，猪肉50 g	烤
	煎鸡蛋	鸡蛋50 g，大豆油5 g	煎
午餐	红薯饭	红薯20 g，大米100 g	煮
	肉片扁豆	猪瘦肉35 g，扁豆50 g，大豆油4 g	炒
	贵妃凤翅	鸡翅50 g，红葡萄酒20 g，大豆油4 g	焖
	文蛤冬瓜汤	文蛤10 g，冬瓜40 g，香油2 g	煮
加餐	柑橘	100 g	—
晚餐	青椒山药	青椒5 g，山药40 g，大豆油4 g	炒
	韭黄肝尖	韭黄10 g，猪肝30 g，大豆油6 g	炒
	白菜鱼丸汤	白菜80 g，草鱼30 g，香油2 g	煮
	米饭	大米100 g	煮
加餐	烙饼	烙饼50 g	烙

初中女生(13～15岁)平均一日能量为2 333 kcal，蛋白质70～82 g，脂肪65～78g，钙1 000 mg，铁22.3 mg，维生素A 700 μgRE，维生素B_1 1.2mg，维生素C 96.7 mg。能量：早餐700 kcal，中餐933 kcal，晚餐700 kcal。一日碳水化合物提供的能量为1 283～1 516 kcal，则一日碳水化合物的量为320～379 g。初中女生一日食谱举例见表5.14。

表5.14　初中女生一日食谱举例

餐　次	饮食内容		烹饪方法
	食品名称	主要原料用量	
早餐	牛奶	强化维生素A，维生素D，牛奶150 g	加热
	虾饺	小麦粉标准粉120 g，河虾30 g，马蹄30 g	蒸
	卤鸡肝	鸡肝20 g	卤
加餐	鲜枣	鲜枣干95 g	—
午餐	肉末茄子	长茄子80 g，猪肉20 g，油4 g	炒
	芹菜豆腐干	豆腐干45 g，芹菜10 g，油4 g	炒
	白灼芥蓝	芥蓝150 g	灼
	鲫鱼汤	鲫鱼40 g	煮
	玉米饭	玉米20 g，大米80 g	煮
加餐	桂圆干	桂圆肉30 g	
晚餐	番茄牛腩饭	大米80 g，牛腩140 g，番茄30 g，菜籽油10 g	炒
	银耳汤	银耳20 g	煮

2）初中生营养菜品举例

（1）韭黄肝尖

①原料组配。

A. 主料：韭黄，猪肝。

B. 配料：食用油，姜，蒜，泡椒，味精，盐，料酒，水淀粉适量。

②操作步骤。

A. 将猪肝切成厚薄均匀的柳叶片，韭黄切段，姜、蒜切片。

B. 锅中加食用油烧至五成热，将猪肝码芡入锅炒至散籽发白以后放姜片、蒜片炒香，加韭黄、泡椒，再放盐、味精、料酒、勾少许水淀粉起锅装盘即可。

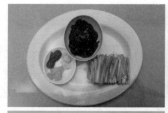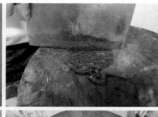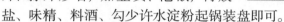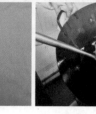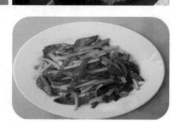

③成品特点：质地滑嫩，咸鲜清淡，间色美观，营养丰富。

④注意事项。

A. 炒猪肝时不能提前码芡，否则会吐水使质地变老。

B. 炒时火候和时间要掌握好，否则影响质地和口感。

⑤营养分析。

猪肝中含有丰富的蛋白质和胆固醇，以及较少的脂肪和碳水化合物；含有大量的维生素A；钙、铁、磷、锌、硒、钾等含量较高。具有补肝明目、补血、增强人体免疫力等功效。韭黄具有补肾温阳、益肝健胃、补血益气、润肠通便的功效。

此菜品具有补肝补肾、补血益气、明目的功效。

（2）白菜鱼丸汤

①原料组配。

A. 主料：草鱼1尾，青菜心。

B. 配料：鸡蛋（清），色拉油、盐、味精、姜片、清水等适量。

②操作步骤。

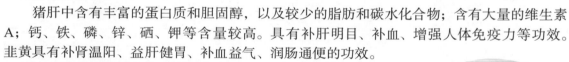

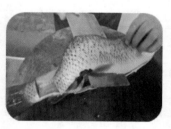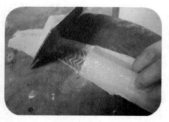

A. 将草鱼初加工以后清洗干净，取下净鱼肉，然后用清水反复浸泡。

B. 将鱼肉放入搅拌器中，依次加入清水、鸡蛋（清）、色拉油，然后搅拌成鱼蓉状，倒入汤碗中，依次加盐、味精、搅拌成浓稠的鱼蓉待用。

C. 将剩余的鱼骨剁成块并清洗干净，锅中加少量的油，将鱼投入锅中炒香，然后加清水，烧沸撇去浮沫，加姜片然后用小火熬出味，将鱼骨去掉，然后将鱼蓉挤成鱼丸入锅，加盐、青菜心、味精，待鱼丸成熟后起锅装盘即可。

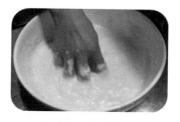
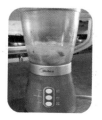

③成品特点：鱼丸大小均匀，质地细嫩，色泽洁白，汤汁鲜美。

④注意事项。

A. 鱼肉一定要反复浸泡以去掉血水和腥味。

B. 搅拌鱼蓉时一定要搅拌上劲，可以加适量淀粉增加其嫩度。

⑤营养分析。

草鱼含有丰富的不饱和脂肪酸，是心血管病人的良好食物；含有丰富的硒元素，经常食用有抗衰老、养颜的功效；草鱼肉嫩而不腻，可以开胃、滋补。白菜中含有丰富的维生素 C 和维生素 E，多吃白菜，可以起到很好的护肤和养颜效果。白菜含丰富的粗纤维，能起到润肠、促进排毒的作用，有帮助消化功能。对预防肠癌有良好作用。

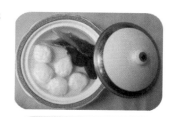

此菜品有开胃滋补、养颜抗衰老的保健作用。

（3）肉末茄子

①原料组配。

A. 主料：长茄子。

B. 辅料：猪瘦肉，大葱。

C. 调料：豆瓣酱，姜，蒜，盐，味精，料酒，水淀粉，色拉油，鲜汤。

②工艺流程。

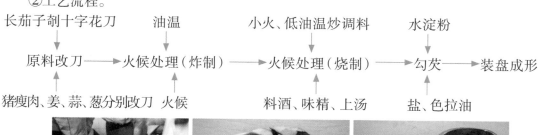

③操作步骤。

A. 长茄子洗净，剖十字花刀，然后改刀成三角形或者菱形。

B. 猪瘦肉剁细，姜、蒜分别剁细，大葱切成葱粒待用。

C. 锅中加色拉油把茄子炸至紧皮，留少量的油把肉末炒香待用。

D. 锅中加色拉油炒各种调料（豆瓣酱、姜粒、蒜粒、料酒、盐），炒香以后加鲜汤，放

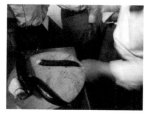
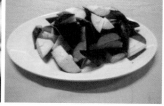
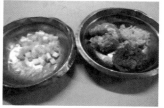

炸好的茄子用小火烧 3 min 勾入水淀粉，最后加猪肉末、葱粒、味精即可。

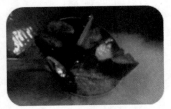 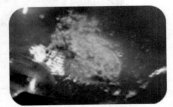

④成品特点：色泽棕红，咸鲜微辣，质地细嫩。

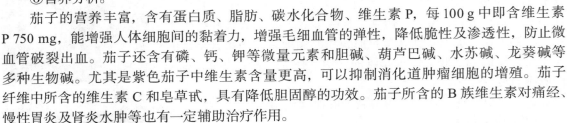

⑤注意事项。

A. 剞花刀时剞的深度及刀距，不能切断。

B. 炸的火候及油温。

C. 烧的时间及火候。

⑥营养分析。

茄子的营养丰富，含有蛋白质、脂肪、碳水化合物、维生素 P，每 100 g 中即含维生素 P 750 mg，能增强人体细胞间的黏着力，增强毛细血管的弹性，降低脆性及渗透性，防止微血管破裂出血。茄子还含有磷、钙、钾等微量元素和胆碱、葫芦巴碱、水苏碱、龙葵碱等多种生物碱。尤其是紫色茄子中维生素含量更高，可以抑制消化道肿瘤细胞的增殖。茄子纤维中所含的维生素 C 和皂草苷，具有降低胆固醇的功效。茄子所含的 B 族维生素对痛经、慢性胃炎及肾炎水肿等也有一定辅助治疗作用。

猪瘦肉含有丰富的蛋白质和锌，其中锌对提高智力有益。猪瘦肉还可提供血红素（有机铁）和促进铁吸收的半胱氨酸，能改善缺铁性贫血。

（4）西红柿牛腩饭

①原料组配。

A. 主、辅料：牛腩，大米饭，西红柿，青豆，蘑菇等。

B. 调料：姜，葱，蒜，辣椒，胡椒粉，味精，白糖，盐，酱油，番茄酱，水淀粉，清水适量。

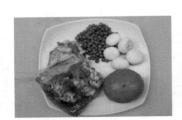

②操作步骤。

A. 将牛腩改刀以后用清水反复浸泡，以去尽血水。

B. 蘑菇、青豆汆水待用。

C. 将牛腩切成 2 cm³ 的丁，西红柿切丁，姜切米。

D. 锅中加油，放西红柿丁、姜米、番茄酱炒香，加牛肉丁一同炒制。然后加清水、蘑菇、青豆、盐、酱油，用小火烧至熟透时加味精、辣椒、胡椒粉，勾少许水淀粉起锅装盘即可。

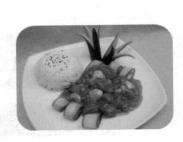

E. 配上大米饭。

③成品特点。色泽红亮，咸鲜微酸，营养丰富。

④注意事项。

A. 牛肉一定要用清水反复浸泡，以去掉血水。

B. 掌握好烧的时间，以保证口感。

⑤营养分析。

米饭作为中国人的主食，是能量的主要来源。番茄有清热解毒、生津止渴、养阴凉血、健胃消食等作用。牛肉富含蛋白质，能提高机体抗病能力，对生长发育特别适宜。牛肉有补中益气、滋养脾胃、强健筋骨的作用，对筋骨酸软、贫血有良好的食疗作用。

3）高中生营养食谱举例

高中男生（16～18岁）平均一日能量为2 900 kcal，蛋白质87～101 g，脂肪80～97 g，钙1 000 mg，铁20 mg，维生素A 800 μgRE，维生素C 100 mg。能量：早餐870 kcal，中餐1 160kcal，晚餐870 kcal。一日碳水化合物提供的能量为1 595～1 885 kcal，则一日碳水化合物的量为399～471 g。高中男生一日食谱举例见表5.15。

表5.15　高中男生一日食谱举例

餐　次	饮食内容		烹饪方法
	食品名称	主要原料用量	
早餐	皮蛋瘦肉粥	皮蛋1个，猪瘦肉15 g，大米50 g	煮
	拌香干	豆干30 g	拌
	蛋糕	蛋糕100 g	烤
加餐	牛奶	牛奶250 g	加热
午餐	糖醋鱼片	花鲢鱼肉40 g	炸熘
	蚝油西兰花	西兰花100 g	炒
	排骨炖山药	猪排骨150 g，山药30 g	炖
	米饭	大米80 g	煮
加餐	葡萄	葡萄100 g	—
晚餐	木耳肉片	干木耳10 g，猪肉片25 g	炒
	黄瓜蛤蜊汤	黄瓜150 g，蛤蜊30 g	煮
	韭菜煎蛋	韭菜50 g，鸡蛋50 g	煎
	米饭	大米80 g	煮

高中女生（16～18岁）平均一日能量为2 400 kcal，蛋白质72～84 g，脂肪67～80 g，钙1 000 mg，铁20 mg，维生素A 700 μgRE，维生素C 100 mg。能量：早餐720 kcal，中餐960 kcal，晚餐720 kcal。一日碳水化合物提供的能量为1 320～1 560 kcal，则一日碳水化合物的量为330～390 g。高中女生一日食谱举例见表5.16。

表5.16　高中女生一日食谱举例

餐　次	饮食内容		烹饪方法
	食品名称	主要原料用量	
早餐	桂圆红枣小米糊	干桂圆肉5 g，红枣肉10 g，小米30 g	煮
	小餐包	小餐包50 g	蒸
	煎蛋	鸡蛋50 g，植物油5 g	煎
加餐	牛奶	牛奶250 g	加热
午餐	培根芦笋卷	培根20 g，芦笋30 g	蒸熘
	桂花糯米藕	桂花蜜3 g，糯米10 g，藕60 g	蒸
	炝炒空心菜	空心菜100 g	炒
	豆腐鱼头汤	老豆腐50 g，花鲢鱼头200 g	炖
	红薯饭	红薯20 g，大米60 g	煮

餐　次	饮食内容		烹饪方法
	食品名称	主要原料用量	
加餐	银耳汤	干银耳 15 g, 冰糖 5 g	炖
晚餐	咖喱鸡腿饭	鸡腿肉 30 g, 大米 60 g, 咖喱酱	炒
	海带丝汤	海带丝 20 g	煮

4）高中生营养菜品举例

（1）糖醋鱼片

①原料组配。

A.主、辅料：净鳜鱼肉，胡萝卜，芦笋，大葱。

B.调料：盐，料酒，水淀粉，姜，番茄沙司，白糖，醋，味精，食用油。

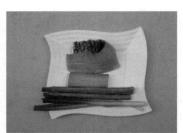

②操作步骤。

A.将净鳜鱼肉切片，然后用盐、料酒、水淀粉码芡。

B.胡萝卜、芦笋、大葱切菱形片，姜切末。

C.锅中加食用油烧至四成油温，放鱼片炒至散籽发白以后，放胡萝卜、芦笋片炒至断生起锅倒入操瓢中。

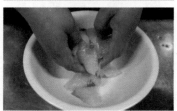

D.锅中留少量的油，加番茄沙司、姜米、白糖、醋。炒至色红发亮以后倒入鱼片，勾水淀粉，加味精起锅装盘即可。

③成品特点。质地细嫩，色泽红亮，酸甜咸鲜。

④注意事项。

A.鱼片滑油时油温要掌握好。

B.炒番茄沙司油温不能高，否则颜色和味道都达不到品质要求。

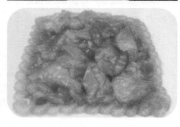

⑤营养分析。

鳜鱼被誉为中国"四大淡水名鱼"之一，含有蛋白质、脂肪、少量维生素、钙、钾、镁、硒等营养元素，热量不高，而且富含抗氧化成分，具有补气血、益脾胃的滋补功效。

（2）培根芦笋卷

①原料组配。

A.主辅料：培根，芦笋，青笋，胡萝卜。

B.调料：蒜蓉辣椒酱，味精，水淀粉，鲜汤，清水等适量。

②操作步骤。

A.将青笋、胡萝卜刻成葫芦形状,并放入沸水锅中氽水待用。

B.芦笋切断氽水待用，培根切薄片卷在芦笋上上笼蒸透取出按一定的形状摆入盘中。

C.锅中加油，放蒜蓉辣椒酱炒香，加鲜汤、味精勾水淀粉起锅淋于培根卷上即可。

③成品特点：造型美观，搭配合理，咸鲜辣香。

④注意事项。

A.葫芦、芦笋氽熟待用。

B.掌握好蒸的时间。

C.酱汁的量要恰到好处。

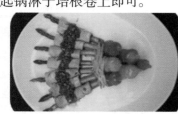

⑤营养分析。

培根中磷、钾、钠的含量丰富，还含有脂肪、胆固醇、碳水化合物等。使用盐和少量亚硝酸钠或硝酸钠、黑胡椒、丁香、香叶、茴香等香料腌制，再经风干或熏制而成，具有健脾、开胃、祛寒、消食等功效。

芦笋，是一种高档而名贵的蔬菜，营养学家和素食界人士均认为它是健康食品和全面的抗癌食品，被誉为"十大名菜之一"。芦笋含多种维生素和微量元素，尤其叶酸含量丰富，经常食用芦笋对心血管病、血管硬化、肾炎、胆结石、肝功能障碍和肥胖均有益。

🧁5.2.3 中学生常见病的食谱制作

中学生时期，相较儿童时期机体发育已更加完全，免疫功能大大提高，疾病发病率减少，身体状况也有所增强。但是，青春期中的中学生生长发育迅速，外部活动量大，对营养素的需求量增加，并且接触、感染某些流行病的概率增加。所以，在这一时期中较多见贫血、流行性感冒、流行性腮腺炎、近视等疾病。对这些疾病的饮食防治简述如下。

1）贫血

不良的饮食习惯和不合理的饮食结构是导致贫血的重要原因。由于我国膳食中植物性铁摄入量占 70% ~ 90%，而人体对植物性铁吸收极低；同时，维生素 C 缺乏也会影响植物性铁的吸收。缺铁性贫血与年龄有一定关系，年龄越小患病率越高。青春期时由于孩子生长发育加速，女生月经来潮，因此 11 ~ 13 岁是缺铁性贫血发病的一个小高潮。由于缺乏铁元素引起的儿童缺铁性贫血近年来一直呈上升趋势，据统计，全国约有 30% 的儿童患有贫血，主要是轻度贫血。贫血的临床表现为面色苍白、头昏目眩、躁动、心情烦躁、中学生智能的发育受影响，学习注意力不集中等症状。

（1）调养原则

①多吃富含人体容易吸收的血红素铁的食物。如肉类、动物肝脏、禽蛋类、鱼类、母乳、大枣、坚果类、木耳、海带、芝麻、山楂、樱桃、草莓等食品可以充分地补充铁元素。

②摄入含铜丰富的食物。铜参与血红细胞中铜蛋白的合成，与微量元素铁有相互依赖的关系，缺少铜会导致造血功能发生障碍，即使机体内有充足的铁，也会出现贫血。因此，饮食中还需要添加含铜丰富的食物，如鱼、牡蛎、芸豆、金针菜、蛋黄、大豆、核桃、花生、芝麻、杏仁、茄子、稻米、牛奶等。

③摄入含叶酸、维生素 B_{12} 和维生素 C 丰富的食物。这些维生素的缺乏会影响造血功能甚至是贫血。新鲜的蔬菜及橘子、猕猴桃等水果中叶酸和维生素 C 含量非常丰富；鱼类、肉类、糙米等食物中，维生素 B_{12} 含量丰富。

④补充优质的蛋白质。中学生每天需要摄入蛋白质 70 ~ 100 g，其中优质蛋白质占 35 ~ 50 g，如果摄入量不够，也极易出现贫血。因此，适当食用一些奶类、蛋类、瘦肉等。

（2）调养菜品

三七蒸鸡

①原料组配。

A. 主料：母鸡。

B. 配料：三七。

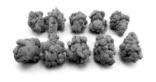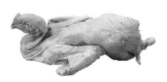

C.调料：料酒，姜，葱，味精，盐，清水适量。

②操作步骤。

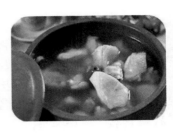

A.将母鸡褪去毛桩、剁去爪、去内脏，洗净，剁成长方形的小块装入盆中。

B.取三七磨粉，另外上笼蒸软切成薄片；姜洗净切成大片、葱切成节。

C.把三七片放入鸡盆中，葱、姜摆在鸡上，注入适量清水，加入料酒、盐，上笼蒸约2 h取出，拣去葱、姜不用，调入味精，把三七粉撒入盆中拌匀。

③成品特点：鸡块大小均匀，汤汁清澈，咸鲜味美。

④注意事项。

A.鸡的内脏及残毛一定要褪尽。

B.本着药食同源的原则，以食为主，以疗为辅，掌握鸡与三七的比例，三七一般不能超过20 g。

⑤营养分析。

三七别名"金不换"，《本草纲目拾遗》说"人参补气第一,三七补血第一"。这就是说，中药里头，补血三七最好，它既能够活血，又能止血，还能补血，可以说是药中之宝。三七具有提高机体免疫力、抗疲劳、增强耐寒耐热能力的功能。

鸡肉的消化率高，很容易被人体吸收利用，有增强体力、强壮身体的作用。在改善心脑功能、促进儿童智力发育方面，更是有较好的作用。

此菜品适用于贫血、面色萎黄、久病体弱等。

枸杞滑熘里脊片

①原料组配。

A.主料：猪里脊。

B.配料：枸杞子，水发木耳，水发笋片，豌豆，鸡蛋（清）。

C.调料：猪油，水淀粉，姜，葱，蒜，味精，米醋，料酒，盐，清汤等适量。

②操作步骤。

A.枸杞子一半用水煮提取法，取浓缩汁，另一半蒸熟备用。

B.将猪里脊抽去白筋，切片，用鸡蛋（清）、水淀粉、盐抓匀拌好。

C.烧热锅，放猪油，油热时，放姜、葱、蒜、煸炒，并放入精盐、米醋、料酒各少许，清汤适量，枸杞子浓缩汁及蒸熟的枸杞子，水发笋片，豌豆。将猪里脊片下锅，搅匀后勾芡，加味精起锅装盘即可。

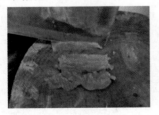
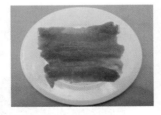
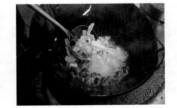

③成品特点。质地细嫩，咸鲜清淡，营养丰富。

④注意事项。

A. 码芡时，猪里脊片一定要吃足水分。

B. 炒时油温不能过高，以低油温最合适。

⑤营养分析。

枸杞子擅长明目，俗称"明眼子"，具有提高机体免疫力，调节血糖，降低血压，防治高血压、心脏病、动脉硬化等功效，还有兴奋大脑神经，兴奋呼吸，促进胃肠蠕动等作用。

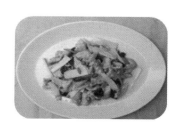

猪肉能提供优质蛋白质和必需的脂肪酸，还可提供血红素（有机铁）和促进铁吸收的半胱氨酸，能改善缺铁性贫血。

此菜品适用于体虚乏力，血虚眩晕，多用于贫血，神经衰弱，糖尿病等。

（3）黄豆炖猪肝

①原料组配。

A. 主料：猪肝。

B. 配料：黄豆。

C. 调料：桂皮1小块，茴香1粒，黄酒、桂皮末、酱油、味精等调料适量。

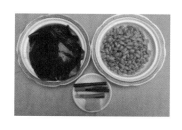

②操作步骤。

A. 桂皮捣末，猪肝洗净切片，入沸水中稍焯水，加黄酒、盐腌片刻。

B. 黄豆洗净，加水煮至八成熟，下猪肝、桂皮末、茴香、酱油、盐、味精，炖 30 min。温服。

③成品特点。厚薄均匀，咸鲜清淡，汤汁鲜美，营养丰富。

④注意事项。

A. 猪肝焯水的时间掌握好。

B. 炖时香料不能过重，炖的时间以半小时为宜。

⑤营养分析。

肝脏是动物体内储存养料和解毒的重要器官，含有丰富的营养物质，具有营养保健功能，是最理想的补血佳品之一。猪肝中含有丰富的蛋白质、胆固醇、维生素 A 和丰富的微量元素，尤其钙、铁、磷、锌、硒、钾等含量较高，主要有补肝、养血、明目的作用。

黄豆蛋白质中所含必需氨基酸较全，尤其富含赖氨酸。富含亚麻油酸及亚麻油烯酸，具有降低胆固醇的作用，卵磷脂对神经系统的发育也具有重要意义。

此菜品适用于肝血不足、面色萎黄、夜盲、水肿以及缺铁性贫血等症。

（4）菠菜鸡蛋汤

①原料组配。

A. 主、辅料：菠菜，鸡蛋。

B. 调料：姜，盐，油等适量。

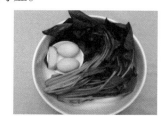

②操作步骤。

A. 将菠菜去根洗净，鸡蛋打入碗内，搅匀，姜切成末。

B. 水烧开后，加入少许油、盐、姜米，下菠菜，烧沸后，倒入鸡蛋，搅匀食用。

③成品特点。汤鲜味美，咸鲜清淡。

④注意事项。

A. 煮菠菜的时间不能过长。

B. 鸡蛋冲之前一定调制均匀。

⑤营养分析。

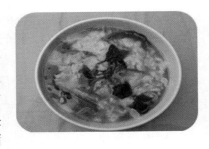

菠菜中含有大量的 β- 胡萝卜素和铁，其中丰富的铁对缺铁性贫血有改善作用。菠菜叶中含有铬和一种类胰岛素样物质，其作用与胰岛素非常相似，能使血糖保持稳定。丰富的 B 族维生素含量使其能够防止口角炎、夜盲症等维生素缺乏症的发生。菠菜中含有大量的抗氧化剂如维生素 E 和硒元素，具有抗衰老、促进细胞增殖的作用，既能激活大脑功能，又可增强青春活力，有助于防止大脑的老化，防止老年痴呆症。

鸡蛋几乎含有人体必需的所有营养物质，被人们称作"理想的营养库"。鸡蛋中含有较丰富的铁，起造血和在血中运输氧和营养物质的作用。胆碱有健脑益智的作用。

此菜品具有养血功能，适用于贫血的治疗。

2）流行性感冒

流行性感冒是一种由流感病毒引起的急性传染病。流感病毒主要是通过空气飞沫和直接接触传播的。病毒存在于病人或病毒携带者的呼吸道分泌物中，可通过咳嗽、喷嚏、说话喷出的飞沫经空气而传播，也可以通过污染的食具、玩具、毛巾等间接传播。中学生常因相互接触而传染，在受凉、疲劳、机体抵抗能力下降时容易发病。

（1）调养原则

①饮食宜清淡少油，易消化的流质食物。既满足营养的需要，又能增进食欲。如菜汤、稀粥、蛋汤、蛋羹、牛奶配合甜酱菜、大头菜、榨菜或豆腐乳等小菜，以清淡、爽口为宜。

②保证水分供给，可多喝酸性果汁如山楂汁、猕猴桃汁、红枣汁、鲜橙汁、西瓜汁等以促进胃液分泌，增进食欲。

③多食新鲜蔬菜和水果等含维生素 C 和维生素 E 的食物，如西红柿、苹果、葡萄、枣、草莓、甜菜、橘子、西瓜，预防感冒的发生。

④饮食宜少量多餐。如退烧食欲较好后，可改为半流质饮食，如面片汤、清鸡汤龙须面、小馄饨、菜泥粥、肉松粥、肝泥粥、蛋花粥。

⑤忌食生冷、辛辣、咸、甜的食物。

（2）调养菜品

姜葱面片儿汤

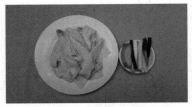

①原料组配。

A. 主料：面团。

B. 配料：大蒜、姜末、大葱、胡椒面适量。

②操作步骤。将面团擀成薄片，用大蒜、姜末、大葱加汤同煮，食时再加胡椒粉。

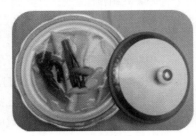

③成品特点。面片厚薄均匀，汤汁鲜美，咸鲜清淡。

④注意事项。

A. 擀面片时面一定要揉到恰到好处。

B. 煮时以断生为度，做到口感俱佳。

⑤营养分析。生姜，辛温散寒；大蒜具有良好的杀菌消毒作用；胡椒粉具有发散消炎，对鼻塞流涕有效。此汤具有杀菌、散寒、消炎的功效。

金银花绿豆汤

①原料组配。

A.主料：金银花 15 g，绿豆 30 g。

B.配料：冰糖适量，清水 500 mL。

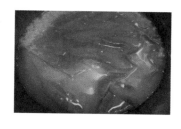

②操作步骤。绿豆洗净，加水煮烂；金银花另起锅加清水 500 mL，煮 30 s，取汁去渣后，与绿豆共煮 30 min。加入冰糖，分次食用。

③成品特点。色泽淡雅，清热解暑。

④注意事项。

A.金银花和绿豆的比例，一般情况下金银花是绿豆的一半。

B.煮金银花的时间要掌握好，一般为 30 s。

⑤营养分析。金银花，清热解表；绿豆，清暑利湿。此汤具有清热解暑、辛凉解表的功效。

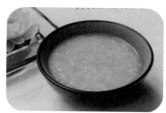

荷叶粥

①原料组配。

A.主料：粳米 50 g，荷叶 1 张。

B.配料：白糖适量。

②操作步骤。粳米用常法煮成粥，煮时将荷叶盖于粥上，或将荷叶切碎，另用水煎，调入粥内，加白糖适量。

③成品特点。清香味浓，口感细腻。

④注意事项。熬粥的时间掌握恰到好处。

⑤营养分析。此粥对暑湿型流行性感冒有效。

虾仁蛋羹

①原料组配。

A.主料：鲜虾，鸡蛋。

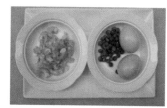

B.配料：香葱、盐、鸡粉、香油、温水（鸡汤）适量。

②操作步骤。

A.把鲜虾处理干净，只取虾仁。鸡蛋打入碗中。

B.把鸡蛋打散，加入少量的盐和鸡粉调味。

C.准备一杯温水（30 ℃左右），或者是鸡汤。把温水（鸡汤）加到蛋液中，温水（鸡汤）和鸡蛋的比例约为 2∶1。然后朝一个方向搅拌均匀，把上面的泡沫清理干净。

D.加入调料和温水搅匀的蛋液，再用小滤网过滤一下，除去筋头。

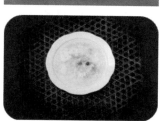

E.在蒸之前，先在容器的内壁薄薄地抹上一层香油。最后把蛋液倒入容器里，倒入 9 分满，然后盖上盖子或者扣个盘子蒸。

F.蒸好后关火取出成品，撒上香葱末。

③成品特点。质地细嫩，咸鲜清淡，营养丰富。

④注意事项。

A. 虾仁一定要清洗干净。

B. 掌握鸡蛋和水的比例，蒸的时间也要掌握好。

⑤营养分析。虾的营养价值极高，能增强人体的免疫力。其肉质松软，易消化，对身体虚弱以及病后需要调养的人是极好的食物。鸡蛋营养丰富，做成蛋羹易消化，非常适合生病胃口不佳、虚弱的人。

此菜对提高人体免疫力，加快病后修复，提供较好的营养。

3）流行性腮腺炎

流行性腮腺炎简称腮腺炎或流腮，又叫"大嘴巴"，中医称"蛤蟆瘟"，是儿童和青少年中常见的呼吸道传染病，多发于春秋季节。飞沫的吸入是主要传播途径，由腮腺炎病毒所引起。腮腺炎主要表现为一侧或两侧耳垂下肿大伴胀痛感，体温可达 39 ℃以上，张口咀嚼及吃酸性食物时疼痛更明显。

（1）调养原则

①饮食宜清淡，方便咀嚼吞咽的流质，如米汤、藕粉、西瓜汁、梨汁、甘蔗汁、橘子汁、胡萝卜汁及牛奶、鸡蛋花汤、豆浆等。

②病情好转尽快改半流质食物及软食，细、软、烂，易咀嚼吞咽。

③忌辛辣发物，避免闻油及吃煎炒食物，避免吃酸性食物，多喝水。

④可多食香椿头、马齿苋、芫荽、绿豆、赤豆、丝瓜、薄荷、蒲公英、苦瓜等，能起到清热解毒的功效等。

（2）调养菜品

丝瓜番茄豆腐羹

①原料组配。

A. 主料：丝瓜 150 g，嫩豆腐 400 g，番茄 100 g。

B. 配料：植物油，姜，盐，白糖，水豆粉，味精，麻油适量。

②操作步骤。

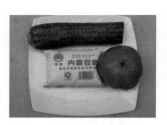

A. 丝瓜去皮，切成斜块，植物油烧熟降温后，下姜丝爆香，放入丝瓜块煸炒透。

B. 加少许水，放入嫩豆腐，边划散边加盐，白糖调味煮沸，下番茄片再煮 2 min，用水淀粉勾薄芡，加味精，淋上麻油食用。

③成品特点。色彩淡雅，咸鲜清淡。

④注意事项。

A. 豆腐焯水待用。

B. 掌握好勾芡的浓度。

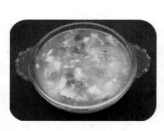

⑤营养分析。丝瓜的营养价值高，性凉味甘，具有清热化痰、解毒等功效。西红柿有生津止渴、健胃消食、清热解毒功效。豆腐为补益清热养生食品，常食可补中益气、清热润燥、生津止渴、清洁肠胃。此菜品具有清热解毒，适用咽痛等症状。

炒苋菜

①原料组配。

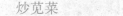

A. 主料：苋菜 300 g。

B. 配料：植物油，盐，味精，水等适量。

②操作步骤。

A. 苋菜洗净，沥干水。

B. 锅置火上，加少许植物油，八成油温，下苋菜急炒，加盐、味精，水煮沸 3 min 即可食用。

③成品特点。味清香，咸鲜清淡。

④注意事项。急火短炒。

⑤营养分析。苋菜有利于强身健体，提高机体的免疫力，有"长寿菜"之称。清利湿热，清肝解毒，凉血散淤。此菜品具有清热消肿的功效。

4）近视眼

据相关统计，小学生的近视眼患病率在 30%~40%，初中生为 40% ~ 50%，高中生的患病率则在 60% 以上。人一旦患上近视，对学习、工作都会造成一定的妨碍。因此，爱护双眼，正确用眼，补充营养才是预防近视的良方。

（1）调养原则

①用眼不可过劳，需要间歇性休息。

②照明亮度要适中。

③睡眠充足。

④充足的营养。如维生素 A、B 族维生素、抗氧化剂、叶黄素、花青素、DHA、钙、锌等营养素对眼睛具有良好的保护作用。

（2）调养菜品

菊花鱼丸汤

①原料组配。

A. 主辅料：白菊花瓣，鲜鱼肉，火腿，鲜蘑，豌豆苗，鸡蛋（清），鸡汤。

B. 调料：盐，味精，姜，葱，料酒，酱油，白胡椒粉，鸡油，水淀粉，植物油，清水。

②操作步骤。

A. 将鲜蘑、白菊花瓣、豌豆苗洗净，沥水；火腿、葱、姜切成小片，姜切成末。

B. 鲜鱼肉切片，剔出刺，洗净，放在案板上用刀背捶成鱼蓉，再去除小刺，放入盆内，加水少量，搅成糊状，加盐、味精、姜末、白胡椒粉、鸡蛋（清）及少量熟植物油，搅成鱼泥，做成鱼丸。

C. 锅内加水，置火上，烧热，下入鱼丸，烧沸，至鱼丸煮熟，捞出。

D. 另取一锅，注入鸡汤、白胡椒粉、味精、料酒、水淀粉勾芡，放入鱼丸、火腿、鲜蘑、白菊花瓣、豌豆苗、酱油，烧沸，淋入鸡油，即成菊花鱼丸汤。

③成品特点。鱼丸洁白细嫩，咸鲜清淡，汤鲜味美。

④注意事项。

A. 鱼肉捶蓉时一定要捶细，并且把小刺除尽。

B. 掌握好勾芡的浓稠度。

⑤营养分析。鱼肉中含有维生素 A、B 族维生素、铁、钙、

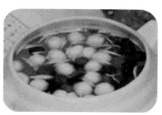

磷、蛋白质丰富，不仅易消化和吸收，还有养肝、补血、明目的功效。火腿具有健脾开胃，生津益血的作用。鲜蘑有提高机体免疫力、益胃气的功效。菊花具有提神、明目、消除眼疲劳的功效。

此菜品养肝明目，适用头晕眼花者食疗用。

茉莉花银杞明目汤

①原料组配。

A. 主、辅料：鸡肝150 g，茉莉花30朵，枸杞10 g，干银耳5 g。

B. 调料：姜汁、水淀粉、料酒、盐。

②操作步骤。

A. 茉莉花洗净后用清水浸泡。

B. 鸡肝切成薄片，加盐少许，用姜汁、水淀粉拌匀。

C. 干银耳泡发好后去掉硬根，撕成小块。枸杞洗净。

D. 锅中加入清汤适量，加入料酒、盐、姜汁、鸡肝、银耳、枸杞，烧开后，打去泡沫，待鸡肝变色刚熟时，将茉莉花及浸泡液一同倒入锅中，即刻盛入碗中。

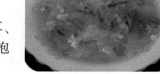

③成品特点。咸鲜味美，清淡适宜，具有淡淡的茉莉花香味。

④注意事项。

A. 鸡肝需用清水将血清洗干净，放少许盐轻拌避免鸡肝不成形。

B. 茉莉花在菜品起锅时放入以保证它的清香和营养价值。

C. 干银耳在涨发过程中一定要发透，使其口感柔软。

⑤营养分析。鸡肝具有丰富的维生素A，能保护眼睛，维持正常视力，防止眼睛干涩、疲劳，能够增强人体的免疫力。茉莉花具有提神、清肝明目、消除疲劳的功效。枸杞子擅长明目。此菜品用于肝肾不足，视力减退，头昏眼花，具有补肝益肾，明目清头的功效。

5.2.4　不同应试期的营养配餐设计及菜品制作

青春期时期正是中学阶段，中学共学6年包括3年初中、3年高中。初中3年毕业后，升入高中的考试，称为中考。高中毕业升入大学的考试，称为高考。我们将青春期应试期营养饮食分为中学生中考时的营养饮食和中学生高考时的营养饮食。

1）中学生中考时的营养饮食

中考的准备期和考试时间，恰好在4—6月，正值春夏之交。春季正是万物复苏，充满生机的季节，此时人体的各种生理活动也开始活跃，心情舒畅、精力充沛，正是学习的好时机，与此同时，对营养的需求量也增加。

（1）中考学生的饮食原则

考生在春季应注意补充水分和维生素。在饮食方面，应多吃些温补阳气的食物，如葱、姜、蒜、韭菜、芥末等。宜吃甜品食物，以健脾胃之气，如大枣，性味平和，可以滋养血脉，强健脾胃；山药也是春季饮食佳品，有健脾益气、滋肺养阴、补肾固精的作用。要少吃酸味食品，以防肝气过盛导致脾胃的消化、吸收功能下降，影响人体健康；少吃性寒食品，如黄瓜、茭白、莲藕等，以免阻止阳气生发。所以，春季选择食物应清淡可口、开胃、助消化，尽量不吃油腻、生冷、黏硬食物。

夏季是一年阳气最盛的季节，人体阳气最易发泄。夏季气候炎热，是人体新陈代谢旺盛的时期，饮食原则是补肾助肝，调养胃气。如贪食生冷，可使脾胃失和，造成肠道疾病。

所以，考生在夏季应选择清热解暑的食物，宜清淡，以低脂、低盐、易消化、富含纤维素为主，同时要多饮水，多吃维生素含量高的蔬菜和水果，适当增加膳食中蛋白质的含量。

（2）中考生的饮食安排

在准备中考期间，由于生活和学习节奏较快，学生的大脑活动处于高度紧张状态，长时间的学习，会感觉头昏脑涨。此时，大脑组织活动减慢，思维变得迟钝。有的甚至强制减少睡眠，使学习效率降低。建议家长不要搞疲劳战术，好的睡眠可提高学习效率，减少压力。人的大脑对缺氧非常敏感，即使大脑有大量的血液输送氧气，但是当大脑在剧烈活动时或活动时间太长，仍然会出现氧供应不足的情况。除氧的消耗增加外，大脑对蛋白质、磷脂、碳水化合物、维生素A、维生素C、B族维生素及铁的消耗也有所增加，因此要多补充这些营养素。在考试期间饮食安排要注意以下几个方面：

①膳食中要有足够的主食，以提供充足的糖类和热量。脑细胞对血糖的波动最敏感，如果主食不足，会使血糖下降，人的思维就会变得混乱，导致学习效率降低，适当吃一些粗粮杂粮。这类食物含有丰富的B族维生素和膳食纤维。B族维生素可以帮助大脑利用血糖产生能量，使大脑更好地工作。

②摄入含有优质蛋白质的食品，应占蛋白质总供给量的1/2，且应分布在三餐中。在考试期间宜选择鱼、虾、瘦肉、动物肝脏、鸡蛋、牛奶、豆腐、豆浆等食物，因为这些食物不仅蛋白质含量丰富，还富含钙、铁、维生素A、B族维生素和维生素D。另外，鱼、虾、贝类等食物含有丰富的DHA，可以提高大脑功能，增强记忆力，过度氧化是脑细胞衰退的主要原因。谷胱甘肽有抗氧化作用，能遏制脑细胞"生锈"，肝脏、鱼类中含有丰富的谷胱甘肽和它们的氨基酸，卵磷脂是构成神经组织和促进脑代谢的重要物质，对增强记忆力至关重要。大豆磷脂是构成三磷酸腺苷的主要材料，是脑代谢所必需的高能物质；胆碱是神经细胞重要的传递物质。牛奶钙是天然的神经系统稳定剂。因此，备战考生要注意选择含钙高的牛奶、酸奶、虾皮、蛋黄等食物，有安定情绪的效果。

③确保适量的新鲜蔬菜和水果。新鲜的蔬菜和水果中含有丰富的维生素、膳食纤维和矿物质元素。丰富的各种维生素对身体的各项生理功能起调节和控制作用，在炎热的夏天，多吃一些新鲜蔬菜和水果可以帮助消化，并能增加食欲。缺钾常是夏季出现食欲差、乏力等症状的原因。蔬菜和水果中含钾元素，对上述症状有预防作用。夏季是人类疾病尤其是肠道传染病多发季节，多吃"杀菌"蔬菜，如大蒜、洋葱、韭菜、大葱等。这些蔬菜中含有丰富的植物广谱杀菌素，对各种球菌、杆菌、真菌、病毒有杀灭和抑制作用。其中，作用最突出的是大蒜，最好生食。蔬菜和水果中富含的膳食纤维，能刺激肠道蠕动，从而促进排便，可以预防由神经紧张和强脑力劳动引起的便秘。如菠菜、胡萝卜可增强记忆力，洋葱能改善大脑供血。每日摄入蔬菜 500 g，水果 100 ~ 200 g。

④补水要充足。夏季气温高，人体丢失的水分多，须及时补充。蔬菜的水分是经过多层生物膜过滤的天然、洁净、营养且具有生物活性的水。瓜类蔬菜含水量都在90%以上，如苦瓜、丝瓜、黄瓜、菜瓜、西瓜、甜瓜，都是夏季补水、解暑的优质食物。

特别提醒考生和家长注意，考前切忌乱服滋补保健品，尤其不要相信能提高智力和考试成绩的"脑健品"，影响智力的因素很多，营养只是其中之一，正常饮食完全能够满足机体营养需要。过分追求补，可能会适得其反。同时，中考期间不要吃油腻难消化的食物，以清淡为主。吃得过饱会使大脑节奏减慢，效率降低。不要贪吃雪糕、冰激凌、饮料等生冷食品，以免造成胃肠不适，诱发腹痛、腹泻等。最好的饮料是白开水。此外，休息也很重要，要保证午休最好不少于 30 min。应避免过度紧张，可食用香蕉，因为香蕉含有一种物质能帮助人脑产生 5- 羟色胺，促使人的心情变得安宁、快乐、愉快、舒畅。每天饮用红茶，也有利于舒缓神经。

⑤三餐膳食安排和食谱示例。

俗话说，"一日之计在于晨"，好的早餐尤其重要，所提供的能量应占全天总能量的 25% ~ 30%。应包括以下几类食物：谷类、肉类、豆类及制品、奶类及制品、新鲜的蔬菜和水果。复习期间，学习负担重，大脑消耗的能量多，而血糖是大脑能直接利用的唯一的能量来源，所以早餐中一定要有主食，如包子、馒头、花卷、烙饼等。最好要有蔬菜，蔬菜属于碱性食物，富含钾、钙、镁等矿物质不仅可以增强考生食欲、补充维生素，还能减轻考生的疲劳感。课间补充一个水果，预防上午三四节课时血糖水平降低，而产生饥饿感，使反应变得迟钝。

食谱示例：

A. 早餐：菜肉包（面粉 100 g，猪肉 25 g，小白菜 80 g，香菇 20 g）+ 纯牛奶（1 盒 250 mL）。课间加餐水果：香蕉 1 只（100 g 左右）。

B. 午餐：午餐有着承上启下的作用，既能缓解上午学习、考试的疲惫，又能为下午的学习、考试储积能量。午餐要吃饱，饭菜要丰盛，量要足，最好能不断地变化品种、花样，以增进食欲，午餐应占到全天总能量的 30% ~ 40%。

食谱示例：茭白肉丝（茭白 30 g，猪肉 25 g，黄瓜 20 g，胡萝卜 15 g，黑木耳 15 g）+ 红烧豆腐（豆腐 80 g）+ 炝炒空心菜（空心菜 100 g）+ 米饭（大米 120 g）。

C. 晚餐：以谷类食物和蔬菜为主，要清淡可口。晚餐应占全天总能量的 25% ~ 30%。

食谱示例：大蒜烧鲶鱼（大蒜 30 g，鲶鱼肉 60 g）+ 红薯土豆片（土豆 50 g，红薯 15 g，青红椒 10 g）+ 醋熘白菜（白菜 100 g）+ 米饭（大米 100 g）。

饭后 1 小时可吃点新鲜水果，如荸荠、柑、杧果、苹果、梨等，100 ~ 120 g。

2）中考营养菜品制作

（1）大蒜烧鲶鱼

①原料组配。

A. 主、辅料：鲶鱼，大蒜。

B. 调料：姜，葱，醋，糖，豆瓣酱，白胡椒，油，盐，酱油，料酒，清水，蚝油，八角等。

②操作步骤。

A. 鲶鱼用 90 ℃左右的清水稍微烫一下。从水中捞出，用刀将鲶鱼身上的黏液刮掉，这样可以很好地去掉鲶鱼的土腥味。

B. 将鲶鱼剁成段，再劈开。准备足够的大蒜，锅中放足量的油，小火，将大蒜倒入油中慢慢炸制。将大蒜炸至金黄色，捞出备用。

C. 用油煎鲶鱼，至鲶鱼肉变白，锅里留下小部分油，加入蚝油、酱油，出香味后，加少量的醋、料酒，进一步去掉鱼腥。

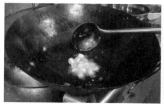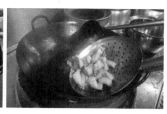

D.锅里加适量热水，加糖、白胡椒、1粒八角、辣椒、葱、姜、刚炸过的大蒜、少量的盐，中小火使鱼入味并将汤汁收浓。出锅，撒上葱花，上桌。

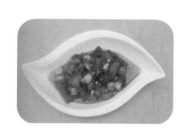

③成品特点。条形均匀，质地细嫩，色泽红亮。

④注意事项。

A.煎鱼时（炸）一定要注意鱼的形状。

B.烧时对火的掌握要恰到好处。

⑤营养分析。鲶鱼含有丰富的蛋白质和矿物质等营养元素，特别适合体弱虚损、营养不良的人食用。

（2）西芹牛柳

①原料组配。

A.主、辅料：牛柳，西芹，胡萝卜。

B.调料：油，盐，料酒，味精，水淀粉等。

②操作步骤。

A.将牛柳横筋切厚薄均匀的片并码芡。

B.西芹、胡萝卜切片，洗净待用。

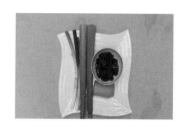

C.锅中加油烧热后放牛柳炒至断生放西芹、胡萝卜、盐、料酒、味精、勾水淀粉起锅装盘即可。

③成品特点。质地细嫩，咸鲜清淡，配料合理，美观。

④注意事项。

A.切牛柳的基本方法。

B.炒的时候控制油温和火候。

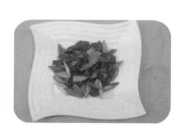

⑤营养分析。

牛肉富含蛋白质，能提高机体抗病能力，对生长发育的学生尤其具有帮助。西芹含有芳香物质、多种维生素和游离氨基酸物质，有促进食欲、降低血压、清肠利便、养血补虚等功效。

（3）孜然鱿鱼

①原料组配。

A.主、辅料：鲜鱿鱼，洋葱，杏鲍菇。

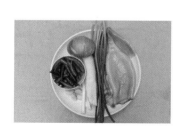

B.调料：盐、豆瓣酱、料酒、味精、孜然、酱油等适量。

②操作步骤。

A.鲜鱿鱼剞花刀加酱油、料酒码味。

B.洋葱、杏鲍菇分别改刀。

C.鲜鱿鱼放油锅炸熟，然后再加豆瓣酱，味精，洋葱、杏鲍菇炒制即可。

③成品特点。咸鲜辣香，风味独到。

④注意事项。

A. 鱿鱼改刀时大小均匀。

B. 炒时控制油温及火候。

⑤营养分析。

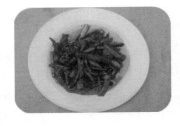

鱿鱼的营养价值很高，富含人体必需的多种氨基酸，且必需氨基酸组成接近全蛋白，是一种营养保健型且风味很好的水产品。其营养价值毫不逊色于牛肉和金枪鱼，并含有大量的碳水化合物和钙、磷、碘等无机盐。脂肪含量和热量都极低，适合怕长胖的人食用。鱿鱼含有大量的牛磺酸，可抑制血液中的胆固醇含量，缓解疲劳，恢复视力，改善肝脏功能。

3）中学生高考时的营养饮食

高考期间正是夏季，气候炎热，人体会损耗大量的体液，同时也会消耗更多的营养素，特别是矿物质元素的丢失，如不及时补充，将会造成体液平衡失调。在此期间，学生们复习任务繁重，大脑处在高度紧张状态，身体能量消耗多，食欲往往不佳，再加上生活规律被打乱，身体抗病能力降低，很容易生病。安排好这个阶段的饮食营养，对保证考生的身体健康和使大脑处于良好状态极为重要。因此，在饮食上注重安全卫生、清补、健脾、祛暑等原则。

①早餐一定要吃，并且要吃好，避免发生低血糖。有些考生晚上加班学习，早上为了能多睡一会儿，往往无暇顾及吃早餐。但身体经过一夜的消耗，体内的营养成分已经消耗殆尽，这时大脑需要的能量几乎全部来自早餐，如果体内没有足够的营养物质来满足机体的需要，则会影响大脑的供能，进一步影响学习或考试的质量。早餐以粮食作物为主食，尽量不吃或少吃甜食，因为甜食在一定程度上会抑制考生的食欲，同时过多的糖分会使考生感到倦怠、疲劳。另外，应多吃一些补脑的食物，如鱼类、瘦肉、蛋类、牛奶、豆制品等含有优质蛋白，新鲜的蔬菜含有丰富的维生素和矿物质，不仅可以增加食欲，还可以减少疲劳感。少吃肥肉、油炸食品，不要暴饮暴食，以免加重胃肠的负担，降低学习效率。早餐应以谷物等为主，肉类和蔬菜水果为辅，干稀搭配、主副食兼顾。

早餐主食有包子、馒头、烙饼、面条等，富含蛋白质的食物可考虑咸鸭蛋、火腿、豆腐丝、煮黄豆、酱豆腐、煮花生米、小葱拌豆腐等。稀食可考虑玉米粥、鸡蛋汤、藕粉、豆奶、芝麻糊、麦片粥等。小菜可考虑拌黄瓜、拌白菜丝、拌海带丝、凉拌芹菜、凉拌洋葱等。

食谱示例：红薯粥（红薯 30 g，大米 60 g）＋鲜肉烧卖（猪瘦肉 20 g、面粉 80 g）＋椿芽豆腐（椿芽 10 g，豆腐 50 g）。

②午餐一定要吃饱，提供充足的能量。经过一上午的认真学习或考试，考生的能量和营养素消耗非常大，午餐要吃肉类、蛋类等不仅营养丰富而且能量高的食物，注意荤素搭配。多吃新鲜的蔬菜和水果，每天换不同的品种或花样，增加考生的食欲，但腌、辣、油炸、红烧的菜品尽量少吃。此外，食物配置要有干有稀。

午餐主食可有馒头、芝麻酱花卷、白菜猪肉包子、玉米面、豆面白面发糕、软米饭、面条等。菜可考虑炒猪肝、虾皮烧油菜、芹菜肉丝、肉片柿子椒、家常豆腐、莴笋烧肉、炒洋白菜、肉片烧豆角、炒胡萝卜丝、拌绿豆芽、酸辣白菜、臊子蒸蛋、海带烧鸭等。汤可以考虑排骨冬瓜汤、猪脚炖莲藕、山药土豆排骨汤、木耳炖鸡、紫菜汤等。粥可以考虑小米粥、荷叶粥、八宝粥、红薯粥、玉米粥、绿豆粥、莲子粥、山楂粥等。

食谱示例：糖醋带鱼（带鱼 100 g）+ 炒空心菜（空心菜 200 g）+ 木耳炖鸡（木耳 10 g、鸡肉 60 g）。

③晚餐要吃早、吃少，口味清淡易于消化。晚餐应安排在睡前 5 小时左右，以谷类食物和蔬菜为主，口味清淡易于消化，少吃肥厚油腻的食物，有利于抗疲劳和养神醒脑。晚餐要少食，切勿过饱、过撑，以七八成饱为宜，因为晚餐后能量消耗较少。尽量少吃产气的食物，如玉米、面包、土豆、红薯、芋头、豆类、洋葱、花椰菜、青椒、茄子、香蕉、柑橘类水果，在小肠中不易被分解，到大肠中被大肠菌分解利用会产生大量的气体，从而产生胀腹感，影响考生的睡眠。可适当补充"天然的安神药"，如色氨酸、钙镁、B 族维生素，能帮助考生睡眠。

晚餐菜品可考虑凉拌金针菇、西芹炒百合、山药牛腩、芦笋烧干贝、桂圆童子鸡、香菇油菜、清炒虾仁、骨头海带汤、蟹黄蛋、肉末冬瓜、炒蘑菇等。

食谱示例：馒头（60 g）+ 绿豆稀饭 (100 g) + 肉片炒竹笋（肉片 20 g，竹笋 25 g）+ 鸡蛋炒黄瓜（鸡蛋 1 个，黄瓜 50 g）+ 红烧滑子菇（滑子菇 80 g）。

有些学生念书很累，大脑处于紧张兴奋状态，以至于影响睡眠，故晚间加餐时最好喝一杯牛奶，吃些面包、鸡蛋，既补充了营养，又可以起到安神作用。

另外，在三餐之间，可以加吃水果，如西瓜、香蕉等。饮料可选择现榨的原汁，如橙汁、苹果汁、柠檬汁、番茄汁、葡萄汁、菠萝汁等；更富含多种维生素、糖类、矿物质和水分。天热不要过食冷饮，以免造成肠胃紊乱，影响食欲。高考期间需要特别注意饮食卫生，一旦摄入不干净的食物，轻则影响胃肠功能，重则因病不能参加考试，影响升学。

4）高考营养菜品制作

（1）莴笋烧肉

①原料组配。

A. 主、辅料：五花肉，青笋，胡萝卜。

B. 调料：酱油，姜块，油，味精，白糖，水。

②操作步骤。

A. 将五花肉燎皮，然后清洗干净，切成 2 cm 见方的丁，用清水反复浸泡。青笋、胡萝卜切滚刀块待用。

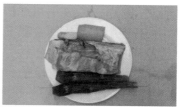

B. 锅中加油烧热，放肉丁炸至吐油时起锅，锅中加白糖炒化呈棕红时放肉丁，加酱油、水、姜块以及青笋、胡萝卜一同烧制。起锅加味精装盘即可。

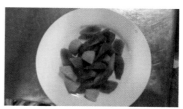

③成品特点。色泽棕红，质地软糯，咸鲜清淡。

④注意事项。

A. 肉一定要炸至水干吐油。

B. 烧时酱油的用量要掌握好，不能过重。

⑤营养分析。

猪肉具有补虚强身、滋阴润燥、丰肌泽肤的作用。莴笋含有蛋白质、脂肪、糖类、维生素 A、维生素 B_1、维生素 B_2、维生素 C、钙、磷、铁、钾、镁、硅等成分，可增进骨骼、

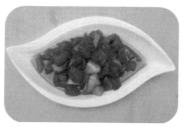

毛发、皮肤的发育，此菜有助于人的生长发育。

（2）**肉末冬瓜**

①原料组配。

A. 主、辅料：冬瓜，肉末，胡萝卜。

B. 调料：盐，淀粉，油。

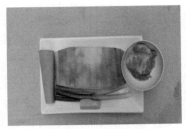

②操作步骤。

A. 冬瓜去皮，切 0.5 cm 厚的片清洗干净。

B. 肉末入锅炒香待用。

C. 锅中加鸡汤放冬瓜、肉末、盐用小火烧至柔软入味起锅即可。

③成品特点。厚薄均匀，咸鲜清淡，味清香，柔软适度。

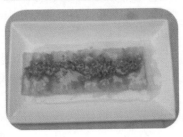

④注意事项。

A. 切时厚薄均匀。

B. 烧时掌握烧的火候和时间。

⑤营养分析。

冬瓜是一种药食兼用的蔬菜，具有多种保健功效。有润肺生津，化痰止渴，利尿消肿，清热祛暑，解毒排脓的功效；可用于暑热口渴、痰热咳喘。很适合高考季节食用。

（3）**啤酒烧鸭**

①原料组配。

A. 主、辅料：剖鸭，魔芋，大葱。

B. 调料：泡椒，啤酒，姜，料酒。

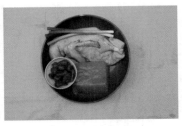

②操作步骤。

A. 剖鸭燎皮洗净改刀为条形并码味，魔芋改条并焯水，大葱切成段。

B. 锅中加油烧热放鸭条爆炒，然后加泡椒、料酒加啤酒烧至入味，起锅放入大葱段即可。

③成品特点。质地柔软离骨，色泽棕红，咸鲜微辣，条形均匀。

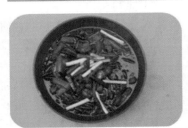

④注意事项。

A. 剖鸭的残毛及内脏一定要清洗干净。

B. 鸭条一定要爆炒至香再放其余调料。

C. 啤酒不能加得过早。

⑤营养分析。

鸭肉有滋补、养胃、补肾、消水肿、止热痢、止咳化痰等作用。对体质虚弱、食欲缺乏、发热的人食之更为有益。

魔芋含有大量甘露糖苷、维生素、植物纤维及一定量的黏液蛋白，具有奇特的保健作用和医疗效果，能提高机体免疫力。

（4）**火爆双脆**

①原料组配。

A. 主、辅料：牛黄喉，鸭胗，青笋，胡萝卜，大葱。

B.调料：盐，料酒，酱油，姜，蒜，水淀粉，味精，食用油适量。

②操作步骤。

A.牛黄喉、鸭胗分别改刀为十字花形，用清水反复浸泡。青笋、胡萝卜分别切滚刀块，大葱切段。

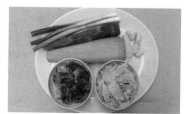

B.锅中加食用油烧热放牛黄喉、鸭胗爆炒卷曲后下青笋、胡萝卜一同爆炒，然后加盐、酱油、姜末、蒜末、葱段，料酒，勾水淀粉，放味精起锅装盘即可。

③成品特点：质地脆爽，翻花美观，咸鲜清淡。

④注意事项。

A.切花刀时注意刀距及深度。

B.爆炒时油温要高，锅中停留时间要短，否则不脆爽。

⑤营养分析。

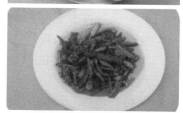

牛黄喉可提供血红素（有机铁）和促进铁吸收的半胱氨酸，能改善缺铁性贫血。鸭胗的主要营养成分有碳水化合物、蛋白质、脂肪、烟酸、维生素 C、维生素 E 和钙、镁、铁、钾、磷、钠、硒等矿物质。此菜贫血病患者尤其适合食用。

5.2.5　益智补脑食物盘点

1）鱼类

鱼肉脂肪中含有对神经系统具备保护作用的欧米伽 -3 脂肪酸，特别是三文鱼、沙丁鱼和青鱼中欧米伽 -3 脂肪酸含量较为丰富，有助于健脑。每周至少吃一顿鱼还有助于加强神经细胞的活动，从而提高学习和记忆能力。

2）蛋类

蛋类包括鹌鹑蛋、鸡蛋、鸽蛋等。鸡蛋中所含的蛋白质是天然食物中最优良的蛋白质之一，它富含人体所需的氨基酸，而蛋黄除富含卵磷脂外，还含有丰富的钙、磷、铁以及维生素 A、维生素 D、B 族维生素等，适合脑力工作者食用。鸡蛋所含有较多的乙酰胆碱是大脑完成记忆所必需的。因此，每天吃 1 ~ 2 个鸡蛋，对强身健脑大有好处。

3）豆类及其制品

豆类及其制品能提供人体所需的优质蛋白和 9 种必需氨基酸，有助于增强脑血管的功能。另外，还含有卵磷脂、丰富的维生素及其他矿物质，特别适合脑力工作者。

4）硬果类食品

硬果类食品包括花生、核桃、葵花籽、芝麻、松子、榛子等，包含大量的蛋白质、不饱和脂肪酸、卵磷脂、无机盐和维生素，经常食用，对改善脑营养供给很有益处。

5）全麦制品和糙米

全麦制品和糙米含有丰富 B 族维生素、纤维素等，对人保持认知能力至关重要，在为孩子选择面包时最好选择全麦面包。

6）富含铁质丰富的食物

动物肝、肾脏、牛瘦肉中富含铁质。铁质是红细胞中血红蛋白的重要组成成分。经常吃些动物肝、肾脏、牛肉，可使体内铁质充分，从而红细胞可以为大脑运送充足氧气，就能有效地提高大脑的工作效率。

7）含维生素C丰富的水果

菠萝中富含维生素 C 和重要的微量元素锰，对提高记忆力有一定的帮助。

柠檬可提高人的接受能力。

香蕉可向大脑提供重要的物质酪氨酸，而酪氨酸可使人精力充沛、注意力集中，并能提创造能力。

红莓、黑莓、越橘等富含丰富的维生素 C。研究发现，越橘和草莓汁是很好的提升记忆力的饮品。

枣中含有丰富的维生素 C，每 100 g 鲜枣内含维生素 C380 ~ 600 mg，酸枣的维生素 C 含量可达 1 380 mg。

8）小米

含有较丰富的蛋白质、脂肪、钙、铁、维生素 B_1 等营养成分，有"健脑王"之称。小米还有能防治神经衰弱的功效。

9）黄花菜

富含蛋白质、脂肪、钙、铁、维生素 B_1，均为大脑代谢所需要的物质，因此，它被人们称为"健脑菜"。

10）花生酱

花生酱中含有丰富的维生素 A、维生素 E、叶酸、钙、镁、锌、铁、纤维和蛋白质等，对孩子的大脑发育和身体健康有很大帮助。

【练习与思考】

一、课堂练习

1. 根据自己的身高、体重、年龄，给自己配一顿营养午餐。

2. 概述学生营养午餐食谱的制定方法。

3. 如何根据学生的能量需要来控制食物的进食量？

二、课后思考

1. 通过章节的学习，思考在生活中的饮食和要求的营养餐之间的差距。

2. 将益智补脑的食物运用到平时的饮食中，并能研发出新的菜品。

三、实践活动

1. 把课堂练习 1 给自己配的营养午餐在红案课时制作出来，并拍照记录。

2. 用课后思考 2 中研发出的新菜品制定中学生（男）一日营养餐。

项目 6

老年人群营养配餐的设计与制作

项目导学

◇ 一般来讲，老年人生理上会表现出新陈代谢放缓、抵抗力下降、生理功能下降等特征。

此时应以低热量食物为主，这些食物中要有适量的蛋白质，并可以提供大量的、容易被身体吸收利用的营养物质。要在真正饥饿时才进餐，保证每餐食入的都是高品质的食品。通过本项目的学习，学生了解并掌握老年人群的生理特点，老年人群的营养需要和食物选择，老年人群营养配餐原则及营养素摄入量的确定。学生通过掌握以上知识，明确老年人群在不同时期对食物的要求，能够制作出老年人群营养食谱及其部分的菜品，同时引导学生关注老年人群的健康和营养餐制作。

教学目标

知识教学目标

◇ 老年人群营养结构特点和配餐原则。

◇ 老年人的营养食谱设计和菜品制作。

能力培养目标

◇ 熟知老年人群生理特点、营养需要和食物选择。

◇ 熟知老年人群营养配餐原则及营养素摄入量的确定。

◇ 运用前面的知识设计营养食谱。

◇ 运用烹饪原料知识与加工知识自己能制作营养菜品。

职业情感目标

◇ 充分认识食品安全的重要性，具有高度的法律意识。

◇ 具有创新思维的能力，能够改进生产技术和设计实施新配方的能力。

课时安排

◇ 10 课时。

任务1　老年人群营养结构特点和配餐原则

[课时安排]

5 课时。

[案例导入]

老年人群营养不良易患痴呆

核心提示：老年人往往倾向于饮食清淡，但是日本一项研究发现，老年人血检项目中红细胞数、好胆固醇值以及白蛋白值偏低，即营养不足时，更容易患老年痴呆。

据某网站报道，俗话说，粗茶淡饭保平安。老年人往往倾向于饮食清淡。而日本一项调查显示，如果老年人血检项目中红细胞数、高密度脂蛋白胆固醇（俗称"好胆固醇"）值、白蛋白值偏低，其患老年痴呆的风险会比较高。

研究人员说，上述 3 项指标都与老年人的营养状态有关，数值偏低就显示老年人的营养状态不佳。

东京都健康长寿医疗中心研究所研究员谷口优率领的研究小组对居住在群马县和新潟县的 1 149 名 70 岁以上老年人的生活状况和健康状态进行了调查。将那些被怀疑已患上老年痴呆的老年人排除后，研究人员对其中的 873 人进行了平均 2.7 年的跟踪调查。

研究人员将老人们按照调查开始时的红细胞数、高密度脂蛋白胆固醇值、白蛋白值分为"低""普通"和"高" 3 组，调查这 3 项指标与此后认知能力变化的关系。他们发现，上述数值低的一组老年人，与数值高的一组老年人相比，前者认知能力降低的风险是后者的 2 ~ 3 倍。

[任务布置]

本次课的主要任务是在了解老年人群生理特点和营养需求的基础上对老年人的营养食物进行选择，结合老年人群营养配餐原则确定出营养素摄入量。

[任务实施]

🧁 6.1.1　老年人群生理特点

人进入老年，从外观到内在生理代谢、器官功能都有相应变化。外观形态的变化自然一目了然，如须发渐白，稀疏等。老年人皮肤弹性减弱，皮肤松弛，眼睑下垂，面部皱纹增多，额头、眼角出现抬头纹、鱼尾纹；皮肤出现色素沉着、褐色斑。反应迟钝、步履蹒跚等。具体表现在以下几个方面。

①脾胃虚弱，消化功能减退。人到老年，脾胃虚弱，运化无力，机体的消化和吸收功能与年轻时相比都相对较差。因此，合理饮食对于老年人来说更具有重要的意义。

②气血运行不畅。人到老年，各系统器官功能逐渐退化，心脏功能的减退导致其推动血液运行的能力也相应减退，会使人体的气血运行出现障碍。所以，气血衰弱，运行不畅，是老年生理病理的一大特点。从临床实践来看，许多老年人或多或少患有某些慢性病，而这也可以影响气血运行，产生瘀血阻络的病理变化，因此，调和气血也是老年人养生保健的重要原则。

③肾精亏虚，脏腑由盛转衰。人到老年，随着年龄增长，肾之精气逐渐减少，因此，人的各项生理功能逐渐降低，各器官系统功能也逐渐退化，表现为皮肤老化，头发斑白、脱落，牙齿松脱，易患口腔黏膜疾病，视觉和听觉下降，记忆力减退，性功能逐渐下降等。因此，减少肾精的损耗和补肾是老年人养身保健的重要原则。

④老来伤感，易感孤独。随着社会老龄化程度的加深，子女不在身边的"空巢老人"越来越多，独守"空巢"的老年人更容易出现这样或那样的心理失调症状。这些心理问题都严重影响着老年人的身体健康。因此，调畅情志，保持精神愉悦，乐观开朗，也是老年人养生保健的重要途径。

🧁 6.1.2　老年人群营养需要和食物选择

老年人群是营养不良的敏感者。老年人经常关心的问题就是吃什么最好。营养专家说，什么都吃最好。把各种食物按比例科学地搭配起来食用，营养丰富、全面。科学家们列出40多种人体必需的营养素，应当按一定比例保持平衡，任何一种营养素长期过量或不足，都会影响其他营养素的吸收和利用，影响身体健康。

1）老年人群营养需要

（1）能量

热能随着年龄的不断增长，老年人的活动量逐渐减少，能量消耗降低，机体内脂肪组织增加，而肌肉组织和脏器功能减退，机体代谢过程明显减慢，基础代谢一般要比青壮年时期降低10%～15%，75岁以上老年人可降低20%以上。因此，老年人每天应适当控制热量摄入。

老年人热能供给量是否合适，可通过观察体重变化来衡量。一般可用下列公式粗略计算：男性老年人体重标准值（kg）=[身高（cm）−100]×0.9，女性老年人体重标准值（kg）=[身高（cm）−105]×0.92，实测体重在上述标准值±5%以内属正常体重，超过10%为超重，超过20%为肥胖，低于10%为减重，低于20%为消瘦，在±5%～±10%范围内为偏高或偏低。

流行病学调查资料表明，体重超常或减重、消瘦的老年人各种疾病的发病率明显高于体重正常者。因此老年人应设法调整热量摄入，控制体重在标准范围内，以减少疾病发生。

（2）蛋白质

老年人对蛋白质的利用率下降，维持机体氮平衡所需要的蛋白质数量要高于青壮年时期，而且老年人对蛋氨酸、赖氨酸的需求量也高于青壮年。因此，老年人补充足够蛋白质极为重要，蛋白质对于维持老年人机体正常代谢，补偿组织蛋白消耗，增强机体抵抗力，均具有重要作用。我国规定老年人每日蛋白质供给量一般不低于青壮年时期，依据劳动强度不同，60～69岁老年人，男性每日供给70～80g，女性60～70g；70～79岁老年人，男性65～70g，女性55～60g；80岁以上，男性60g，女性55g。大致相当于每日每千克体重供给蛋白质1～1.5g，蛋白质热量相当于总热能的12%～18%，而且要求蛋白质供给中有一半来自优质蛋白，即来自动物性食品和豆类食品蛋白质。

（3）脂类

老年人脂肪摄入量一般以不超过总热能的25%为宜。适量的脂肪供给可改善菜肴风味，促进脂溶性维生素的吸收，供给机体必需脂肪酸，为机体提供热量，是人体不可缺少的营养素。但脂肪摄入过多，尤其是动物性脂肪摄入过多，可引起肥胖、高脂血症、动脉粥样硬化、冠心病等。故老年人脂肪摄入量一般应控制在每日每千克体重1g以下，除了各种食物中所含脂肪外，食用油的选择应尽量少用动物油脂，而食用豆油、葵花籽油、花生油等植物油。

老年人还应少食用含胆固醇过多的食品，如动物脑、肾、肝等。一般认为空腹血胆固醇水平在正常范围内的老年人，每日膳食胆固醇以不超过500mg为宜，高胆固醇血症的老年人则应控制在300mg以内。

（4）碳水化合物

碳水化合物易于消化吸收，是人体最重要的能源物质，能为人体提供大约70%的热能。老年人胰岛素对血糖的调节作用减弱，糖耐量低，故有血糖升高趋势。而且某些简单的碳水化合物过多摄入，在体内可转化为甘油三酯，易诱发高脂血症，所以老年人应控制糖果、精制甜点摄入量，一般认为每天摄入蔗糖量不应超过30～50g。

碳水化合物的主要来源为淀粉，大部分可从粮食、薯类中获取；其次也可食用一些含果糖多的食物，如各种水果、蜂蜜、果酱等。碳水化合物的摄入量一般应占总热量的50%～60%。

（5）矿物质元素

1992年全国营养调查显示，老年人膳食中某些微量元素硒、锌等，均较青壮年略低。微量元素锌、铬对调节血糖代谢和加强胰岛素功能都起着重要作用。所以，老年人膳食中应有足够的蔬菜、水果以保证抗氧化营养素的摄入。

我国居民传统喜食咸味菜肴，平均每人每日食盐摄入量13.9g，这距离世界卫生组织建议的6g以下相差甚远。高钠是高血压的危险因素，老年人应更加注意将膳食中食盐量逐步降低，最终达到每人每日6g以下。

（6）维生素

老年人由于消化吸收能力降低，户外活动减少，日照机会减少，皮肤合成维生素D的量也下降。所以应积极提倡老年人多吃奶类和豆类食品。奶类是钙的最好来源。在特殊情况下，可给予钙补充剂，但含量要有限制，并应在医生指导下进行。

老年人群贫血患病率较一般成年人明显增多，这可能与老年人对铁的吸收利用更差有关。我国居民膳食中血红素铁来源很少，必要时可用强化食品来解决。在给贫血者补铁时，应同时补充维生素 A，铁的吸收会明显增加。

近年来，心脑血管病、糖尿病、癌症在我国已跃居死亡因素前三位，死亡人数约占全部的 70%。最近报道同型半胱氨酸水平升高是血管疾病的危险因素。建议老年人每人每日叶酸供应量应以 $400\mu g$ 为宜，这比孕妇为预防胎儿神经管畸形每天需叶酸 $300\mu g$ 又提高了。所以，在老年人的膳食中保证有充分的 B 族维生素实属十分必要。

此外，还应适量补充具有抗氧化功能的维生素 E。

（7）纤维素

老年人群膳食中应有一定量膳食纤维。膳食纤维主要来源于全谷类及其制品、蔬菜、水果、麦麸、豆类、果胶等。世界卫生组织曾建议成人每人每日最低量为 27 g，最高量为 40 g，这是可溶性和不可溶性纤维的总和。近年来，食品加工越来越精，膳食纤维丢失明显增加，使某些维生素、矿物质也大量丢失，因此，老年人应重视多食用麦片、燕麦等食品。

2）老年人群食物选择

不同人群的饮食方法是不同的，而对于老年人而言，很多时候我们要懂得健康的饮食，懂得合理的搭配才能帮助老年人调理出好的身体，下面就一起看看老年人群食物选择应注意的问题：

（1）多吃粗粮、杂粮

谷类包括稻谷、小麦、玉米、小米、高粱、荞麦等，经过加工碾磨制成各种米、面。稻谷和麦胚除去最外边的硬壳后称为谷粒，谷粒最外边一层叫谷皮，由膳食纤维构成，并含有少量蛋白质、脂肪和 B 族维生素与矿物质；最里面叫胚乳，是谷粮的主要部分，主要含淀粉和较多的蛋白质；胚乳之外，谷皮之内有一个糊粉层，含有较丰富的复合 B 族维生素和矿物质。谷粒的一端有一个很小的胚芽，是谷粒出芽的部位，其中有较多的脂肪、蛋白质、矿物质、还有维生素 E。在碾磨时谷皮和糊粉层先被碾掉，如再磨细些就将胚芽也碾掉，只剩胚乳。这样精加工使矿物质和维生素损失较多。以标准粉（每 50 kg 谷粒出 40.5 kg 面粉）与富强粉（每 50 kg 谷粒出 32.5 kg 面粉）比较，每 100 g 富强粉所含的蛋白质、脂肪、维生素、矿物质都低于标准粉，唯淀粉较多；特级粳米与小米相比，后者维生素含量高于前者，小米中还有胡萝卜素；而前三者中含量甚微以至于无法测出。细粮中不仅营养素少，膳食纤维也少，不利于大便畅通；杂粮中玉米、莜麦面含矿物质高于富强面。由此可见，老年人应常用粗粮、杂粮为好。

（2）常吃杂豆

煮粥时放入杂豆类如红小豆、绿豆、豇豆等，不仅改善味道，也能增加蛋白质、矿物质的含量。豆类又可炖成豆馅，做成豆包等美味食品。尤其是绿豆，夏季可多用。中医认为，绿豆能清热解毒、消暑止渴，生津液、厚肠胃，其中含有不少蛋白质及胡萝卜素、维生素 E、钙、铁、锌等，中、老年人夏天煮一锅绿豆汤，放凉作为饮料，既消暑解渴又富于营养，胜于多种市售饮料。

（3）经常食用大豆与豆制品

大豆营养丰富，但整颗豆粒煮熟也不易咀嚼消化，必须煮烂。大豆中有皂苷，可抑制体内脂质过氧化，有延缓衰老的作用。豆中大豆甙和大豆素可明显增加冠状动脉和脑血流量，降低心肌耗氧量和冠状动脉血管阻力，可改善心肌营养。大豆中黄酮类物质有很好的保健功能。豆制品如熏豆干、豆腐丝、腐竹、素鸡等都是含高蛋白质的食物，而且是优质蛋白质，含钙也较多。豆腐的蛋白质易于消化吸收，适合老年人食用。

（4）尽量养成饮用牛奶的习惯

以前我国人民多无饮用牛奶的习惯，中、老年人中缺钙的较多。缺钙与发生骨质疏松症有一定关系，牛奶是钙的良好的食物来源，因此应大力提倡饮用牛奶。每日喝 250 g 牛奶可得钙260 mg。有些老年人因体内缺少乳糖酶，喝牛奶后乳糖不能被分解而有腹胀甚至腹泻，可采用少量多次或在饭后用奶等办法，或试用不同品牌的酸奶也可以减少其不良反应。酸奶是牛奶加热消毒后加入乳酸杆菌发酵制成的，能刺激胃酸分泌，抑制肠内有害细菌繁殖，其中部分乳糖已发酵变成乳酸不易引起腹胀、腹泻，对胃酸缺乏、消化不良的老年人更合适。有人用豆浆代替牛奶，不仅蛋白质少，钙也少，250 g 豆浆中只有 25 mg 钙，在补钙方面是不能完全代替乳制品的。

（5）适当食用畜、禽、鱼、虾

禽肉多半含蛋白质较多而脂肪较少，比畜肉更适合老年人食用。禽肝含铁多于畜肝，鸡肝中维生素 A 较猪肝中含量高 2 倍有余，且禽肉细嫩易于消化。鱼、虾肉也较畜肉易于消化，蛋白质含量多，海鱼中有二十碳五烯酸（简称 EPA）和二十二碳六烯酸（简称 DHA），对防治高脂血症和动脉粥样硬化有一定作用。此外，海鱼中含碘多，牡蛎、鲜贝、干贝含锌多，虾米皮含钙多，均宜于食用。

（6）有限度地吃鸡蛋

蛋类含有除维生素 C 及糖类以外的多种营养素，其蛋白质营养价值高，在蛋黄内矿物质、维生素含量多。其缺点是蛋黄中胆固醇含量高。因此，老年人以每日或隔日食用一个鸡蛋为宜。

（7）蔬菜应多吃

蔬菜是几种维生素的重要来源，如胡萝卜素在绿叶菜及红、黄色菜内含量多，每 100 g 胡萝卜与菠菜中分别含胡萝卜素 4.13 mg 及 2.92 mg，相当于视黄醇（维生素 A）688 μg 及487 μg；每 100 g 柿子椒与苦瓜中分别含有维生素 C 72 mg 与 56 mg，后者已达到老年人每天供给量标准。蔬菜中维生素 B_2 含量虽不多，但可以多吃，如 500 g 油菜及香椿中分别含有维生素 B_2 0.55 mg 及 0.60 mg。蔬菜中又有大量膳食纤维可以刺激肠蠕动，预防老年人便秘。有些野菜如苜蓿、马齿苋、灰菜所含维生素和矿物质（钙、维生素 B_2、铁）都多；木耳、口蘑、紫菜含铁也高，老年人尤其是妇女贫血发病率高，宜多食用。在大蒜、洋葱、西红柿、盖兰等蔬菜中还含有维生素 P，与维生素 C 类似，有抗氧化作用，能保护维生素 A、维生素C、维生素 E 和硒不被氧化破坏。大蒜、香菇、紫菜还有降低血胆固醇作用。此外，大蒜还有防止发生胃肠癌瘤的作用，因此应多食。生吃黄瓜、西红柿，还可以减少营养素在烹调中的损失。

（8）坚果与鲜果

酸性水果中维生素 C 多。水果中的苹果酸、柠檬酸等有机酸，可以促进消化液分泌。野果猕猴桃含维生素 C 量大，也有预防胃癌的作用。硬壳的坚果中蛋白质、脂肪都高，有的坚果如炒黑瓜子中钙、铁、锌的含量也较高。

总之，老年人应按一定比例安排膳食。谷类粮食中多用小米、燕麦等粗粮、杂粮，少吃加工过精的米、面，应选配一些杂豆熬粥、煮豆汤。多采用豆腐、香干等豆制品。为了多摄入钙，要尽量设法喝牛奶、酸奶，并多用海鱼、牡蛎。蔬菜中多用柿子椒、油菜、小白菜、韭菜、蒜苗、茴香、香椿及胡萝卜等。芝麻酱、虾米皮含钙多，各种蘑菇含维生素 B_2 多，宜于多用，并尽量多吃大蒜等。

[知识拓展1]

老年人饮食禁忌

1. 老年人饮食禁忌的总原则：

（1）忌食生冷，如大量生食蔬菜，虽然能够获得较多的维生素，但损害脾胃。

（2）忌食黏滑，如食用糯米、大麦等食品，易引起消化不良。

（3）忌食油腻，如过多食用荤油、肥肉、油煎食品，易引起高血脂及动脉粥样硬化。

2. 不同季节的饮食禁忌。食物有寒凉、温热、平和等不同类型，在不同季节时要根据具体情况适当选用。如夏季天气炎热，应多选用寒凉食物以消暑解热，如多喝些绿豆汤，多吃些水果、西瓜等寒凉食物。

3. 不同体质的饮食禁忌。身体健壮的老年人，应多吃清淡饮食，不宜过多食用膏粱厚味及辛辣之品。身体虚弱的老年人，应适量加补优质蛋白质食品，不宜过多食用寒凉蔬菜、水果等食品。老年人阳虚者，宜适量多食羊肉、狗肉等温热壮阳食品。阴虚者宜以清淡为主，而忌用辛辣生热的温热之品。

4. 不同疾病的饮食禁忌。热性疾病，宜多食寒凉食物，如服用绿豆汤、西瓜汁或食用梨等。寒性疾病或外感风寒时，宜多食温热食物，如生姜红糖水等。阴虚内热盗汗多吃银耳、木耳、梨、桑葚、甲鱼等。患有疮痈肿毒者，应禁食鱼虾类食品。

5. 不同药物的饮食禁忌。老年人患有疾病服用中药时，要根据服用的药物不同，忌用的食物也有所不同。如服人参忌用萝卜、浓茶；服白术忌用大蒜、桃、李等；服甘草、黄连、桔梗等药，忌食猪肉等。

[知识拓展2]

适宜于老年人的功能食品

所谓功能食品，是指对于人体或其某部分具有特殊功能和作用的食品。当前，科研人员从延长细胞生存期，增强内分泌功能，提高人体免疫功能等方面进行研究，已开发出一系列有利于抗衰老的食品。

1. 补脑益智食品：老年人均有不同程度的记忆衰退现象。

因此，老年人，尤其是从事脑力劳动的老年人，需要进食健脑食品，以改善脑力不足的现象。医学研究发现，卵磷脂、脑磷脂、谷氨酸等食品，能提高大脑的活动功能，延缓大脑的老化和衰退。富含卵磷脂的食物有蛋黄、大豆等，蜂蜜、巧克力也是健脑食品。

2. 减肥轻身食品：减肥食品是现代食品市场上的一种科学性较强的食品。

这种食品，给人的感官印象和色味较好，并有一定的体积，但营养及热量较低。胖人食之能减轻体重，并无不良反应。科学家们发现，果胶是一种理想的减肥食品，其本身的半纤维素的组成部分几乎不含营养，不被人体吸收，制成减肥食品有较好的减肥效果。祖国传统的减肥食品有荷叶粥、茯苓、香菇以及甘草、薏苡仁、杜仲等。久服此类食品能增强体质，轻身延年。

3. 味觉食品：味觉食品能帮助人增进食欲，促进消化。

老年人由于味蕾减少和结构萎缩，对淡味无感觉，对无咸味的食品常常不满足，因此，在老年人食品中应多利用甜、咸、醋、芥末、胡椒及各种美味为宜。现今世界上已开发出多种富于味觉的食品，适宜于老年人食用。

4. 利肤多发食品：老年人由于内分泌功能减退，性激素分泌减少，皮肤会变得干燥、发皱，出现色素沉着和斑点。

某些食品有利于皮肤，经常食用能使皮肤光滑、润泽，具有这类作用的食物有莲子、龙眼肉、百合、胡桃、芝麻、植物油、水果等。将莲子、龙眼肉、百合、芡实合煮成汤，或用猪肾、胡桃肉、大枣、糯米煮粥，均能润泽皮肤。而含有鹿茸、首乌、墨旱莲、仙鹤草、女贞子的食品则能使须发变黑。

5. 防痴呆食品：老年性痴呆是一种常见病。患上后老年人易健忘、急躁、呆滞，往往给晚年生活带来不利影响。

日本科学家研究发现，将蛋黄与大豆同吃，有利于防治老年痴呆症。

6.1.3 老年人群营养配餐原则及营养素摄入量的确定

1）老年人群的营养配餐原则

①能量供给合理，体重控制在标准体重范围内。老年适宜的 BMI 范围为 20.0 ~ 26.9 kg/m^2。

②适当增加优质蛋白质的供应量。吃不同种类的奶类和豆类食物。

③摄入足够的动物性食品，总量平均每天 120 ~ 150 g，尽量选择瘦肉，少吃肥肉。

④不要单一食用精米、精面。每天应食用适量粗粮，品种多样化。

⑤控制食盐摄入量，全日应控制在 4 ~ 6 g。

⑥补充钙、磷和维生素，增加膳食纤维的摄入量。丰富蔬菜、水果种类，不应相互代替。

⑦注意一日三餐（或四餐）的能量分配，进食宜少食多餐。

⑧烹调宜煮不宜炸，饮食宜软不宜硬。

⑨调味宜清淡不宜过偏，食性宜少寒多温。

⑩老年宜用粥养。

2）老年人群营养素摄入量的确定

（1）能量

能量来源于食物中蛋白质、糖水化合物和脂肪。老年人在维持生命活动和从事各种劳动或社会活动的过程中都要消耗能量，当消耗的能量与从食物中摄取的能量趋于平衡时，营养学上称为"能量平衡"。能量平衡是抗衰老的关键，它并不是要求一个人每天消耗的能量和摄入的能量必须相等，而是要求老年人在 5 ~ 7 d 内消耗与摄入的能量平均值趋于相等。如果一个人长时间内消耗的能量大于摄入的能量，那么则会引起体重减轻，身体消瘦；反之，如果消耗的能量小于摄入的能量，则会导致脂肪堆积，身体超重，甚至肥胖。可见能量摄入过少或过多都会损害身体，加速人体衰老。

老年人对能量的需求可根据年龄和实际消耗的能量决定。对于老年群体而言，中国营学会 2022 年按照 65 ～ 79 岁、80 岁以上这两个年龄段提出了参考摄入量（RNI），在一般情况下，65 岁以上的人很可能在基础代谢方面下降，而体力活动相对减少，劳动强度也相对减弱，所以能量的需求按轻度劳动计算，而且男女有别。

对于老年人个体而言，由于生活模式和生活质量的不同，其变化也较大，如果 65 岁以上仍然从事体力活动，或是坚持运动，或是每天坚持走路达半小时以上等，能量的消耗就会大于以上的量。如果老年人终日不出门，或是坐着看书报 / 看电视，或是伏案工作，或是打牌 / 打麻将等，在静态的模式下，摄入的能量可能高于所需。值得注意的是，如果老年人摄入的能量过低或低于推荐量，就很可能出现膳食中营养素的不平衡，长期的结果会导致营养缺乏病。

老年人如何判断自己摄入的能量和消耗的能量是否平衡？最简单的方法是标准体重法。标准体重（kg）＝身高（cm）–105；实际体重相当于标准体重的百分比（%）＝实际体重 – 标准体重 / 标准体重 ×100%，这一参考数在 ±10% 以内为正常，在 10% ～ 20% 为超重，在 –20% ～ –10% 为消瘦，体重适宜表明能量平衡。老年人应经常称量体重，以体重为参考决定进食量的多少。体重长期稳定，并波动在 1 kg 左右，应保持目前的进食量。体重若持续下降，表示能量摄入小于机体消耗量。若在 1 个月内丢失 5%、3 个月内丢失 7.5%、6 个月内丢失 10% 以上，则需要引起高度的重视，应及时就医，以发现疾病及时治疗。

有人说"有钱难买老来瘦"，这实际上是一种误导和偏见。老年人的均衡营养是与其生活模式的合理化密不可分的，老年人应在医学的指导下纠正偏见，改变不合理的生活模式，积极面对老年生活，才有益于健康。我国老年人膳食能量推荐摄入量见表 6.1。

表6.1　我国老年人膳食能量推荐摄入量

年龄 / 岁	推荐摄入量	
	kcal/d	
	男（轻体力 / 中体力）	女（轻体力 / 中体力）
70 ～ 79	2 050	1 700
80 以上	1 900	1 500

注：摘自《中国居民膳食营养素摄入量》，2013年。

（2）蛋白质

蛋白质是生命的物质基础，生命是蛋白质存在的一种形式，没有蛋白质就没有生命。人体蛋白质是由 20 多种氨基酸组成，人体每个细胞中可以包含有 1 万多种不同的蛋白质。这 20 多种氨基酸中约一半以上是人体可以自行合成的，另一些氨基酸在体内是不能合成或合成的速度很慢，必须从食物中摄取，这些氨基酸被称为"必需氨基酸"。没有必需氨基酸人体就无法合成所需的蛋白质，在营养学上将含有必需氨基酸种类齐全、数量充足，易于消化吸收的蛋白质称之为"优质蛋白质"。我国老年人膳食蛋白质推荐摄入量见表 6.2。

表6.2　我国老年人膳食蛋白质推荐摄入量

年龄 / 岁	推荐摄入量 / (g·d⁻¹)	
	男	女
70 ～ 79	65	55
80 以上	65	55

注：摘自《中国居民膳食营养素摄入量》，2013年。

对于老年人来说，优质蛋白质是健康长寿的基石。但是出于种种原因，老年人摄入的蛋白质的质与量却难以达到要求，而其体内每天必要的损失却是持续的，这些损失使体内细胞的衰亡和体内各种代谢不可避免地失去蛋白质，如果摄入不足，就会不可避免地出现"负氮平衡"，内脏器官蛋白质的合成代谢与更新就会受到影响，从而影响内脏功能。如果没有适当的蛋白质和氨基酸补充，人体的内脏器官就容易衰老。

对于老年人来说，由于人体衰老的过程中蛋白质代谢以分解为主，合成代谢逐渐缓慢，身体内的蛋白质逐渐被消耗，加上老年人胃肠道等器官生理功能下降，在消化、吸收和利用蛋白质上远远低于中年人。因此，老年人的膳食必须数量充足，易于消化、吸收、利用的优质蛋白质，才能保证机体的正常运转。

食物蛋白质在胃肠道中消化分解成氨基酸被吸收后进入血液，通过血液，氨基酸可以被机体任何组织细胞利用来合成所需要的蛋白质。膳食中如果缺少任何一种必需氨基酸都会使蛋白质的合成受限，不能合成或合成速度慢，即使其他氨基酸再多，也只能被排出体外。如果必需氨基酸缺乏，血清中具有抗氧化功能的氨基酸浓度降低如蛋氨酸，可导致体内合成清除自由基的酶与相关的代谢酶等均会受到影响，而且营养不良引起的代谢和功能的改变能影响食物中抗氧化物质的摄入和利用，所以抗衰老需要膳食中合理的蛋白质营养。

中国营养学会制定的 2022 年版《中国居民膳食指南》建议老年人蛋白质的摄入量为 $1.0 \sim 1.5 \, g/(kg \cdot d^{-1})$ 来缓解老年人肌肉衰减。一般认为，老年人膳食中优质蛋白质应占总蛋白质的 50% 左右。鉴于老年人消化吸收能力弱，肾功能减退的特点，过量的蛋白质会增加肝肾负担，而且经代谢会产生胺、酮等有害物质，如果积累过多，会导致机体中毒。所以，膳食中总蛋白质的量不宜过多。

鉴于我国居民的实际消费情况，老年人以粮食和大豆及其制品为蛋白质的主要来源是一种安全和可靠的选择。充分利用我国的大豆及其制品能烹饪出各种美味佳肴，再适量搭配鱼、肉就可以获得充足的优质蛋白质，满足机体需要。

谷类：7.5%~15%；大豆：35%~40%；鱼类：15%~25%；畜肉：10%~20%，禽肉：约20%；牛奶：3%；蛋类：约12.8%（每只鸡蛋约50 g，蛋壳约占11%）。

（3）脂类

老年人脂肪摄入量一般以不超过总热能的 25% 为宜。适量的脂肪供给可以改善菜肴风味，促进脂溶性维生素的吸收，供给机体必需脂肪酸，为机体提供热量，是人体不可缺少的营养素。但脂肪摄入过多，尤其是动物性脂肪摄入过多，可引起肥胖、高脂血症、动脉粥样硬化、冠心病等。

（4）碳水化合物

碳水化合物又称糖类，包括有葡萄糖、果糖、麦芽糖、蔗糖以及淀粉、果胶、纤维素等。能供给人体热能，维持正常脂肪代谢。如缺少碳水化合物，易引起酸中毒。此外，碳水化合物中的纤维素能促进肠道蠕动，增进消化腺分泌消化液，有利于食物消化和排泄，并能减少有害物质在体内的积留和吸收，降低血清胆固醇。据调查，在以蔬菜为主要副食品的人群中，冠心病患病率较低。此外，对于纤维含量较多的食物，如蔬菜、水果等提供热能较少，维生素 C 和无机盐含量较多，故老年人多吃蔬菜、水果，既可防止热能过高，又可增加或改善营养。但是，由于老年人糖耐量较差，胰岛素对血糖的调节作用减弱。因此，若供给纯糖，常易发生血糖升高。此外，纯糖（蔗糖、葡萄糖、麦芽糖等）的过多摄入，常是发生高甘油三酸酯血症的原因，易患心肌梗死等病。因此，老年人应控制糖果、精制甜点心的摄入量，使纯糖的摄入量不要过多。每100 g食物碳水化合物量见表6.3。

表6.3　每100 g食物碳水化合物量

食　　物	碳水化合物 /g	能　　量	
		kcal	kJ
稻米	77.2	346	1 448
标准小麦粉	71.5	344	1 439
土豆	16.5	76	318
藕	15.2	70	293
红薯	23.1	99	414
西瓜	7.9	34	142

（5）矿物质

老年人的矿物质营养的不平衡情况是严重的。钙在人体中具有重要的生理功能，钙的吸收受食物因素和生理因素的限制。老年人缺钙颇为严重，老年男性每10年丢失骨质4%；女性为3% ~ 10%。钙的吸收率随年龄增长而下降，在绝经期妇女尤为明显。膳食钙不足与骨质疏松、骨折有密切关系，缺钙常成为自发性骨折的原因。膳食中补充钙可改善骨密度，即改善骨质疏松症。此外，缺钙也与高血压的发生有一定关系。中国营养学会推荐老年人膳食钙的供给量标准为每天1 000 mg，按我国传统的食物结构很难满足这个需要。因此，必须摄食含钙丰富的食物，牛奶是被推荐的食物之一，其他如小鱼、虾皮、烧酥的肉骨头、海带等也是可选用的。老年人常量和微量元素的RNI和AI值见表6.4。

表6.4　老年人常量和微量元素的RNI和AI值

年龄 / 岁	钙 AI /mg	钾 AI /mg	钠 AI /mg	镁 AI /mg	磷 AI /mg	铁 RNI /mg	碘 RNI /mg	锌 RNI /mg	铜 RNI /mg	锰 RNI /mg	硒 RNI /mg	氟 AI /mg	铬 AI /mg	钼 AI /mg
65 ~ 79	1 000	2 000	1 400	320	700	12	120	12.5	0.8	4.5	60	1.5	30	100
80 以上	1 000	2 000	1 300	310	670	12	120	12.5	0.8	4.5	60	1.5	30	100

老年人体内钾含量较低，应保证膳食中钾的供应量，每天3 ~ 5 g。豆类、蔬菜富含钾且少钠，老人宜多选用。

锌也是老年人容易缺乏的一种矿物质，但未被充分重视。锌积极参与细胞代谢，且与免疫、食欲有关。已发现血锌浓度随年龄增长而下降，提示老年人缺锌趋势，应予以重视。老年人缺锌常由于膳食中锌的供给量不足和吸收不良造成。食物中某些组成成分的干扰，如植酸摄入量过高和大量的食物纤维，也可降低锌的吸收。锌的成人需要量为每日2.2 mg，但因锌的吸收率较低，故膳食供给量暂定为15 mg。牛肉、肝、禽类、鱼及海产品，尤其是牡蛎的含锌量均高于植物性食物。素食者应多食用豆腐衣之类的食物，以补充锌的不足。牛乳、水果、蔬菜的含锌量较低。铬与尼克酸、甘氨酸、半胱氨酸等共同组成葡萄糖耐量因子，有增强胰岛素的作用。当胰岛素缺少时，糖耐量降低。补充铬可使糖耐量得到改善。铬还可降低血清总胆固醇，升高高密度脂蛋白，因此对防治动脉粥样硬化有益。成年人铬的供给量宜为每日0.05 ~ 0.2 mg。老年人体内铬贮存量常因增龄而减少。啤酒酵母中含铬较多。此外，有些香料中含铬也多，如每 100 g 黑胡椒中含有 0.37 mg，可作为补充铬的来源。

硒缺乏会引起心肌损害，补充硒可防治克山病。硒还能降低某些癌症的发病率，每天补充适量的硒，有助于减少某些脏器肿瘤的发生，但硒过多也会引起中毒，中国老年人每日硒的供给量宜为 50 μg。食物中的硒含量随产地不同而差异较大，一般是瘦肉等动物性食物的含硒量高于植物性食物；干豆类中黄豆最高、青豆最低。

食盐（氯化钠）是人们最常用的调味料，也是人体细胞外液的主要离子成分，显然十分重要。很多老年人食盐消耗量多在 15 g /天。过多的食盐摄入量会增加肾脏的负荷，且导致某些有遗传素质的人引起血压升高，被称为"盐诱发性高血压"。因此，建议每人每天的食盐（包括含盐的食物和调味料中的食盐）摄入量以控制在 5 ～ 6 g 为宜。市场上有称为"保健盐"的，是以部分钾盐和镁盐等代替氯化钠的食盐，用于减少膳食的钠量，补充钾和镁，有益于离子平衡。

（6）维生素

维生素是维持生命健康必需的一种营养元素，不管什么年龄的人都离不开维生素，只是老年人随着生理机能的退化，对于维生素的需求要更多一些，所以老年朋友也是需要补充足够的维生素。

①维生素 A。老年人由于视力下降，对维生素 A 的需求量大于成年人。我国老年人膳食中维生素 A 推荐摄入量见表 6.5。

表6.5　我国老年人膳食中维生素A推荐摄入量

年龄 / 岁	RNI/μg RE（男）	RNI/μg RE（女）
65 ～ 79	800	700
80 以上	800	700

维生素 A 具有抗氧化、抗癌、增强免疫力、保护视力的作用。推荐摄入量为每天 800 μg 视黄醇当量。

②维生素 D。主要的生理作用是促进钙的吸收。易缺乏，需要量高于成人。推荐摄入量为每天 10 μg。我国老年维生素 D 推荐摄入量见表 6.6。

表6.6　我国老年人膳食维生素D推荐摄入量

年龄 / 岁	RNI/（μg·d⁻¹）	UL/（μg·d⁻¹）
65 ～ 79	15	40
80 以上	15	40

③维生素 B_1。维生素 B_1 缺乏表现为人无力，走路时感觉脚踩不准，便秘，CT 显示脑血管硬化，力气退化得快。我国老年人维生素 B_1 推荐摄入量见表 6.7。

表6.7　我国老年人维生素B₁推荐摄入量

年龄 / 岁	RNI/mg（男）	RNI/mg（女）
65 ～ 79	1.4	1.2
80 以上	1.4	1.2

④维生素 B_2。维生素 B_2（核黄素）缺乏是以阴囊炎、唇炎、舌炎和口角炎为主要表现的临床综合征。吸烟会导致维生素 B_2 大量流失，严重缺乏时会引发眼疾。"红眼"（眼白很红，有点像红眼病，但又不是红眼病）。我国老年人维生素 B_2 推荐摄入量见表 6.8。

表6.8　我国老年人维生素B₂推荐摄入量

年龄／岁	RNI/mg（男）	RNI/mg（女）
65 ~ 79	1.4	1.2
80 以上	1.4	1.2

⑤维生素 C。具有抗氧化等多种作用，可预防老年病，应充足。推荐摄入量为每天 100 mg。我国老年人维生素 C 推荐摄入量见表 6.9。

表6.9　我国老年人维生素C推荐摄入量

年龄／岁	RNI/mg
65 ~ 79	100
80 以上	100

我国老年人脂溶性和水溶性维生素 RNIs 或 AIs 见表 6.10。

表6.10　我国老年人脂溶性和水溶性维生素RNIs或AIs

年龄／岁	维生素 K AI/μg·d	维生素 E AI/mga-TE	维生素 B₆ RNI/mg	维生素 B₁₂ RNI/mg	叶酸 RNI/mgNE	胆碱 AI/mg	生物素 AI/μg
65 ~ 79	80	14	1.6	2.4	400	450	40
80 以上	80	14	1.6	2.4	400	—	40

任务2　老年人群的营养食谱设计和菜品制作

[课时安排]

5 课时。

[任务布置]

本次课的主要任务是完成老年人群的营养食谱设计，选择部分食谱菜品进行制作。

[任务实施]

6.2.1　老年人的营养食谱设计

随着社会老龄化的日益加重，中国的老年人越来越多，所占人口比例也越来越高，2011 年我国老年人口比重达 13.7%。2012 年 10 月 23 日，全国老龄委办公室发布消息称，2013 年我国 60 岁以上老年人口将突破 2 亿，2022 年中国 65 岁以上人口将占到总人口的 14%。未来 20 年我国老年人口将进入快速增长期，到 2050 年 60 岁以上人口将近 5 亿。随着数量的不断增加，老年人面临着养老、医疗以及精神赡养等诸多社会问题，值得社会各界关注。一般来讲，进入老年的人生理上会表现出新陈代谢放缓、抵抗力下降、生理功能下降等特征。

头发、眉毛、胡须变得花白也是老年人最明显的特征之一，部分老年人会出现老年斑，偶见记忆力减退。

百善孝为先，所以现在很多的家庭都是比较关心老人的健康，作为子女不知道给老人买什么来孝敬他们。总以为买一大堆保健食品就好了，其实这个想法并不科学。"药补不如食补"，所以，我们这个时候就要用食疗的方法来改善老人饮食问题。

1) 老年的膳食安排

老年人膳食中，除讲究平衡外，还应注意：热能不宜过多，避免肥胖，减轻消化器官的工作量，不至于使心脏受累；吃荤食以瘦肉为主，将包膜、筋膜和血管剔去，肉最好是煮、蒸、炖或做成肉汤菜；每天可吃 4 ~ 5 餐，每餐吃 7 分饱；65 岁以上的老年人，应该和 5 ~ 6 岁幼儿吃相似的食物，宜多食入口即溶的软食如菜泥、汤菜、果汁等食物，肥肉、重油点心、油炸糕、糯米糕、粽子、生硬水果等最好不吃；奶类、虾皮、海带中含钙丰富，鱼肉、蛋、奶、豆类中磷比较高，动物内脏、蛋黄、鱼及水产品中含铁量较多，这些食物可多食。盐易导致心血管疾病和其他病症，故宜限制摄入，控制在每天 2 ~ 5 g 为宜。

蔬菜应尽量选择洋葱、大蒜、韭菜等富含大量维生素和纤维素的绿色植物。

水果可选择梨、苹果、香蕉、橘子、橙子、木瓜等，干果可选择核桃、芝麻、花生、大枣、栗子、松子等。

2) 老年人的膳食结构

老年人膳食一般应包括五谷杂粮、豆类、鱼类、蛋类、奶类、海产品类、蔬菜和水果等，要注意每日食物品种的搭配和花样的更新，防止老年人因食品单调而偏食。在品种搭配时，既要保持各种营养素平衡和各营养素之间比例适宜，又要注意适合老年人的消化功能，使其易于消化吸收，形成适合老年人的科学合理的饮食结构。

在我国的饮食传统中有喜爱吃带馅食品的习惯，据营养专家研究，老年人常吃带馅的食品，如包子、饺子、馄饨等，既能增加营养，又有益于身体健康。带馅食品是由多样化食品（包括肉类、鱼类、虾类、豆类、蛋类、蔬菜及调味品等）组成的，既能防止食物品种单调，又提供了多种营养物质。

带馅食品都是经过精细加工的，既有利于消化吸收、增进食欲，又适合咀嚼功能弱的老人。带馅食品中的蔬菜大多含有大量纤维素，有增加胃肠蠕动的作用，对通便、降低血脂和血糖，防治动脉硬化及预防癌症都有益处。

3) 老年人的营养食谱设计

（1）主食食谱设计

①主食：馒头、米饭、面条、饺子、包子、油卷、肉卷、杂粮窝头、发面蒸饼、发糕、豆包、油条、红薯、山药。

②粥：小米粥、大米粥、玉米糁粥、玉米粥、菜米粥、菜豆腐粥。

（2）副食食谱设计

副食，如洋葱炒鸡蛋、虾仁韭菜、豉汁蒸带鱼、黑木耳烩时蔬、炒蕹菜、炒猪肝、韭菜肉丝、焖四季豆、酿苦瓜、炒小白菜、红烧牛肉块、姜汁豇豆、毛豆肉丁、白萝卜炖羊肉、紫菜汤、白菜肉汤、番茄蛋汤、肉丸子冬瓜汤、虾皮菜汤、海带丝排骨汤、青菜豆腐汤等。

4）案例：老年人营养食谱的设计

为某敬老院老人制定一份营养午餐食谱。该养护中心共有老年人300名，60岁、70岁和80岁以上老年人各100名，身体不同程度地患有疾病。

（1）确定设计营养午餐食谱的基本原则

随着年龄的增长，人体生理机能逐渐减退，对饮食营养的要求也会不断发生改变。因此，根据老年人生理功能改变的特点，对饮食作相应的调整，以符合老年人的饮食习惯，制订老人每日用餐表，供老人选择自己喜欢的饭菜，而不是"被饮食"，并坚持以下原则：

①应以低热量、低糖类、低脂肪、充足的蛋白质和维生素，以及适当的无机盐类为原则。

②要清淡，易咀嚼，易消化。老年人心肾功能逐渐衰退，所吃食物必须清淡，少油腻，不甜不咸，烹调要口轻少油，多用蒸、煮、烩、炖的方法做菜。老年人不宜吃刺激性很强的食物如辣椒，也不宜吃生冷食品。老年人的膳食还应该容易咀嚼和消化。

③老年人的饮食应该营养均衡。老年人的营养要均衡，不可以偏食，不宜挑食。食物的种类要多样化。荤素要搭配，粗粮细粮要搭配，主食和副食要搭配，干稀也要搭配。

④许多老年人为糖尿病患者或糖耐量不正常者，不要使用含糖类的调料剂。对于糖尿病患者要限制主食，多加蔬菜。

⑤每天都为老年人准备早点水果，如苹果、香蕉等，晚点牛奶200～250 mL。

⑥中医药膳食疗以"科学烹饪，药膳养生"为宗旨，采用我国独特的饮食烹调技术和现代科学方法制作而成的具有一定色、香、味、形的美味食品，让老人们在享受美食的同时还达到了养生保健、治病防病的目的。

（2）老年人营养午餐食谱的制定方法

①根据老年人年龄、性别及体重确定其能量和营养素需要量。集体配餐以中国营养学会2000年发布的《中国居民膳食营养素参考摄入量》为标准确定。

②根据《中国居民膳食营养素参考摄入量》计算出每人每日通过膳食摄入的蛋白质、脂肪和碳水化合物的量及他们所提供的能量占总能量的比例。在均衡膳食中，蛋白质、脂肪和碳水化合物所提供能量应分别占总能量15%～20%，20%～25%，50%～60%。

③根据各种食物所含能量和营养素的不同以及不同年龄老人所需能量和营养素的多少，确定每一类食物的量。

④确定各类食物中具体的食物和数量。在选择食物时，要注意某些膳食中容易缺乏的营养素，如维生素A、维生素B_1、维生素B_2、钙等。

⑤结合老年人的饮食习惯，并考虑季节、地区特点，制定出营养食谱。

（3）设计营养食谱具体步骤

①从《中国居民膳食营养素参考摄入量》可知，65岁以上的老年人平均每人每日通过膳食摄取的能量和营养素应为：能量1 910 kcal、蛋白质70 g，脂肪提供的能量占全天总能量的20%～25%，碳水化合物提供的能量占全天总能量的50%～60%。根据午餐能量和营养素供应量应占全天总能量的40%左右的原则，一份营养午餐应提供能量764 kcal，蛋白质28 g以上。

其中应包括优质蛋白质16 g。脂肪：一份提供能量764 kcal的营养午餐，由脂肪提供的能量为20%～25%，153～191 kcal，每克脂肪可提供能量约9 kcal，所以脂肪的含量应为17～21 g。碳水化合物：一份提供能量764 kcal的营养午餐，由碳水化合物提供的能量为

50% ~ 60%，382 ~ 458 kcal，每克碳水化合物可提供能量约 4 kcal，所以碳水化合物的含量应为 96 ~ 115 g。

②根据不同食物中营养素种类及数量确定各类食物重量。

A. 确定谷薯类的量：根据碳水化合物质量确定谷薯类的量，午餐主食设计为小米饭（大米 100 g、小米 20 g）和白面馒头（100 g）。每 100 g 大米可提供碳水化合物 77 g，20 g 小米可提供碳水化合物 15 g，100 g 白面馒头可提供碳水化合物 43 g，一共可以提供碳水化合物 135 g，其余碳水化合物可由蔬菜和水果提供。

B. 确定动物性食物和豆类的量：根据优质蛋白质的量确定动物性食物和豆类的量。能提供优质蛋白质的食物主要有 5 大类，包括肉类、蛋类、奶类、鱼类和大豆类。奶类一般在晚上进餐后食用，所以午餐中蛋白质可不考虑由奶类提供。本午餐确定为：猪肝 30 g 可提供优质蛋白质 6 g，20 g 带鱼可提供 6 g，40 g 豆腐可提供 3 g，一共可提供优质蛋白质 15 g，其余的蛋白质由米饭和蔬菜提供。

C. 确定蔬菜和水果的量：根据《中国居民膳食指南及平衡膳食宝塔》和老年人的饮食特点，老年人每日应保证 400 ~ 600 g 新鲜蔬菜和水果，一份营养午餐应提供 150 ~ 200 g 的蔬菜和 100 g 水果。本午餐确定为：青菜 100 g，青椒 20 g，西红柿 50 g，葱 5 g，橙 100 g。青菜 100 g 可提供碳水化合物 2.3 g，蛋白质 1.3 g；青椒 20 g 可提供碳水化合物 0.6 g，蛋白质 0.4 g；西红柿 50 g 可提供碳水化合物 1.8 g，蛋白质 3 g；橙 100 g 可提供碳水化合物 14 g。

碳水化合物和蛋白质的含量均符合本营养餐的要求。

D. 确定纯能量食物的量：每份营养午餐脂肪含量应控制在 28 g 以下，其中动物脂肪由猪肝和带鱼提供，合计 8 g，植物性脂肪主要由谷薯类和植物油分别提供脂肪为 1 g 和 3 g。因此，每份营养午餐烹调用油不超过 12 g。

③制定食谱。

A. 炒猪肝：猪肝 30 g，青椒 20 g，花生油 4 g。

B. 豉汁带鱼：带鱼 20 g，花生油 5 g。

C. 炒青菜：青菜 100 g，花生油 3 g。

D. 番茄汤：西红柿 50 g，花生油 3 g。

E. 小米饭：大米 200 g，小米 40 g。

F. 白面馒头：200 g。

G. 水果：橙 100 g。

H. 盐和味精控制在 4 g 和 2 g。

④营养素含量的计算。

制定完一份营养午餐食谱后，一定要计算其营养素含量，根据计算结果适当调整各成分的含量。虽然保证每餐营养均衡比较困难，但作为一个营养餐，就一定要对各种营养素进行计算、评价，保证每餐中营养素含量不会太高或太低，并且保证在一周期内营养素的均衡。

营养素含量的计算可通过计算机软件进行简单快捷的计算，也可以进行笔算。根据各种食物的配餐用量，计算其提供营养素的量，计算公式为：

$$某种食物中某营养素含量=食物质量（g）\times \frac{食部}{100} \times \frac{100\,g\,该食物中营养素含量}{100}$$

再将不同食物的同类营养素含量相加，得到一份营养午餐食谱的营养素含量，见表6.11。

表6.11　一份营养午餐食谱的营养素含量

项目	能量/kcal	蛋白质/g	脂肪/g	碳水化合物/g	钙/mg	铁/mg	维生素A/μg	胡萝卜素/μg	维生素B₁/mg	维生素C/mg
实际摄入量	764	20	12	153.7	155	10	1 669	9 800	0.2	96
建议摄入量	750	17	27~32	139~164	400	6	男 320 女 280	*	0.5	40

* 维生素 A 的推荐摄入量为 800 μgRE/d，1 μg β- 胡萝卜素相当于 0.167 μgRE。

根据计算结果可知，该食谱中能量和各种营养素与建议摄入量稍有差距，需要进一步调整。如果调整后仍不能满足要求，就应该继续调整，直至满足要求为止。本食谱中主要是维生素 A 和维生素 C 含量较高，而食谱中这两种维生素主要是由猪肝提供，所以需减少猪肝的用量。钙质稍有不足，在番茄汤中添加一定量的鸡蛋花增加钙质。表 6.12 调整后的结果基本满足我们设计营养午餐食谱的要求，因此，该养护中心的一人份营养午餐食谱可设计如下。

炒猪肝：猪肝 20 g，青椒 20 g，花生油 4 g。

豉汁带鱼：带鱼 20 g，花生油 5 g。

炒青菜：青菜 100 g，花生油 3 g。

西红柿汤：西红柿 50 g，鸡蛋液 20 g，花生油 3 g。

小米饭：大米 200 g，小米 40 g。

白面馒头：200 g。

水果：橙 100 g。

盐和味精控制在 4 g 和 2 g。

该中心共有 300 人，则该食谱食物质量应均乘以 300，计算如下。

炒猪肝：猪肝 6 kg，青椒 6 kg，花生油 1.2 kg。

豉汁带鱼：带鱼 6 kg，花生油 1.5 kg。

炒青菜：青菜 30 kg，花生油 0.9 kg。

西红柿汤：西红柿 15 kg，鸡蛋液 6 kg，花生油 0.9 kg。

小米饭：大米 60 kg，小米 12 kg。

白面馒头：60 kg。

水果：橙 30 kg。

盐和味精控制在 1.2 kg 和 0.6 kg。

表6.12　一份调整后营养午餐食谱的营养素含量

项目	能量/kcal	蛋白质/g	脂肪/g	碳水化合物/g	钙/mg	铁/mg	维生素A/μg	胡萝卜素/μg	维生素B₁/mg	维生素C/mg
实际摄入量	780	20.7	13.4	153.8	156	8.2	1 248	8 950	0.2	94
建议摄入量	750	17	27~32	139~164	400	6	男 320 女 280	*	0.5	40

* 维生素 A 的推荐摄入量为 800 μgRE/d，1 μgβ- 胡萝卜素相当于 0.167 μgRE。

本食谱已接近建议摄入量标准，其中维生素 C 差异较大，但维生素 C 是水溶性维生素，过多会随着尿液排出体外，对身体无碍。其中食物质量均为可食用部分质量，厨房采购员应根据市场购买食品可食部分比例大小，适当增加其质量。

⑤制定出一份营养午餐食谱后，虽然可以此为模式，同类食品进行互换，但不等于简单更换一些同类食品就可以，必须对调换后食谱进行重新计算。因为即使为同一类食物，其各种营养素之间含量差异也是较大的，对于一些容易缺乏的微量元素和矿物质，可以一周或一月补充一次，如海带等。

🧁 6.2.2 老年人营养餐菜品举例及制作

1）老年人一日食谱举例

老年人一日食谱举例见表6.13和表6.14。

表6.13 老年人一日食谱举例（1）

早 餐	午 餐	晚 餐	晚点水果
馒头：50 g 油条：25 g 牛奶：牛奶200 g，白糖15 g 煮鸡蛋：1枚 豆腐乳：适量	毛豆肉丁：鲜毛豆100 g，瘦猪肉75 g，植物油7 g，水豆粉、味精、盐适量 炒蕹菜：蕹菜150 g，植物油8 g，味精、盐等适量 虾皮冬瓜汤：虾皮10 g，冬瓜100 g，麻油2 g，味精、盐等适量 米饭：150 g	姜汁豇豆：豇豆150 g，麻油7 g，姜汁、醋、盐等适量 海带丝排骨汤：水发海带20 g，猪排骨25 g，姜、葱、盐等适量 花卷：150 g	桃：150 g

表6.14 老年人一日食谱举例（2）

早 餐	午 餐	晚 餐	晚点水果
荷叶饼：75 g（面粉） 甜牛奶：牛奶200 g 白糖15 g 卤鸡蛋：45 g 泡萝卜：适量	豆腐烧鱼：豆腐50 g，草鱼100 g，植物油12 g，姜、葱、蒜、酱油、味精、盐等适量 炒苋菜：苋菜150 g，植物油8 g，蒜、味精、盐等适量 番茄青笋猪肝：西红柿50 g，莴笋150 g，猪肝5 g，麻油2 g，味精、盐等适量 米饭：150 g（大米）	菜肉包子：125 g，四季豆100 g，瘦猪肉50 g，麻油5 g，姜、味精、盐等适量紫菜蛋花汤：紫菜2 g，鸡蛋20 g，虾皮5 g，麻油2 g，味精、盐等适量	西瓜：500 g

2）老年人营养餐菜品举例

（1）肉末豆腐

①原料组配。

A. 主料：嫩豆腐。

B. 辅料：猪肉，香葱。

C. 调料：姜，蒜，盐，味精，料酒，胡椒粉，酱油，水淀粉，色拉油，汤。

②工艺流程。

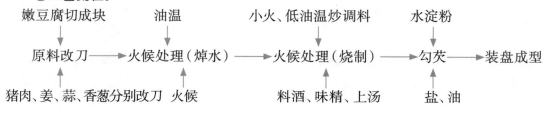

嫩豆腐切成块　　油温　　　　小火、低油温炒调料　　　水淀粉

原料改刀 ⟶ 火候处理（焯水）⟶ 火候处理（烧制）⟶ 勾芡 ⟶ 装盘成型

猪肉、姜、蒜、香葱分别改刀　火候　　　料酒、味精、上汤　　　盐、油

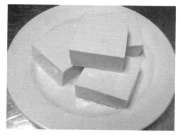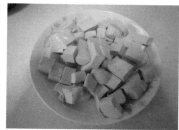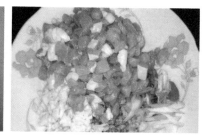

③操作步骤。

A.将嫩豆腐切成2 cm见方块，放入热锅内，加少许色拉油和盐，煎制待用。

B.将锅烧热，加色拉油，投肉末下锅，加姜末、蒜末、料酒、汤、酱油、盐、胡椒粉。

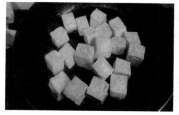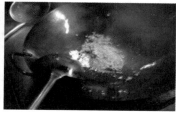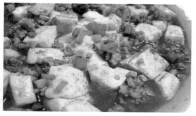

C.烧沸后，下水淀粉勾芡推匀，加味精，撒葱花，淋上色拉油，盛起装盆即成。

④成品特点。鲜嫩可口。

⑤注意事项。

A.豆腐切块时，注意料形大小。

B.煎制的火候及油温。

C.烧制的时间及火候。

⑥营养分析。

功效：降低血脂，预防心血管疾病。

豆腐作为食药兼备的食品，具有益气、补虚等多方面的功能。一般100 g豆腐含钙量为140～160 mg，豆腐又是植物食品中含蛋白质比较高的，含有8种人体所必需的氨基酸。

猪瘦肉，含有丰富的蛋白质和锌，锌对提高智力有益，猪肉可以提供血红素（有机铁）和促进铁吸收的半胱氨酸，能改善缺铁性贫血。

（2）芹菜肉丝

①原料组配。

A.主料：芹菜。

B.辅料：猪肉。

C.调料：姜，蒜，盐，味精，料酒，水淀粉，色拉油，鲜汤。

②工艺流程。

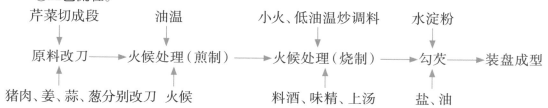

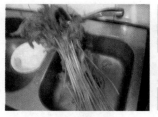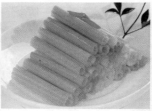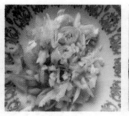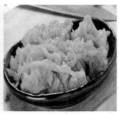

③操作步骤。

A.芹菜洗净，切成长约 5 cm 的段，装盘备用。

B.猪肉切成丝，姜、蒜分别剁细。

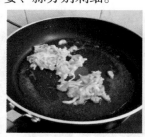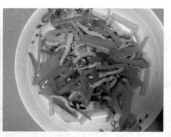

C.锅内留少量油烧热，放入葱、姜，将肉丝煸炒至断生。

D.锅中加油炒各种调料，炒香以后加鲜汤，放入切好的芹菜，用小火烧 3 分钟勾入水淀粉，出锅成菜即可。

④成品特点。清脆可口，咸淡适中。

⑤注意事项。

A.芹菜要择洗干净，去除茎叶。

B.炒制的火候和油温。

C.烧的时间及火候。

⑥营养分析。清热解毒，清肠利便。芹菜含有蛋白质、脂肪、碳水化合物、纤维素、维生素、矿物质等营养成分，其中 B 族维生素、维生素 P 的含量较多，矿物质元素钙、磷、铁的含量更是高于一般绿色蔬菜。芹菜主治高血压、头晕、暴热烦渴、黄疸、水肿、小便热涩不利；另外，还可治疗高血压或肝火上攻引起的头胀痛。加上猪瘦肉，此菜可谓色香味俱全。猪瘦肉，含有丰富的蛋白质和锌，锌对提高智力有益，猪肉可提供血红素（有机铁）和促进铁吸收的半胱氨酸，能改善缺铁性贫血。

6.2.3　老年人常见病的食谱制作

人进入老年期，身体各器官的功能和形态都会发生很大的改变，生理活动的水平与中年人相比大幅度下降；而且常伴有多种疾病，许多疾病已经有十几年甚至更长的时间，长时间疾病的折磨，导致身体器官和机体生理功能的全面衰竭和低下。老年人常见的疾病主要有慢性支气管炎、高血压、冠心病、糖尿病、老年痴呆症等，对这些疾病饮食防治简述如下：

1）慢性支气管炎

秋冬季节是老年慢性支气管炎的多发时节。老年慢性支气管炎的主要临床表现是咳嗽、痰多和气喘。咳嗽常在晨起或晚间加剧。咳出的痰是白色黏痰或泡沫样痰。中医认为此病应以"健脾化痰、清肺止咳、补肾纳气"为治疗原则。西医则以"消炎抗菌、解痉平喘、祛痰止咳和提高机体免疫力"为治疗原则。但无论使用何种疗法，养成科学的饮食习惯对于老年慢性支气管炎的患者都非常重要。在许多时候，科学的饮食习惯比药物治疗更有利于祛病健身。早在唐代孙思邈就曾说：凡欲治疗，先以食疗，既食不欲，后乃用药尔。孙思邈所讲的就是"食治应先于药治"的道理。

（1）调养原则

①忌食海腥油腻。因"鱼生火、肉生痰"，故慢性支气管炎，应少吃黄鱼、带鱼、虾、蟹、肥肉等，以免助火生痰。

②不吃刺激性食物。辣椒、胡椒、蒜、葱、韭菜等辛辣之物，均能刺激呼吸道，使症状加重。菜肴调味也不宜过咸、过甜，冷热要适度。

③强化平时饮食。平时多选用具有健脾、益肺、补肾、理气、化痰的食物，如猪、牛、羊肺脏及枇杷、橘子、梨、百合、大枣、莲子、杏仁、核桃、蜂蜜等，有助于增强体质，改善症状。

（2）调养菜品

白萝卜生姜汤

①原料组配。

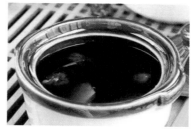

A. 主料：白萝卜 120 g。

B. 配料：生姜 60 g。

C. 调料：红糖，清水等适量。

②操作步骤。

A. 将白萝卜、生姜洗净，切成片。

B. 锅中加清水 1 200 mL，把切好的白萝卜、生姜放入锅内，煮 15 min。

C. 将煮好的水用纱布倒出过滤，加入适量红糖，分 2 次早晚饭前服用即可。

③成品特点：羹汁清淡，甜辣适口。

④注意事项。

A. 刀工处理要统一，切成片形或滚刀块。

B. 注意熬制时间。

⑤营养分析。生姜有发汗解毒、温中止呕的功用。红糖具有养血、活血的作用，加到姜汤里，可改善体表循环，治疗伤风感冒。白萝卜有温肺化痰、润肺生津、解表止咳之功，适用于肺寒咳嗽、多痰、虚弱的老慢支病人。此菜品具有发汗解毒、润肺生津的功效。

鲜藕梨汁

①原料组配。

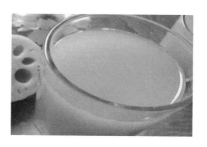

A. 主料：鲜藕 250 g。

B. 配料：梨 250 g。

②操作步骤。

A. 鲜藕、梨洗净备用。

B. 将鲜藕洗净去节，梨洗净去核，分别捣烂用干净纱布包实挤汁。每日喝 3 次，每次 7 ~ 10 mL。

③成品特点。羹汁浓稠，清甜爽口。

④注意事项。

A. 原料要清洗干净去核。

B. 捣制要充分。

⑤营养分析。梨具有生津、润燥、清热、化痰等功效，适用于热病伤津烦渴、消渴症、热咳、痰热惊狂、噎膈、口渴失音、眼赤肿痛、消化不良。适用于老慢支肺热咳嗽的病人。此菜品具有清热、化痰的功效。

2）高血压

高血压对于老年人来说是常病，10个老年人中有8个会患有高血压，而高血压是一种以动脉血压持续升高为主要表现的慢性疾病，如果不加以重视会引起心、脑、肾等重要器官的病变并出现相对严重的后果。长期服用降压药是老年人对抗高血压的手段之一，也有一些老年人在服用降压药的同时，通过饮用银杏叶泡水或者其他食疗方法来进行降压。

（1）调养原则

①减轻体重。

②减少钠盐摄入。

③补充钙和钾盐。

④减少脂肪摄入。

⑤增加运动。

⑥戒烟、限制饮酒。

（2）调养菜品

洋葱炒肉丝

①原料组配。

A. 主料：猪里脊肉 300 g。

B. 配料：洋葱（白皮）100 g。

C. 调料：姜 10 g，料酒 15 g，盐 3 g，酱油 10 g，鸡精 2 g，油适量。

②操作步骤。

A. 猪里脊肉切丝。

B. 肉丝用姜粉（姜磨碎）、料酒、盐腌渍 10 min。

C. 洋葱切丝。

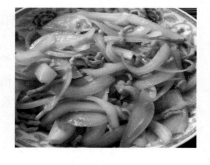

D. 锅里倒油，烧热，下肉丝迅速滑开，炒至变色。

E. 加入洋葱、盐、酱油、鸡精，炒匀，出锅。

③成品特点。清淡爽口，营养丰富。

④注意事项。

A. 刀工处理要统一加工成丝。

B. 注意炒制时火候的掌握。

⑤营养分析。洋葱中还含有二烯丙基硫化物，有预防血管硬化、降低血脂的功能。在洋葱中还能测到含槲皮质类物质，在黄醇酮诱导下所形成的配糖体有利尿消肿的作用，对肥胖、高血脂、动脉硬化等症的预防有益，与洋葱的利尿消肿功能是一致的。此菜品具有利尿消肿的功效。

口蘑白菜

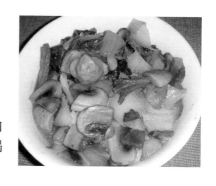

①原料组配。

A. 主料：白菜 250 g。

B. 配料：干口蘑 3 g。

C. 调料：酱油，糖，盐，油适量。

②操作步骤。白菜切段，干口蘑泡发。油烧热后，将白菜入锅炒至七成熟，再将泡发好的口蘑、酱油、糖、盐入锅炒熟即成。

③成品特点。咸鲜适中，清淡爽口。

④注意事项。

A. 刀工处理要统一。

B. 合理掌握油温。

⑤营养分析。白菜可清热除烦、益胃气、降血脂。适宜于高血压、冠心病、牙龈出血者。此菜品具有清热除烦、益胃气、降血脂的功效。

3）冠心病

冠心病是中老年人常见的一种心血管疾病。美国国家健康研究报告，20 世纪 80 年代冠心病患病率增高最多的是 75 ~ 84 岁男性，1980—1989 年 ≥ 65 岁组冠状动脉造影增加了 4 倍，45 ~ 64 岁者仅增加了 2 倍，同时间 ≥ 65 岁冠状动旁路移植术增加了 4 倍，45 ~ 64 岁者仅增加了 1.7 倍。老年冠心病患者的增多与一些冠心病发病危险因素随年龄增高而增加有关，主要表现为心绞痛、心律失常、心力衰竭，可能猝死。

（1）调养原则

①忌用食物。咖啡、酒、糖、浓茶、奶油、巧克力、肥肉、动物内脏、动物脑、椰子油、墨鱼、鱿鱼、蚌、螺、蟹黄、蛋黄。

②应少量多餐，每日 4 ~ 5 餐为宜。避免吃得过饱，因饱餐及高脂肪能诱发急性心肌梗死。

③饭菜应清淡，少油腻，易消化。制作时可多采用蒸、煮、拌、熬、炒、炖等少油的烹调方法。

④宜用食物。玉米、高粱、小米、糙米、麦麸、枣、蔬菜、水果、植物油、山楂、苋菜、荠菜、茶叶、蘑菇、香菇、木耳、银耳、紫菜、海带、豆制品、瘦肉。

⑤多吃蔬菜、水果。蔬菜水果中含有丰富的维生素、矿物质和膳食纤维，对防治冠心病有重要意义。

（2）调养菜品

黑醋洋葱

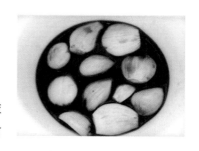

①原料组配。

A. 主料：洋葱 1 个。

B. 配料：黑醋 200 mL。

②操作步骤。取洋葱一个与黑醋 200 mL，将洋葱削去薄皮放入大口玻璃瓶中，再倒入黑醋。浸泡 4 ~ 5 d 后，每天食

用洋葱 1/4 ~ 1/3，分 2 ~ 3 次吃。

③成品特点。酸甜微辣，健胃开脾。

④注意事项。

A. 刀工处理要统一加工成丝。

B. 注意黑醋用量要准确。

⑤营养分析。中医认为，洋葱具有健胃、消食、平肝、润肠、祛痰、利尿及发汗等作用，是不可多得的保健食品。吃洋葱能杀菌，治感冒鼻塞；神经衰弱者可将洋葱放在枕边，有改善睡眠的功效。黑醋是高粱发酵酿造而成的，富含多种矿物质和多种氨基酸。经常、适量地饮用可降低血脂，降低血液黏度，降低胆固醇调解血液的酸碱平衡，能有效帮助人摄入钙质，预防衰老。但是，黑醋含钠量比白醋高，对高血压和心血管疾病患者较为不利。

此菜品具有健胃消食、延缓衰老的功效。

4）糖尿病

老年糖尿病包括 60 岁以后才发病或者 60 岁以前发病而延续至 60 岁以后，以非胰岛素依赖性为主。老年糖尿病患者伴随多种疾病，以及智力和记忆力减退，常无症状或者症状不典型，甚至被其他慢性疾病所掩盖，应用多种药物。随着人口老龄化，老年糖尿病的患病率势必增加，而老年糖尿病人的并发症较为常见，发病率和病死率较高，故应重视其临床特点，及早防治。

（1）调养原则

①提倡平衡饮食及少量多餐的原则，既避免热量摄取过多，又防止营养不良。

②适当锻炼。要选择适合老年人身体特点的方式和总量坚持进行体育锻炼，以降低血糖、保持体重、增强体质。

③药物治疗要适度。要防止高血糖、高血压、血脂异常症和高血黏对身体的影响，要特别小心低血糖，尤其是无症状性低血糖对老年人的危害。

④多查血糖，注意心、脑血管并发症发生的可能。老年人有时肾糖阈增高，尿糖偏低，不能反映血糖水平，所以定期检查血糖是必要的。

（2）调养菜品

蒸南瓜

①原料组配。

主料：南瓜 500 g。

②操作步骤。将南瓜洗干净。切成滚刀块，用蒸架放在水锅上蒸制 15 min 即可食用。

③成品特点。软糯香甜，入口即化。

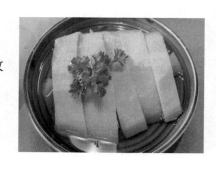

④注意事项。

A. 南瓜刀工处理时要加工成块。

B. 掌握蒸制时间。

⑤营养分析。南瓜中含有丰富的微量元素钴和果胶。钴的含量较高，是其他任何蔬菜都不能相比的，它是胰岛细胞合成胰岛素所必需的微量元素，常吃南瓜有助于防治糖尿病。果胶则可延缓肠道对糖和脂质吸收。此菜品具有改善肠道，防治糖尿病的功效。

【练习与思考】

一、课堂练习

1. 一名老年人60岁，中等劳动强度，身高165 cm，体重60 kg，请用计算法，结合表6.1确定他的膳食能量需要量。

2. 张某，女，65岁，职业为退休教师，请为她编制一日食谱，要求脂肪、蛋白质、糖类功能比为20%，20%，60%。

3. 根据老年人的膳食原则，为一位60岁的退休男教师编制一日食谱。

二、课后思考

通过学习，你认为老年人群还有哪些常见疾病？如何进行膳食调理？

三、实践活动

利用课余时间，为家里的爷爷奶奶编制一日营养餐。

项目 7

中式筵席的营养设计原则及分析

项目导学

◇ 筵席是多人围坐聚餐的一种进餐方式，它是调配合理的一整套菜点，是人们从事社交活动的一种工具。中国筵席品类丰繁，款式万千。它有一定的规律可探寻，有一定的原则需要遵守。

教学目标

知识教学目标

◇ 了解中式筵席的种类与特征。

◇ 了解中式筵席菜单制定的一般流程。

◇ 了解筵席营养餐配餐设计原则。

◇ 了解中式筵席的相关知识。

◇ 掌握筵席营养菜品制定与营养分析。

能力培养目标

✧ 熟知配制营养餐的要求。

✧ 熟知筵席搭配中的禁忌。

✧ 运用知识设计营养食谱。

职业情感目标

✧ 提高学生对营养餐制作中应具备的基本素养重要性的认识。

✧ 遵守职业道德，培养中式烹调师的职业精神。

✧ 学生在独立完成制作一份营养食谱过程中，使自我价值得以体现。

课时安排

✧ 8 课时。

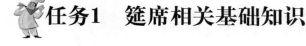 任务1　筵席相关基础知识

[课时安排]

2课时。

[任务布置]

本次课的主要任务是了解中国传统筵席的定义、分类和特征，熟悉中国传统筵席的菜点构成。

[任务实施]

中国筵席源远流长，历史悠久，是中国烹饪文化的重要组成部分。筵席是在古时祭祀的基础上演变、改进、发展而来的。据记载，筵席萌芽于虞舜时代，距今有 4 000 多年，经过夏商周三代的孕育，到春秋战国时期就已经初具规模了。自秦汉开始，在商周旧制的基础上又增添了许多宴饮花样，众多名席脱颖而出。从古至今筵席已形成典雅、隆重、精美、热烈的传统规范，融汇了烹饪技艺之精华，是我国文化遗产的一部分，也是中华民族高度文化素养的体现和饮馔文明发展的标志。

7.1.1　筵席的定义

筵席的基本解释是"铺地藉坐的垫子"。古时制度，筵铺在下面，席加在上面。

筵席，又称"宴会"或"宴席"，是因习俗或社交礼仪需要，以一定规格的菜品酒水和礼仪程序来款待客人的聚餐方式，是社交与饮食结合的一种形式。人们通过筵席，不仅获得饮食艺术的享受，而且可增进人际交往。筵席既是菜品的组合艺术，又是礼仪的表现形式，还是人们进行社交活动的工具。

7.1.2　筵席的分类

筵席种类繁多，常见种类有：

①按地方风味分类，筵席可分为鲁式筵席、川式筵席、粤式筵席、苏式筵席等。

②按菜品数目分类，筵席可分为三四席、四六席、六六大顺席、九九长寿席、八八席、七星席、十大碗等。

③按主要用料分类，筵席可分为全龙席、全凤席、全虎席、全羊席、全鱼席、全鳝席、全素席等。全国著名全席有天津全羊席、上海全鸡席、无锡全鳝席、广州全蛇席、苏杭全鱼席、四川豆腐席、西安饺子宴、佛教全素席等。

④按时令季节分类，筵席可分为除夕宴、端午宴、中秋宴、重阳宴、春季筵席、夏季筵席、秋季筵席、冬季筵席等。

⑤按办宴目的分类，筵席可分为结婚宴、祝寿宴、乔迁宴、谢师宴、满月席等。

⑥按主宾身份分类，筵席可分为国宴、外宾筵席、民族领袖筵席、社会名流筵席等。

⑦按人名分类，筵席可分为孔府家宴、北京谭家宴、大千宴、东坡宴等。

⑧按处所分类，筵席可分为车宴、船宴、野宴、游宴、醉翁亭宴等。

⑨按名著分类，筵席可分为红楼宴、金瓶梅宴、水浒宴等。

⑩按仿制年代分类，筵席可分为仿唐宴、仿宋宴等。

⑪按筵席的特征分类，筵席可分为中式传统筵席（包括宴会席和便餐席）、中西结合筵席（包括冷餐酒会、鸡尾酒会等）。

⑫按筵席的规格分类，筵席可分为普通筵席、中档筵席、高级筵席、特等筵席。

⑬按头菜名称分类，筵席可分为燕窝席、海参席、鱼翅席、鲍鱼席、猴头席、烤鸭席等。

⑭按风景胜迹分类，筵席可分为长安八景宴、洞庭君山宴、西湖十景宴等。

⑮按文化名城分类，筵席可分为开封宋菜席、洛阳水席、成都田席等。

⑯按名特原料分类，筵席可分为长白山珍宴、黄河金鲤宴、广州三蛇席、昆明鸡粽席等。

⑰按八珍分类，筵席可分为山八珍席、水八珍席、禽八珍席、草八珍席等。

⑱按彩蝶分类，筵席可分为喜庆宫灯席、金杯闪光席、龙凤呈祥席等。

⑲按少数民族分类，筵席可分为蒙古族全羊宴、朝鲜族狗肉宴、赫哲族鳇鱼宴等。

7.1.3　筵席的特征

1）聚餐式的形式

①人数：中国传统筵席习惯于 8 人、10 人或 12 人 1 桌，以 10 人 1 桌为主。

②桌面：有方形、圆形和长方形等型制，以圆桌居多。

③就餐者：主宾、随从、陪客和主人。

④氛围："礼食"的气氛颇为浓郁。

2）规格化的内容

①原料品类齐全，应时当令；餐具华美精巧，组配协调。

②菜品色形雅丽，调配均衡，注重档次，配套成龙。

③上菜讲究顺序，宴饮注重节奏。

④就餐场景舒适，服务仪程井然。

3）社交性的作用

①筵席可以聚会宾朋，敦亲睦谊。
②可以纪念节日，欢庆大典。
③可以接谈工作、商务，开展交际。

🧁 7.1.4 中式传统筵席菜点的构成

中式传统筵席菜点的构成，有"龙头、象肚、凤尾"之说。冷菜通常以造型美丽、小巧玲珑为开场菜，起到先声夺人的作用；热菜用丰富多彩的佳肴，显示筵席最精彩的部分；饭点菜果则锦上添花，绚丽多姿。中式筵席菜点的结构有 3 个突出原则和组配要求：筵席中突出热菜；热菜中突出大菜；大菜中突出头菜。

1）冷菜

冷菜又称"冷盘""冷荤""凉菜"等，是相对于热菜而言的。

冷菜形式有单拼、双拼、三拼、什锦拼盘、花色拼盘带围碟。

①单拼。一般使用 5~7 寸盘，每盘只装一种冷菜，每桌根据筵席规格设六、八、十单盘（西北方习惯用单数）。造型、口味较多，是筵席中最常用的冷菜形式。

②拼盘。每盘由两种原料组成的叫"双拼"；由 3 种原料组成的叫"三拼"；由 10 种原料组成的叫"什锦拼盘"。乡村举办的筵席多用拼盘形式。现今饭店举办的中、高档筵席以单碟为主。

③主盘加围碟。多见于中、高档筵席冷菜。主盘主要采用花式冷拼的方式，而花式冷拼要根据办宴的意图来设计。花式冷拼不能单上，必须配围碟上桌，没有围碟陪衬花式冷拼显得虚而无实，失去实用性。配围碟可以丰富宴会冷菜的味型和弥补主盘的不足，围碟的分量一般在 100 g 左右。

④各客冷菜拼盘。是指为每个客人都制作一份拼盘，较好地适应了"分食制"的要求。

2）热菜

热菜一般由热炒、大菜组成，它们属于食品的"躯干"，质量要求较高，将筵席逐步推向高潮。

（1）热菜

热菜一般排在冷菜后、大菜前，起承上启下的过渡作用。

①菜肴特点。色艳味美，鲜热爽口。
②选料。多用鱼、禽、畜、蛋、果蔬等质脆嫩原料。
③烹调特点。旺火热油，兑汁调味，出品脆美爽口。
④烹调方法。炸、熘、爆、炒等快速烹法，多数菜肴在 30 s～2 min 完成。
⑤原料加工后的形状。多以小型原料为主。
⑥在筵席中的上菜方式。可以连续上席，也可以在大菜中穿插上席，一般质优者先上，质次者后上，味淡者先上，味浓者后上。一般是 4～6 道，300 g/ 道，8～9 寸盘。

（2）大菜

大菜又称"主菜"，是筵席中的主要菜品，通常由头菜、热荤大菜（山珍、海味、肉、蛋、水果等）组成。成本约占总成本的50%～60%。

①大菜组成：原料多为山珍海味和其他原料的精华部位，一般是用整件或大件拼装（10只鸡翅，12只鹌鹑），置于大型餐具之中，菜式丰满、大方、壮观。

②烹调方法：主要用烧、扒、炖、焖、烤、烩等长时间加热的菜肴。

③出品特点：香酥、爽脆、软烂，在质与量上都超出其他菜品。

④在筵席中上菜的形式：一般讲究造型，名贵菜肴多采用"各客"的形式上席，随带点心、味碟，具有一定的气势，每盘用料在750 g以上。

（3）头菜

头菜是整桌筵席中原料最好、质量最精、名气最大、价格最贵的菜肴，通常排在所有大菜的最前面，统帅全席。

配头菜注意点项：

①头菜成本过高或过低，都会影响其他菜肴的配置，故审视宴席的规格常以头菜为标准。

②鉴于头菜的地位，故原料多选山珍或常用原料中的优良品种。

③头菜应与筵席性质、规格、风味协调，照顾主宾的口味嗜好。

④头菜出场醒目，器皿要大，装盘丰满，注重造型。

（4）热荤大菜

热荤大菜是大菜中的主要支柱，筵席中常安排2～5道，多由鱼虾菜、禽畜菜、蛋奶菜及山珍海味组成。它们与甜食、汤品连为一体，共同烘托头菜，构成筵席的主干。

配热荤大菜注意点项：

①热荤大菜档次如何，都不可超过头菜。

②各热菜之间搭配合理，避免重复，选用较大容器。

③每份用料在750～1 250 g。

④整形的热荤菜，由于是以大取胜，故用量一般不受限制，如烤鸭、烤鹅等。

3）甜菜

甜菜包括甜汤，甜羹在内，凡指筵席中一切甜味的菜品。

①甜菜品种。品种较多，有干稀、冷热、荤素等，根据季节、成本等因素考虑。

②用料。广泛，多选用果蔬、菌耳、畜肉蛋奶。其中，高档的有冰糖燕窝、冰糖甲鱼、冰糖哈士蟆，中档的有散烩八宝、拔丝香蕉，低档的有什锦果羹、蜜汁莲藕。

③烹调方法。拔丝、蜜汁、挂霜、糖水、蒸烩、煎炸、冰镇等。

④作用。改善营养，调剂口味，增加滋味，解酒醒目。

4）素菜

素菜在筵席中不可缺少，品种较多，多用豆类、菌类、时令蔬菜等。通常配2～4道，上菜的顺序多偏后。

①素菜入席时应注意。一须应时当今，二须取其精华，三须精心烹制。

②烹调方法。视原料而异，可用炒、焖、烧、扒、烩等。

③作用。改善筵席食物的营养结构，调节人体酸碱平衡，去腻解酒，变化口味，增进食

欲，促进消化。

5）席点

①筵席点心的特色。注重款式和档次，讲究造型和配器，玲珑精巧，观赏价值高。

②点心的安排。一般安排 2～4 道，随大菜、汤品一起编个菜单、品种多样、烹调方法多样。

③上点心顺序。一般穿插于大菜之间上席。

④配置席点要求。一要少而精，二须闻名品，三应请行家制作。

6）汤菜

汤菜的种类较多，传统筵席中有首汤、二汤、中汤、座汤和饭汤之分。

（1）首汤

首汤又称开席汤，此菜在冷盘之前上席。

①用料。用海米、虾仁、鱼丁等鲜嫩原料用清汤氽制而成，略呈羹状。

②特点。口味清淡，鲜纯香美。

③作用。用于筵席前清口爽喉，开胃提神，刺激食欲。

④变化。首汤多在南方使用，如广东、广西、海南、香港、澳门。现其他地方也在照办，不过多将此汤以羹的形式安排在冷菜之后，作为第一道菜上席。

（2）二汤

二汤源于清代。由于满人筵席的头菜多为烧烤，为了爽口润喉，头菜之后往往要配一道汤菜。因该汤菜在热菜中排列第二而得名。如果头菜是烩菜，二汤可省去；如果二菜上烧烤，则二汤就移到第三位。

（3）中汤

中汤又名跟汤。酒过三巡，菜吃一半，穿插在大荤热菜后的汤即为中汤。

作用：消除前面的酒菜之腻，开启后面的佳肴之美。

（4）座汤

座汤又称主汤、尾汤，是大菜中最后上的一道菜，也是最好的一道汤。

①原料。座汤规格较高，可用整形的鸡鱼加名贵的辅料，制成清汤或奶汤均可。为了区别口味，若二汤是清汤，座汤就用奶汤，反之则反。

②要求。用品锅盛装，冬季多用火锅代替。座汤的规格应当仅次于头菜，给热菜一个完美的收尾。

（5）饭汤

筵席即将结束时与饭菜配套的汤品，此汤规格较低，用普通的原料制作即可。

现代筵席中饭汤已不多见，仅在部分地区使用。

7）主食

主食多由粮豆制作，能补充以糖类为主的营养素，协助冷菜和热菜，使筵席食品营养结构平衡，全部食品配套成龙。主食通常包括米饭和面食，一般筵席不用粥品。

8）饭菜

饭菜又称"小菜"，专指饮酒后用以下饭的菜肴。

作用：清口、解腻、醒酒、佐饭等。

小菜在座汤后入席，不过有些丰盛的筵席，由于菜肴多，宾客很少用饭，也常常取消饭菜。有些简单的宴席因菜少，可配饭菜作为佐餐小食。

9）辅佐食品

①手碟。在筵席开始之前接待宾客的配套小食，如水果、蜜饯、瓜子等。

②蛋糕。主要是突出办筵席的宗旨，增添喜庆气氛。

③果品。用鲜果，如"一帆风顺"等。

④茶品。一是注意档次；二是尊重宾客的风俗习惯。如华北多用花茶；东北多用甜茶；西北多用盖碗茶；长江流域多用青茶或绿茶；少数民族多用混合茶；接待东亚、西亚和中非外宾宜用绿茶；东欧、西欧、中东和东南亚宜用红茶；日本宜用乌龙茶，并配以茶道之礼。

[知识拓展]

古今名宴

宴会，古时也称为"燕会"，是以酒肉款待宾客的一种聚餐活动。隋唐以前，古人不使用桌椅，屋内先铺在地上的粗料编织物叫"筵"，加铺在筵上规格较小的叫"席"（细料编成）。宴饮时，座位设在席子上，食品放在席前的筵上，人们席地坐饮。后来使用桌椅，宴饮由地面升高到桌上进行，明清时有了"八仙桌""大圆桌"，宴会形式已经改变，宴席却仍被沿称为"筵席"，座位仍沿称"席位"，筵席与酒席成了同义词。

一、满汉全席

满汉全席起兴于清代，是集满族与汉族菜点之精华形成的历史上著名的中华大宴。是满汉两族风味肴馔兼用的盛大筵席，一向被视为中国古典筵席之冠。清初满人入主中原，满汉两族开始融合，皇宫市肆出现了满汉并用的局面。满汉席是清代皇室贵族、官府才能举办的宴席，一般民间少见。其规模盛大高贵，程式复杂，满汉食珍，南北风味兼有，菜肴达300多种，有中国古代宴席之最的美誉。北京仿膳饭庄现承制满汉全席。满汉全席以东北、山东、北京、江浙菜为主。世俗所谓"满汉全席"中的珍品，其大部分是黑龙江地区特产（或出产），如犴鼻、鱼骨、鳇鱼子、猴头蘑、熊掌、哈什蟆、鹿尾（筋、脯、鞭等）、豹胎及其他珍奇原料等。后来，闽粤等地的菜肴也依次出现在宴席之上。现在的满汉全席选用山八珍、海八珍、禽八珍、草八珍等名贵材料，采用满人烧烤与汉人炖焖煮炸等技法，多为108道。南菜54道（包括30道江浙菜、12道闽菜、12道广东菜），北菜54道（包括12道满族菜、12道北京菜、30道山东菜），分三天吃完。

二、孔府宴

孔府是孔子诞生和其后人居住的地方，典型的中国大家族居住地和中国古文化发祥地，历经两千多年长盛不衰，兼具家庭和官府职能。孔府既举办过各种民间家宴，又宴迎过皇帝、钦差大臣，各种宴席无所不包，集中国宴席之大成。

孔子认为"礼"是社会的最高规范，宴饮是"礼"的基本表现形式之一。孔府宴礼节周全，程式严谨，是中国古代宴席的典范。该宴席规格颇高，是用于接待贵宾、袭爵上任、生辰祭日、婚丧喜寿时特备的高级宴席。宴分几大类，既有家常类，也有宴请皇帝、钦差大臣的，各种宴席无所不包，集中国宴席之大成，完全是遵循了孔子"食不厌精，脍不厌细"的原则。

春秋末年的孔丘代表着没落奴隶主贵族的利益，是中国儒家始祖。他提倡人的言行都要服从"礼"，认为"礼"是社会的最高规范。因此，其后人在儒家文化的熏陶下所创造的宴席自然要表现"礼"的基本形式。早在两千多年前，孔子对饮食就非常讲究。随着历代帝王对孔子的不断加封、追谥，衍圣公而历代不衰，加上历代帝王、钦差等官员来曲阜祭孔，有的带厨师来，逐渐孔府宴席集全国各地之精华，集鲁菜之大成，其特点是色、香、味、形、名、料等俱佳。孔府菜的原料有名贵的驼蹄、熊掌等，也有地方特产，如微山湖出产的鱼虾等是孔府菜中常用料，并有专门的佃户供给。

品尝孔府宴与一般宴席有所不同，例如喜宴在开席前要鸣放鞭炮，讲究一菜一格，一菜一味。除此，每道孔府菜都有一个美丽的传说。菜的命名极为讲究，寓意深远。有的沿用传统名称；也有的取名典雅古朴，富有诗意，如"诗礼银杏"等；还有用以赞颂其家世荣耀或表达吉祥如意的名称，如"吉祥如意"等。孔府宴对于盛器也十分讲究，银、铜、锡、漆、瓷、玛瑙、玻璃等各质餐具齐备，因事而馔而用，取其形象完美之意。在多种盛器中，除鱼、鸭、鹿等专用象形餐具外，还有方形、圆形、元宝形、八卦形、云彩形等器具。这些盛器点缀了席面的富丽堂皇。

孔府宴五大宴：

1. 寿宴

孔府专门备有册簿，记载衍圣公及夫人、公子、小姐及至亲等主要成员的生辰，届时要设宴庆祝，这样周而复始形成了寿宴。寿宴上的名菜佳肴非常精美，餐具讲究，陈设雅致。菜肴名称也各有寓意，如福寿绵长、寿惊鸭美、长寿鱼等。制作精细，其"一品寿桃"是孔府寿宴中的第一珍肴。

2. 花宴

花宴是衍圣公和公子的婚礼及小姐出嫁时所设的宴席。孔府一向联姻高门，因此，花宴自然是高贵而体面。这类宴席，席间空出"喜"字，席中心有"双喜"形高盘。菜肴名称也贴切雅致。如桃花虾仁、鸳鸯鸡、凤凰鱼翅、带子上朝等。

3. 喜庆宴

凡孔府内遇受封、袭封、得子等喜庆之事，都要办宴祝贺。这种宴席面上往往突出喜庆气氛，其菜名多美好、吉祥之意，如鸡里炸、阳关三叠、四喜丸子等。

4. 迎宾宴

迎宾宴是迎圣驾、款待王公大臣等所用的宴席。由于孔府的特殊政治职能和地位，各代帝王崇尚儒教，有时皇帝来曲阜祭孔，有时派王子大臣前来，接待这些高级官员的宴席规格较高，席面上有山珍海味，如琼浆燕菜、熊掌扒牛腱、御笔猴头等。其中最华贵的是清代的满汉全席，是专门招待皇帝和钦差大臣的盛宴，一席宴有404件造型各异的锡制餐具，上196道名菜佳肴，如满族的全羊烧烤和汉族的驼蹄、熊掌等。孔府宴讲究排场和华贵，除"满汉全席"外，还有全羊席、鱼翅席、海参席和四大件、三大件的席面。

5. 家常宴

家常宴是孔府自己接待亲友所用的宴席，菜品也常常随季节而变换。孔府内除内厨、外厨外，还有自设的小厨房，烹调各自的饭菜。

三、全鸭席

全鸭席首创于北京全聚德烤鸭店，特点是宴席全部以北京填鸭为主料烹制各类鸭肴组成，共有100多种冷热鸭菜可供选择。用同一种主要原料烹制各种菜肴组成筵席，是中国宴席的特点之一。

四、烧尾宴

烧尾宴专指士子登科或官位升迁而举行的宴会，盛行于唐代，是中国欢庆宴的典型代表。"烧尾"一词源于唐代，有3种说法：一说是兽可变人，但尾巴不能变没，只有烧掉。二说是新羊初入羊群，只有烧掉尾巴才能被接受。这两种说法虽不同，但都认为"烧尾"是表示从原来的身份发生突然变化的一种仪式。三说是鲤鱼跃上龙门，必有天火把它的尾巴烧掉才能成龙。这个说法源自唐中宗时期，一个叫杨再思的官员为了拍皇帝马屁，隆重其事地烹制了一桌佳肴，可等菜做好了还没想到该给宴席起什么名。这时候他听有人报："龙门守杨俊人到！"这一听，他就由龙门想到鲤鱼跳龙门需要天火烧掉尾巴的故事。于是，"烧尾"二字便有了百折不挠的寓意和前程远大、官运亨通、皇祚无量的象征。此三说都有升迁更新之意，故此宴取名"烧尾宴"。唐代的"烧尾"宴会虽然盛行一时，但仅仅维持了20年左右。

五、文会宴

文会宴是中国古代文人进行文学创作和相互交流的重要形式之一。其形式自由活泼，内容丰富多彩，追求雅致的环境和情趣。一般多选在气候宜人的地方。席间珍肴美酒，赋诗唱和，莺歌燕舞。历史上许多著名的文学和艺术作品都是在文会宴上创作出来的，如著名的《兰亭集序》就是王羲之在兰亭文会上写的。

六、千叟宴

千叟宴始于康熙，盛于乾隆时期，是清宫中规模最大、与宴者最多的盛大御宴。康熙五十二年（1713年）在阳春园第一次举行千人大宴，玄烨帝席赋《千叟宴》诗一首，故得宴名。相传乾隆五十年（1785年）于乾清宫举行千叟宴，与宴者三千人，即席用柏梁体选百联句。嘉庆元年（1796年）正月再举千叟宴于宁寿宫皇极殿，与宴者三千五十六人，即席赋诗三千余首。后人称谓千叟宴是"恩隆礼洽，为万古未有之举"。

【练习与思考】

一、课堂练习

1. 中式宴席菜点的结构有3个突出原则和组配要求：宴席中突出（　　），热菜中突出大菜，大菜中突出头菜。

　　A. 热菜　　　　　B. 冷菜　　　　　C. 汤　　　　　D. 特色菜

2. 按地方风味分类，可分为鲁式筵席、（　　　　）、粤式筵席、苏式筵席等。

　　A. 海式筵席　　　B. 川式筵席　　　C. 藏式筵席　　　D. 陕式筵席

3. 冷菜又称（　　）、冷荤、凉菜等，是相对于热菜而言。

　　A. 单拼　　　　　B. 双拼　　　　　C. 冷盘　　　　　D. 生拌

二、课后思考

1. 筵席的定义是什么？

2. 中式筵席有哪些主要特征？

3. 筵席分为哪些等级？

4. 我国出现的宴席，按菜式及特性的不同可分哪些类型？

5. 筵席按照办宴目的分类，常见的类型有哪些？

6. 中式筵席配菜的科学性表现在哪些方面？

三、实践活动

分组查阅满汉全席的菜单、全鸭宴的菜单，交流学习。

任务2　筵席菜谱制定与营养分析

[课时安排]

6课时。

[任务布置]

本次课的主要任务是熟悉筵席营养餐配餐设计原则，掌握筵席营养餐标准，学会制定筵席菜谱和营养分析。

[任务实施]

7.2.1　筵席营养餐配餐设计原则

营养配餐，按人们身体的需要，根据食品中各种营养物质的含量，设计一天、一周或一个月的食谱，使人体摄入的蛋白质、脂肪、碳水化合物、维生素和矿物质等几大营养素比例合理，即达到均衡膳食。简而言之，就是要求膳食结构多种多样，谷、肉、果、菜齐全。

1）应注意选用多种烹调原料来设计筵席

自然界的烹调原料虽有成千上万，但没有任何一种单独食用就可以满足人体所需的全部营养素。只有运用多种原料来进行配菜，才有可能使配出的菜肴所包含的营养素种类比较全面。因此，在配菜时，应按照每种原料所含营养素的种类和数量来进行合理选择和科学搭配，使各种烹饪原料在营养上取长补短、相互调剂，从而改善与提高整席菜肴的营养水平，达到平衡膳食的目的。

为此，在筵席设计时除选用禽畜肉类和蔬菜以外，还应注意选取以下几类原料：

（1）内脏类

动物的内脏器官（如肝、肾、心等）一般比其他器官生理代谢作用快，因此所含的营养成分十分丰富，特别是维生素A和维生素C，含量十分丰富，这正是肉类食品缺乏的。同时，内脏的品种较多，色泽、形态、味道各异，能烹制出不同风味的菜肴。

（2）大豆及其制品

大豆中含有高达40%的优质蛋白质，这是获得优质蛋白质最经济的来源。大豆含的维生素 B_1、维生素 B_2 和钙、磷、铁很丰富，还含有肉类及许多动物性食品所缺少的不饱和脂肪酸。豆制品如豆腐、豆腐干、千张等不仅含有丰富而易消化的蛋白质，而且能丰富我们的菜肴品种和调剂荤菜的口味，还有防癌健身等特殊作用。

（3）鱼虾类

鱼类蛋白质含量为 15% ~ 20%，和内脏相近，鱼肌肉蛋白组织结构松软，比禽畜肉类蛋白容易消化，鱼类脂肪与禽畜肉类不同，大部分是由不饱和脂肪酸组成，通常呈液体状态，易消化，吸收率可达 95% 左右，鱼中钙、磷、碘含量比肉高，含维生素 B_1、维生素 B_2 也比较多。另外，因为虾、虾皮中蛋白质和钙的含量也很高，所以应注意选用。

（4）鸡蛋

鸡蛋是目前已知天然食物中最优良的蛋白质，它含蛋白质数量多、质量好，其氨基酸组成与人体组织蛋白质的氨基酸组成接近，因此利用率高，在配菜时应该多考虑选用。

（5）食用菌类

食用菌类不仅鲜美可口，是佐味上品，而且含丰富的蛋白质、多种氨基酸和维生素，还含有抗病毒、抗癌、降低胆固醇的成分。近年来，食用菌类在世界上有"健康食品"或"素中之荤"之称，如杏鲍菇、白灵菇、茶树菇、猴头菇等。

此外，花生、核桃仁、松子、芝麻等，不仅含有丰富的优质脂肪，而且含有较多的蛋白质、矿物质和维生素，特别是植物脂肪多由不饱和脂肪酸、必需脂肪酸、卵磷脂组成，对弥补荤菜荤油的缺陷和改善筵席的营养成分极为有利，应当在配菜中尽量选用。

2）应注意蔬菜、瓜果在筵席中的营养作用

新鲜蔬菜、瓜果含有丰富的维生素 C，用它能弥补筵席动物性菜肴缺乏维生素 C 的缺陷。并且含有较丰富的维生素 B_2 和胡萝卜素。蔬菜、瓜果富含钾、钙、钠、镁等成分，不仅能提供动物性菜肴所不足的矿物质，而且这些碱性元素可以中和肉、鱼、禽、蛋在体内代谢时所产生的酸性，对调节人体内酸碱平衡起着重要的作用。蔬菜、瓜果是供给人体植物纤维素和果胶的重要来源，纤维素和果胶能促进胃肠蠕动，调节消化功能，有助于食物的消化利于排便，并可加速某些有害物质的代谢过程，因此是合理膳食必不可少的组成部分。

3）应注意汤菜、面点和新鲜水果在筵席中的作用

鸡、鱼、肉汤中都含有一定量的营养成分，它能使汤汁浓稠鲜美可口，有刺激胃液分泌、增进食欲和促进消化的作用。温度适宜时，这种作用愈加显著，所以应该讲究制汤的技术，提高汤菜的质量。

有些传统筵席菜肴过于丰富，有的则不配备点心和水果，进餐者往往因油荤腻人或者因胃纳量有限而中途退席。由于很少吃米饭和西点，碳水化合物这类营养素就摄取得少，与平衡膳食的要求是不相宜的，因此对主食，特别是面食、点心，也应注意合理安排。面食、点心应与菜肴一样，力求花色品种多样化，感观性状良好，并且要适时或提前上席，以便吸引进餐者选食。

另外，应当注重餐前或席间上水果。新鲜水果，不经烹调加热，维生素的保存率高，并且水果中还含有多种有机酸（如柠檬酸、酒石酸和苹果酸等）。因此，它对弥补筵席蔬菜的不足，减轻菜肴的油腻感和帮助进餐者消化及其合理营养均有一定意义。

4）应注重季节特点及菜肴的烹调配合

古人云："春多酸，夏多苦，秋多辛，冬多咸，调以滑甘。"饮食应顺应时令不断调整，

才能保证人体健康。外界气温的改变，在一定程度上可以影响到人体热量的消耗、人体对食物的消化吸收以及人们的饮食心理状态。因此，应根据不同季节特点进行配菜。

夏季，气候炎热，使人昏沉，食欲减退，热量消耗相对减少，排汗多而使水溶性维生素和矿物质损失增加，此时应减少脂肪多的肉类菜肴，配给一些能增进消化液分泌及符合自然食欲习惯的菜肴（如冷盘、凉菜、风味小吃、酱菜、咸菜、泡菜、鲜汤及水果菜等），菜点应注意花色变换，口味多样，荤素相间，冷热配合，并应增加维生素及矿物质的配给。

冬季气候寒冷，易感饥饿和热量不足，必须供给足够的热量，并利用浓稠的热食物（如砂锅菜、火锅菜等）御寒，在调配上可适当增加脂肪量，并注意新鲜蔬菜的配给，以防止维生素C和纤维素的不足。烹调上应少油、少盐、低温中小火烹调，多蒸炒拌，少熏、炸、腌、烤烹调方法，宜增添一些砂锅类热气腾腾的菜肴。

5）应注重"荤素搭配"菜的应用与研制

（1）少配"单料菜"

单料菜是指一份菜没有辅料搭配，由单一的原料构成，由于它只包含一种菜肴原料，因此，这种菜所含营养素的种类不全，应该在配菜时尽量做到少配。除某些具有特色风味的单料菜外，一般都应提倡在主料中搭配辅料，特别是应注意搭配蔬菜、瓜果类。搭配辅料，能起到增补主料所含营养成分的不足或缺陷，并且对主料还可能起到增添色、香、味、形的效果。这对于改善和提高菜肴的营养价值和质量均有一定好处。例如，烧菜类的红烧肉加土豆、萝卜等，炒菜类的炒蛋添葱头、番茄和其他蔬菜。在不影响传统风味的情况下，菜肴都应尽可能地加入数量不等的辅料，以求营养较为全面。

（2）适当改变"主、辅料"菜的比例

目前，配主、辅料菜通常以动物性原料为主料（约占2/3或4/5），植物性原料为辅料（约占1/3或1/5）。应当酌情增大素菜在整个菜肴中所占的比例，以充分发挥素菜的营养特长，或者增添以植物性原料为主料、动物性原料为辅料的菜肴。例如，北京菜中的"八宝豆腐"，就是以豆腐为主料，火腿、鸡肉、虾仁等为辅料的名菜；扬州菜中的"煮干丝"，就是以豆干丝为主料，火腿、虾米为辅料的名菜。

筵席设计中要保证食物搭配合理，除主副食搭配、荤素搭配、应季搭配、干稀搭配、生熟搭配、烹调方法搭配等外，还应注意以下搭配。

①营养素搭配中，容易过量带来问题的营养素是脂肪、碳水化合物和钠，容易缺乏的营养素是蛋白质、维生素、部分无机盐和膳食纤维素。

②酸碱搭配。食物分为呈酸性和呈碱性食物。主要是根据食物被人体摄入后，最终使人体血液呈酸性还是碱性区分的。呈酸性食品主要是指肉类，呈碱性食品主要是蔬菜水果类。如果肉类食品摄入超量，会致使血液酸化，造成高血压、动脉硬化、脑卒中、心脏病、贫血、癌症、便秘等，应引起重视。

③粗细搭配。小米、全麦、燕麦等粗粮有助于预防糖尿病、老年斑、便秘等，还有助于减肥。

④颜色搭配。食物一般分为5种颜色：白、红、绿、黑和黄色，如白色的米面、牛奶等，红色的西红柿、大枣、红葡萄酒及肉类等，绿色的绿色蔬菜、绿茶等；黑色的黑豆、黑米、黑芝麻、墨鱼等，黄色的柑橘、米糠、大豆、胡萝卜等。一日饮食中应兼顾上述5种颜色的

食物。

⑤性味搭配。食物分四性五味。四性是指寒、热、温、凉；五味是指辛、甘、酸、苦、咸。根据"辨证施膳"的原则，不同疾病应选用不同性味的食物，一般原则是"寒者热之，虚则补之，实则泻之"。根据"因时制宜"的原则，不同季节应选用不同性味的食物，如冬季应选用温热性食物，如羊肉、鹿肉、牛鞭、生姜等，尽量少吃寒凉性食物。五味也应该搭配起来，不能光吃甜的而不吃苦的。

⑥皮肉搭配。如大枣带皮吃，营养价值更高。

同时，还要兼顾饮食习惯和食忌，在不违反营养学原则的前提下，照顾就餐人员的饮食习惯和健康状况，举例如下。

A.如果就餐者是高血压、冠心病患者，不能选用高蛋白高脂肪的原料（如肥肉、内脏、蛋黄之类），而应选用含钙、磷、维生素较多的蔬菜、瘦肉、虾米等搭配，一定要选择低盐、清淡的菜式。

B.如果就餐者是糖尿病患者，一定要少荤和油炸食品，最好选择蒸、煮、炖、汆、拌、卤加工的食品，如水煮基围虾、清蒸鱼等，多些素食，如蔬菜类、菌类、豆类、魔芋等，纤维素高、热量低，营养丰富。尽量少些奶油、糖、蜂蜜、肉末、果酱等升糖物质，多一些富含膳食纤维素的粗粮，如全麦粉、莜麦、荞麦、煮玉米及绿叶菜等。

C.如果就餐者是中老年居多，应多质地软嫩、口味清淡、做工精细、松软易消化的菜肴。

D.如果用餐者以青年为主，可设计浓香、油脂较多的菜，可以解馋，也避免桌上的菜肴很快吃完而尴尬。

E.如果就餐者是小孩和青少年，要尽量避免口味浓重的菜式和过甜的饮料。

F.如果就餐者中女客较多，可设计一些带酸甜味的菜肴或甜味的小点心。

[知识拓展]

筵席搭配禁忌

1.啤酒＋白酒

啤酒中含有大量的二氧化碳，容易挥发，如果与白酒同饮，就会带动酒精渗透。

2.美酒＋浓茶

浓茶不可以解酒，茶叶中含有的咖啡因与酒精结合后，不仅起不到解酒的作用，反而会加重醉酒的痛苦。

3.美酒＋鲜鱼

鱼含维生素D较高，而酒会使人体对维生素D的吸收量减少六至七成。因此鲜鱼佐美酒，会丢失上好的营养成分。

4.菠菜＋豆腐

菠菜中所含的草酸会与豆腐中所含的钙产生草酸钙凝结物，会阻碍人体对菠菜中的铁质和豆腐中蛋白的吸收。

5.虾蟹类食物＋维生素C

虾、蟹等食物中含有5价砷化合物，如果与含有维生素C的生水果同食，会令砷发生变化，转化成3价砷，也就是我们常说的剧毒"砒霜"，会导致人体中毒，免疫力下降。

7.2.2 筵席营养餐标准

1) 菜肴数量

一般而言，3～4个人用餐，建议设3个热菜，1个凉菜；5～7个人用餐，建议设5个热菜，1个凉菜；8人以上用餐，建议菜肴按照人数减2的数量设定；10～12个人用的筵席，建议设8～10道菜。如果男士较多，可以适当加一两个菜；如果女士较多，可多点几道清淡菜肴。

可参考"一人一菜"的方法，按照宴会人数，设定每人一道主菜（热菜），再加一定量的小吃、凉菜、饮料等。这样能在一定程度上控制总的营养素的摄入量，又避免了浪费。4人菜单见表7.1。

表7.1　4人菜单

4人菜单	
凉菜	大拌菜、白斩鸡、酸辣蕨根粉、拌豆苗
汤类	水淹七军（菌）
主食	杂粮筐、杂豆粥
主菜	清蒸鲈鱼、杭椒牛柳、田园小炒、西芹百合炒白果
饮料	鲜豆浆、菊花茶、少量红酒

2) 原料选择

一桌菜中荤素比例要合理，建议荤素比例为1∶1或1∶2，即以荤素菌藻各占三分或荤素各半为宜。荤素搭配保证营养平衡，在色泽和口感上也有新鲜感，如选择配草菇、香菇、白果、栗子、虾仁、鲜贝等具有"美食感"素材的菜肴。

特别要配合四季选择原料，春天饮食以平补为原则，重在养肝补脾，选择一般性的食材，如肉类、鱼类、蔬菜类，同时可适当选择滋补原料，如龙眼肉、党参、当归等。夏天的主要食物以蔬菜为主，补充充足的维生素，在菜肴中加入些苦味原料，如苦瓜、苦菜等，因为苦味食品可促进胃酸分泌，抗菌消炎，解热祛暑。秋天皮肤易干裂、鼻腔干、口干舌燥等，选择原料应以生津润燥为主，如银耳、百合、蜂蜜等，同时可增加水果菜肴制作或粥品制作。冬天的菜肴主要以养阳，滋补为主，可在菜肴中增加滋补药膳，可选择原料，如羊肉、狗肉、萝卜、鸭肉、核桃等，也可加入些中药补品。

食材选择要高中低档相互搭配，比较中高档的原料，如鲍鱼、燕窝、鱼翅、甲鱼、海参、鱼肚等；中低档的原料，如鱼类、蹄筋、乌鸡、牛鞭等。可根据季节时令适当加入中高档的中药进行药膳调配，如冬虫夏草、当归、人参、枸杞、阿胶、茯苓等，以提高菜肴对人体的药用价值。也要适当选择一些菌类原料，如茶树菇、猴头菇、杏鲍菇等作为辅助性烹制食材。药食同源的食材见表7.2。

表7.2　药食同源的食材

食材名称	推荐理由	菜肴举例
茶树菇	茶树菇性平，甘温，无毒，益气开胃，是一种高蛋白低脂肪的纯天然食用菌，富含人体所需的天门冬氨酸、谷氨酸等17种氨基酸和10多种矿物质微量元素，含有多量的抗癌多糖，高达80%～90%，有很好的抗癌作用。具有补肾滋阴、健脾胃、提高人体免疫力、抗衰老、降低胆固醇、防癌和抗癌的特殊作用，民间称为"神菇"。茶树菇炖鸡有健脾止泻、消脂、清肠胃的功效	茶树菇炖鸡汤

食材名称	推荐理由	菜肴举例
猴头菇	猴头菇是一种名贵的食用菌，被列入八大山珍之一。古有"山中猴头，海味燕窝"之说。猴头与鱼翅、熊掌、燕窝并誉为四大名菜。猴头菇味甘、性平，具有补脾益气，助消化的功效。每 100 g 猴头菇含蛋白质 26.3 g，是香菇的两倍。含有氨基酸 17 种，其中人体所需的占 8 种。每 100g 猴头菇含脂肪 4.2 g，是名副其实的高蛋白、低脂肪食品。猴头菇还富含各种维生素和无机盐。猴头菇有增进食欲，增强胃黏膜屏障功能，提高淋巴细胞转化率，提升白细胞等作用。可以提高人体对疾病的免疫能力，对神经衰弱、消化道溃疡有良好的疗效	猴头菇清炖排骨
杏鲍菇	杏鲍菇营养丰富，富含蛋白质、碳水化合物、维生素及钙、镁、铜、锌等矿物质，其中，人体必需的 8 种氨基酸齐全，是一种营养保健价值极高的食用菌。杏鲍菇能软化和保护血管，有降低人体血脂和胆固醇的作用。杏鲍菇蛋白质是维持免疫功能最重要的营养素，为构成白细胞和抗体的主要成分。杏鲍菇有助于胃酸分泌和食物消化，宜于治疗饮食积滞症	鲍汁杏鲍菇
白灵菇	白灵菇又名阿魏蘑、阿魏侧耳、阿魏菇。白灵菇肉质细嫩，味美可口，具有较高的食用价值，被誉为"草原上的牛肝菌"。据科学测定，白灵菇的蛋白质含量占干菇的 20%，含有 17 种氨基酸，多种维生素和无机盐，还有消积、杀虫、镇咳、消炎和防治妇科肿瘤等医药功效。它含有真菌多糖和维生素等生理活性物质及多种矿物质，具有调节人体生理平衡，增强人体免疫功能的作用	酒炖白灵菇
鱼腥草	鱼腥草味辛，性寒凉，归肺经。能清热解毒，消肿疗疮，利尿除湿，清热止痢，健胃消食。现代药理实验表明，鱼腥草具有抗菌，抗病毒，提高机体免疫力、利尿等作用	鱼腥草蒸鸡
沙参	沙参别名南沙参、泡参、泡沙参。味甘、微苦、性微寒，归肺、胃经。有清热养阴，润肺止咳的功效。主治气管炎、百日咳、肺热咳嗽、咳痰黄稠	沙参玉竹老鸭汤
玉竹	玉竹味甘，性平；归肺、胃经；质润而降。具有润肺滋阴，养胃生津的功效。主治燥热咳嗽，虚劳久嗽；热病伤阴口渴，内热消渴；阴虚外感，寒热鼻塞；头目昏眩，筋脉挛痛	
无花果	无花果含有丰富的葡萄糖、果糖、胡萝卜素、苹果酸、柠檬酸、酵素、苯甲醛、维生素 C 和氨基酸、蛋白质等。其枝、叶及未成熟的果实中的乳浆含有补骨脂素、佛柑内酯等活性成分，有抗癌疗效	无花果炖银耳
辽参	辽参，又称刺参、海龙、乌龙、海黄瓜，海上八珍之一，高蛋白（20%），低脂肪（0.9%），低胆固醇，其内部含有胶原纤维所组成的结缔组织，有多种人体所需的氨基酸，也被称为海中人参，具有补肾阴、生脉血、治下痢及溃疡等功效。因其药性温补，足敌人参，故名海参。在明代时期是上等贡品	鲍汁扣辽参
花胶	花胶的主要成分为高级胶原蛋白，多种维生素及钙、锌、铁、硒等多种微量元素，其蛋白质含量高达 84.2%，脂肪仅为 0.2%，是理想的高蛋白低脂肪食品，具滋阴养颜，补肾，强壮功能的功效。对腰膝酸软、身体虚弱有疗效，一般品质多数用来熬汤，品质高者可用来做成菜式	花胶扣鹅掌
泥鳅	泥鳅富含蛋白质、脂肪、碳水化合物和钙、磷、铁等矿物元素及大量维生素，维生素 B_1 的含量比鲫鱼、黄鱼、虾高出 3 ~ 4 倍，维生素 A、维生素 C 和铁的含量也比其他鱼类高。泥鳅性平、味甘，具有暖脾胃、祛湿、疗痔、壮阳、止虚汗、补中益气、强精补血之功效，是治疗急慢性肝病、阳痿、痔疮等症的辅助佳品。泥鳅皮肤中分泌的黏液即所谓"泥鳅滑液"，有较好的抗菌、消炎作用，可治小便不通、热淋便血、痈肿、中耳炎	红烧泥鳅
葛根粉丝	葛根粉丝是纯 100% 葛根粉所制的粉丝，含有人体需要的氨基酸、硒、锗、锌、锰以、葛根素、大豆黄酮、异黄酮。葛根素有"亚洲人参""长寿粉"的美誉，常食可增强人体免疫力，增强体质，抗衰延年，能防治高血压、冠心病，还可以提神醒脑，解酒排毒	凉拌葛根粉丝

食材名称	推荐理由	菜肴举例
荞麦面	荞麦面含有 70% 的淀粉和 7% ~ 13% 的蛋白质，其蛋白质中的氨基酸组成比较平衡，赖氨酸、苏氨酸的含量较丰富。荞麦面含有脂肪 2% ~ 3%，其中对人体有益的油酸、亚油酸含量很高，这两种脂肪酸在人体内起降低血脂的作用，也是前列腺素的重要组成部分。荞麦面中的维生素 D_1、维生素 B_2 是小麦粉的 3 ~ 20 倍，为一般谷物所罕见。荞麦面的最大营养特点是同时含有大量烟酸和芦丁。这两种物质都具有降低血脂和血清胆固醇的作用，对高血压和心脏病有重要的防治作用。荞麦面还含有较多的矿物质，特别是磷、铁、镁，对于维持人体心血管系统和造血系统的正常生理功能具有重要意义	
莜麦面	莜面富含蛋白质（15%）和脂肪（8.5%），含有人体必需的 8 种氨基酸，其组成平衡。莜麦中含有其他禾谷类作物中缺乏的皂苷，能有效降低胆固醇。维生素 E 的含量高于大米和小麦，B 族维生素的含量比较多。莜麦面脂肪的主要成分是不饱和脂肪酸，其中的亚油酸可降低胆固醇、预防心脏病。但粗加工的莜面制品气味大，且不容易消化	

水果应选时令水果，时令水果推荐见表 7.3。

表7.3　时令水果推荐

季节	水果名称	推荐理由
春季	苹果	春季气温不稳定，易患感冒，吃红色苹果能使人体抗病组织产生一种热能，同时所含的特殊物质——抗感冒因子直接抵抗感冒病毒，加速康复。生吃或榨汁饮用效果较佳
	草莓	春天应季水果草莓营养丰富，含有果糖、蔗糖、柠檬酸、苹果酸、水杨酸、氨基酸及钙、磷、铁等矿物质。草莓还含有多种维生素，尤其是维生素 C 含量非常丰富，每 100 g 草莓中就含有维生素 C 60 mg。草莓中所含的胡萝卜素是合成维生素 A 的重要物质，具有明目养肝的作用。草莓还含有果胶和丰富的膳食纤维，可以帮助消化、通畅大便。草莓的营养成分容易被人体消化、吸收，多吃也不会受凉或上火，是老少皆宜的健康食品
	荔枝	荔枝含丰富的糖分，具有补充能量、增加营养的作用。研究证明，荔枝对大脑组织有补养作用，能明显改善失眠、健忘、神疲等症。荔枝肉含丰富的维生素 C 和蛋白质，有助于增强机体免疫功能，提高抗病能力。荔枝有消肿解毒、止血止痛的作用。荔枝含有丰富的维生素，可促进微细血管的血液循环，防止雀斑的发生，令皮肤更加光滑
	猕猴桃	猕猴桃营养价值高，有"果中之王"的美誉。猕猴桃果食肉肥汁多，清香鲜美，甜酸宜人，耐贮藏。食用猕猴桃，能阻止体内产生过多的过氧化物，防止老年斑的形成，延缓人体衰老，还可调节人体功能，增强抵抗力，补充人体需要的营养
夏季	樱桃	春末夏初，樱桃"先百果而熟"，它营养丰富，富含碳水化合物、蛋白质，也含有钙、磷、铁和多种维生素。尤其是铁的含量，每 100 g 高达 6 ~ 8 mg，比苹果、橘子、梨高 20 ~ 30 倍，维生素 A 的含量比苹果、橘子、葡萄高 4 ~ 5 倍。食用樱桃具有促进血红蛋白再生及防癌的功效
	桑葚	桑葚具有补肝益肾、生津润肠、乌发明目、止渴解毒、养颜等功效，适用于阴血不足、肝肾阴亏、腰膝酸软、目暗耳鸣、头晕目眩、盗汗以及津伤口渴、消渴、肠燥便秘等症。桑葚中的脂肪酸具有分解脂肪、降低血脂、防止血管硬化等作用。桑葚还具有免疫力促进作用，可防癌抗癌。夏天饮用桑葚汁，可补充体力
秋季	橘子	橘子有利于儿童生长发育，可提高免疫力，具有生津止咳、润肺化痰、减肥等功效
	柿子	柿子有清热、润肺、生津、化痰的功效。红软熟柿，可治疗热病烦渴、口干唇烂、心中烦热、热痢等症

季节	水果名称	推荐理由
秋季	大枣	大枣有相当多的维生素C，可养胃和脾、益气生津，有润心肺、滋脾脏等功效
	葡萄	葡萄能助消化，对神经衰弱和过度疲劳有一定补益作用。葡萄制干后，铁和糖的含量相对增加，是儿童、妇女和体弱贫血者的滋补佳品
冬季	梨	梨鲜嫩多汁，含有85%的水分，酸甜适口，含有丰富的维生素和钙、磷、铁、碘等微量元素等，被称为天然矿泉水、百果之宗。秋季空气干燥，水分较少，若每天坚持食用一定量的梨，能缓解秋燥，生津润肺。吃生梨能明显解除上呼吸道感染患者出现的咽喉干、痒、痛、声音哑以及便秘、尿赤等症状。将梨煮熟或蒸熟吃，如冰糖蒸梨可以起到滋阴润肺、止咳祛痰的作用，对痛风病、风湿病及关节炎有防治功效，同时对治疗肺热咳嗽和喉咙痛等效果更佳
	山楂	中医学认为，山楂性微温，味酸甘，具有良好的健胃消食的作用，尤其对消肉食积滞作用明显。山楂中的果胶含量居所有水果之首，果胶能吸附肠道细菌和毒素，起到清肠排毒的作用。冬天人们饮食普遍比较肥腻，食量增大，加上运动量减少，肠道蠕动减慢，容易造成消化不良，出现便秘的情况。适当吃些山楂，能够有效促消化、润肠通便。山楂还富含胡萝卜素、山楂素等三萜类烯酸和黄酮类有益成分，可舒张血管、加强和调节心肌、降低血压和血清胆固醇，对心脑血管疾病和高血压患者有很好的食疗作用。冬季是心脑血管疾病的高发期，适当吃些山楂可有效降低这类人群的发病率。山楂所含的黄酮类和维生素C、胡萝卜素等还能阻断并减少自由基的生成，能增强机体的免疫力。冬季是流感的高发期，多吃些山楂，是简单易行的增强人体抵抗力的方法

3）菜肴类型

（1）冷菜

传统凉菜以鱼、肉、蛋为主，空肚子喝酒吃肉，不利于胃肠健康，也不利于营养素的平衡。所以，建议凉菜宜以素食为主，油腻菜肴尽量少，可平衡主菜油脂过多和蛋白质过剩的问题，保证一餐中的膳食纤维和钾、镁元素的摄入，还能避免蛋白质作为能量被浪费。

①水果沙拉。水果是低脂肪、高水分、大体积食物，能预防饮食过量，缓解饥饿，延缓进餐速度，缓解酒精对胃的刺激，减少空腹喝酒的危害。先吃些清爽的新鲜水果，可避免一餐能量过剩的问题。特别是高血压高血脂肥胖者，如果空腹吃水果胃肠没有不适，先吃水果可预防食物过量，改善营养平衡。沙拉酱的脂肪含量比较高，可用酸奶替代。

②生拌蔬菜。如拌胡萝卜丝、黄豆芽、萝卜苗、海带丝、粉丝的五色凉菜，用香油糖醋拌，也可选择油醋汁做调料。

③含淀粉食品和根茎类食品，可避免空腹摄入大量鱼肉类不利于消化，如蕨根粉、土豆泥、五香芸豆、山药丝、葛根粉条、南瓜块、甘薯、芋头等。

④鱼、肉类凉菜。如三文鱼甜虾龙虾片。

⑤豆制品凉菜。如香菜拌干丝。

⑥甜味菜肴，适合女性和孩子的口味。如百合红枣、桂花糯米糖藕等，但制作时甜味要淡一些。

凉菜推荐见表7.4。

表 7.4　凉菜推荐

季节	凉菜举例	推荐理由
春季	姜汁菠菜	菠菜性凉,味甘辛,无毒;入肠、胃经,补血止血,利五脏,通血脉,止渴润肠,滋阴平肝,助消化。菠菜营养丰富,富含胡萝卜素,胡萝卜素在人体内能转变成维生素 A,能维护正常视力和上皮细胞的健康。菠菜富含叶黄素和玉米黄质。这两种物质具有很强的抗氧化剂作用,它可吸收进入眼球内的有害光线,并凭借其强大的抗氧化性能,预防眼睛老化,延缓视力减退,达到最佳的晶状体保护效果。所以,菠菜对长期在电脑前工作的上班族来说,能起到保护视力、预防疾病的效果。菠菜是一种缓和的补血滋阴之品,具有抗衰老和增强活力的作用。菠菜还含有大量的植物粗纤维,具有促进肠道蠕动的作用,可以通肠导便。菠菜中富含草酸,和钙结合以后形成草酸钙,很难被人吸收,在制作菠菜的时候,事先用沸水将菠菜焯熟,可以去除 90%的草酸。肠胃虚寒腹泻者少食,肾炎和肾结石患者不宜食
	椿苗拌三丝(胡萝卜丝、豆腐丝、白菜心丝)	阳春三月正是采食香椿的季节,香椿风味独特,营养价值较高,富含钾、钙、镁元素,B 族维生素的含量在蔬菜中名列前茅。研究发现,香椿对于预防慢性疾病有所帮助,其中含有抑制多种致病菌的成分。胡萝卜具有健脾消食、补肝明目、清热解毒、透疹、降气止咳的功效
夏季	蒜泥黄瓜	黄瓜含水量高,兼具高钾低钠的特点,适合夏天人们大量出汗后补充水分和流失的无机盐。蒜泥有杀菌、增进食欲的功效
	凉拌蕨根粉	蕨根粉是一种药食同源的天然野生植物,既可入药又可食用,蕨根淀粉是人们十分喜爱的野生珍稀食品。蕨根祛热解毒,利尿道,令人睡,补五脏不足。有清热解毒、降低血压、治疗冠心病之功能,对咽喉疼痛、牙周炎、清火、泻痢也有很好的食疗效果。蕨根粉富含铁、锌、硒等多种微量元素、维生素和多种必需氨基酸,其维生素 C 含量高达 28.6 mg/100 g。因此,非常适合老年人作为食疗食品和夏季凉菜食用,是老人、孕妇、儿童理想的营养佳品
秋季	酸辣藕节	秋令时节,正是鲜藕应市之时。此时天气干燥,吃些藕能起到养阴清热、润燥止渴、清心安神的作用。莲藕性温,有收缩血管的功能,多吃可补肺养血。七孔藕淀粉含量较高,水分少,糯而不脆,适宜做汤。九孔藕水分含量高,脆嫩、汁多,凉拌或清炒最为合适。莲藕搭配银耳可以滋补肺阴,搭配黑木耳可以滋补肾阴
	煮花生	花生含蛋白质高达 26% 左右,相当于小麦的 2 倍,容易被人体吸收利用。含脂肪达 40%,其中不饱和脂肪酸占 80% 以上。花生的营养价值比粮食高,可与鸡蛋、牛奶、肉类等一些动物性食物媲美,古人称为"人参果"。秋天是收获花生的季节,在众多吃法中,新鲜花生连壳煮着吃最有营养,煮熟后的花生不仅容易消化吸收,而且可以充分利用花生壳和内层红衣的医疗保健作用。花生红衣能抑制纤维蛋白的溶解,促进血小板新生,加强毛细血管的收缩功能,可治疗血小板减少和防治出血性疾病;花生壳有降血压、胆固醇的作用。中医认为,花生性平,味甘,入脾、肺经,可以醒脾和胃、润肺化痰、滋养调气、清咽止咳、补中益气,盐水煮食可养肺,水煮花生保留了花生中原有的植物活性物质,如植物固醇、皂角甙、白藜芦醇等,对防止营养不良,预防糖尿病、心血管病具有显著作用,尤其是花生所含的谷固醇,有预防大肠癌、前列腺癌、乳腺癌及心血管病的作用。白藜芦醇具有很强的生物活性,不仅能预防癌症,而且可以抑制血小板凝聚,防止心梗的发生。花生搭配红枣,能补脾益血、止血,对脾虚血少、贫血有一定疗效,对女性尤为有益
	蒜泥马齿苋	秋天是马齿苋丰收的季节。马齿苋,别名马神菜、长命草、五行草、瓜子菜、地马菜等,含有核黄素、抗坏血酸等营养素,可以清热解毒,利水去湿,散血消肿,除尘杀菌,消炎止痛,止血凉血,利湿收汗。对于常爱出虚汗、晚上潮热盗汗的人,特别是脾虚盗汗的儿童不妨多吃点马齿苋。马齿苋还有"天然抗菌药"的美称,现代研究证明,马齿苋对大肠杆菌、痢疾杆菌等均有抑制作用,是治疗夏秋季腹泻的常用药。马齿苋入心经,可以清心火,入肺经,可以散肺热

季节	凉菜举例	推荐理由
冬季	杂蔬拌木耳（洋葱、胡萝卜、青椒、香菜）	黑木耳味甘、性平，归胃、大肠经。医学研究证明，黑木耳具有益气强身、滋肾养胃、活血等功能，它能使血液流动顺畅，减少心血管病发生。所以木耳有"血管清道夫"之称。这道菜中加一些喜欢的冬季鲜蔬杂菜，如胡萝卜、洋葱之类的，口感更加丰富

（2）汤

汤作为筵席菜肴的一个重要组成部分，具有非常重要的作用，俗话说："吃饭先喝汤，不用找药方。"研究表明，饭前喝汤是一种科学的饮食方法。因为汤不仅能润滑口腔与肠胃，还能刺激胃液分泌引起食欲，有助于肠胃消化，可使汤中的营养成分被人体充分吸收。饭后喝汤，可爽口润喉，有助于消化。中医认为，汤能健脾开胃，利咽润喉，温中散寒，补益强身。汤还在预防、养生、保健、治疗、美容等诸多方面对人体健康起到非常重要的作用。汤菜推荐见表7.5。

表7.5　汤菜推荐

季节	汤菜举例	推荐理由	其他推荐汤品
春季	香菇春笋煲鸡汤	春天万物复苏，是肝气生发之时，养生重在养肝。鸡肉蛋白质含量高，有养肝护肝作用。春笋营养丰富，味道清淡鲜嫩，含有充足水分、丰富的植物蛋白以及钙、磷、铁等人体必需的营养成分和微量元素，特别是纤维素含量很高，有帮助消化、防止便秘的功能，是高蛋白、低脂肪、低淀粉、多粗纤维素的营养美食，因此被誉为春天的"菜王"。春笋作为春天当季蔬菜，助阳气生发，煨入鸡汤中，可谓"春天第一滋补汤"	海底椰南枣汤、金针豆腐瘦肉汤、海带排骨汤
夏季	鲤鱼汤	夏初的鲤鱼正值产卵季。鱼在临近产卵期时，体内积蓄了很多脂肪和营养成分，身体肥硕而结实，因此肉的味道最鲜美。夏季气候温热潮湿，适当喝些鲤鱼汤，有助于祛湿开胃，利水消肿。从营养学角度来说，鲤鱼富含优质蛋白、矿物质和维生素，极易被消化吸收。湿热天气里，吃鲤鱼可以适当加一些祛湿的食材一起煲汤，如陈皮、冬瓜、葱白等。咳嗽时，可用鲤鱼与少许川贝一起煮汤食用，可止咳平喘。赤豆鲤鱼汤是一道缓解肾炎水肿的经典食疗方，两者配在一起食用，具有利水消肿的功效	银耳莲子汤、冬瓜薏仁瘦肉汤、莲藕排骨汤
	老鸭冬瓜汤	四季之中，鸭肉特别适合夏季食用，俗话说得好："防苦夏吃吃鸭。"鸭肉富含蛋白质，能防治疾病。鸭属水禽，性寒凉，从中医"热者寒之"的治疗原则看，凡体内有热的人适宜食鸭肉，体质虚弱、食欲缺乏、发热、大便干燥和水肿的人食之更为有益，也可加入莲藕等蔬菜炖食。"鸡肉汤，鸭肉味"，夏季在食用鸭肉时最好炖食，不仅味道好，而且最滋补	
秋季	墨鱼豆腐汤	墨鱼营养丰富，是高蛋白低脂肪滋补食品，具有益血补肾、健胃理气的功效，秋吃墨鱼能养阴生津，对女性尤其滋补。红烧、爆炒、熘、炖、凉拌、做汤均可。为防秋燥，墨鱼做汤比较合适。豆腐也属养阴生津的食物	银雪耳蜜柑汤、瘦肉莲子百合汤、沙参玉竹老鸭汤

续表

季节	汤菜举例	推荐理由	其他推荐汤品
冬季	枸杞红枣乌鸡汤	此汤补血养颜，益精明目，适合身体虚弱或者皮肤干燥者食用。与一般鸡肉相比，乌鸡有 10 种氨基酸，其蛋白质、维生素 B_2、烟酸、维生素 E、磷、铁、钾、钠的含量更高，而胆固醇和脂肪含量则很少。食用乌鸡可以提高生理机能，延缓衰老，强筋健骨，对防治骨质疏松、佝偻病、妇女缺铁性贫血症等有明显功效。适合一切体质，对体虚血亏、肝肾不足、脾胃不健的人效果更佳	桂枣山药汤、百合鲫鱼汤

（3）热菜

热菜建议荤菜、素菜、半荤半素菜各占1/3，一般以调味清爽的清蒸、白灼、清炖菜肴为主。

①素菜类。蔬菜建议选择凉拌或清炒，炒菜的时候尽量少放点油和盐，炒蔬菜时不要淋明油。蔬菜原料尽量花样品种齐全，选用根（如藕）、茎（如芦笋）、叶（如芥蓝）、花（如菜花）、瓜（如黄瓜）、果（如番茄）等原料，如清炒空心菜、蒜茸拌茼蒿、蟹蓉栗子白菜、蒜茸紫背天葵、木耳荷兰豆炒山药、聚三鲜、油焖竹笋苹果、珍菌苜蓿尖、百叶炒蒲芹。豆腐可选择清炖或做汤，如鲍汁草菇豆腐。

②荤菜。鱼、肉类菜肴制作宜少油，清淡的热菜更新鲜，浓味烹调会遮盖食物原料的不新鲜气味。从烹调方法上说，鱼类、海鲜建议选择清蒸、白灼，如清蒸鳜鱼、豉汁蒸文蛤、白灼基围虾。肉类建议选择清炖、蒸、煮、煲、焖，不仅能保住营养，而且脂肪含量和卡路里也低很多，应减少煎、炸、烤的使用。

③半荤半素菜。动物性食材不在多而在精，素食原料品种应繁多，绿叶菜、豆制品、菌类、薯类等尽量全面，因为健康的人体必须保持微碱性状态，以 pH 值在 7.3 左右为宜，如果人体血液呈酸性，血黏度和胆固醇都比较高，人就容易疲劳，同时人体的抵抗力也会下降。荤菜几乎都是酸性食品（奶类、血品例外），富含蛋白质、碳水化合物、脂肪等，要有碱性食物搭配，以求人体的酸碱平衡。含碱量最高的要数海带，其次是青菜、莴笋、生菜、芹菜、香菇、胡萝卜、萝卜等。我国居民的食盐摄入量偏高，是世界卫生组织建议量的 2 倍以上。筵席上副食吃多了，食盐的摄入量更多，血液中的钠含量就会更高，不利于人体保持正常血压。钾是钠的克星，它能排出人体内多余的钠。含钾较丰富的蔬菜有紫菜、海带、香菇、芦笋、豌豆苗、莴笋、芹菜等。所以肉类、水产品建议搭配坚果或蔬菜，既有美食感，又能改善菜肴酸碱平衡，如气锅红枣白果乌鸡、青红辣子鸡、海菜荸荠肉丸、苦瓜酿肉、豌豆枸杞虾仁炒豆腐、牛蒡胡萝卜青椒炒牛里脊丝、西芹炒响螺片、菜胆衬羊方、西兰扒海参、野菌老鸡煲、干贝煨冬瓜、鸡丝烩菠菜等，也可选马铃薯、红薯、芋头、杂粮、杂豆之类的食材品种与动物性食材搭配，如芋头炖鸡、排骨炖藕、红腰豆白灵菇牛肉粒等。

以下为一些食材的经典荤素搭配组合：

①牛肉配土豆。牛肉营养价值高，能强健脾胃，冬天吃牛肉能暖胃。但牛肉纤维粗，会刺激胃黏膜，放些土豆保护胃，土豆的营养也很好；牛肉加芋头，补中益气，能缓解便秘。

②羊肉配生姜。羊肉补血温阳，生姜止痛祛风湿，相互搭配，生姜去羊肉的腥膻味，帮助羊肉发挥温阳祛寒的功效；羊肉加山药补血、强身、通便；加香菜开胃、壮阳。

③鱼肉配豆腐。鱼肉中蛋氨酸含量丰富，苯丙氨酸含量少，而豆腐却相反，两者一起

吃，可取长补短，豆腐含钙较多，正好借助鱼体内维生素 D，提高人体对钙的吸收率，适合老年人和孕妇食用。

④鸡肉配栗子。鸡肉可以增强人体的造血功能，栗子重在健脾，有利于吸收鸡肉的营养成分，最好选老母鸡汤煨栗子。

⑤鸭肉配山药。老鸭可补充人体水分、补阴、消热、止咳，山药的补阴之力更强，与鸭肉伴食，可消除油腻、补肺。

⑥猪肉配洋葱。洋葱能促进脂肪代谢，降低血液黏稠度，减少吃猪肉脂肪高的副作用。猪肉属于"百搭"荤菜，配冬瓜、百合，有润肠效果；加海带，祛湿止痒；加南瓜，降血糖；加豆苗，利尿、消肿。热菜推荐见表7.6。

表7.6　热菜推荐

季　节	热菜名称	推荐理由
春季	香菇炖鸡、土豆炖鸡	中医认为，鸡肉有温中益气、益五脏、补虚损的功效，能缓解由身体虚弱引起的乏力，能调节人体的免疫能力。从营养学的角度，虽然鸡肉、牛肉、羊肉等都是蛋白质丰富的食材，有强健身体的功效，但相比之下，鸡肉所含蛋白质的氨基酸种类更多，也更容易被人体吸收利用。春季冷暖频繁交替，吃些温补的食物，不仅可以补充体力，还能调节免疫力，预防疾病。土豆具有很高的营养价值和药用价值，能供给人体大量的热能，土豆补脾益气，缓急止痛，对肠胃不和，脘腹作痛有良好的调节作用，是很好的春季养生食材
	韭菜炒肉丝	我国传统养生讲究"春夏养阳，秋冬养阴"。春季阳气上升，应多吃些温补阳气的食物。早春时节依旧寒冷，最好多吃些韭菜、香菜、葱、姜、蒜。这些蔬菜均属温性，既可驱散寒冷，又能杀菌抑菌。其中，韭菜被称为"春季第一菜"。韭菜性温，有助于养护人体阳气。春季常吃，还可补益脾胃。韭菜独特的辛味是其所含的硫化物形成的，这些硫化物有一定的杀菌消炎作用，有助调节免疫力。同时，韭菜中的硫化物有助人体吸收维生素 A 和 B 族维生素。因此，韭菜与富含 B 族维生素的猪肉搭配是一种营养的吃法。硫化物遇热容易挥发，因此，韭菜需要急火快炒，才能保住其营养和风味。韭菜虽好，但它含膳食纤维较多，不容易消化，最好控制在 100 g 以下
	牡蛎煎蛋	牡蛎含蛋白质 50% 以上，而脂肪仅有 7% ~ 8%，并含有多种微量元素和维生素等，因煮汤后状似牛奶，素有"海底牛奶"的美誉。有平肝潜阳、滋阴安神、化痰固精止带等功效。春季养生讲究少酸增甘，而牡蛎具有制酸作用，亦可用于胃酸过多，胃溃疡等
	松鼠鳜鱼	鳜鱼数百年来独占"春令时鲜"的榜首，这是因为鳜鱼肉质细嫩丰满，无胆少刺，为春季淡水鱼之上品。《本草纲目》记载其肉"可补虚劳，健脾胃，益气力"，适宜体质衰弱，饮食不香的人食用。现代营养学表明，鳜鱼含有蛋白质、脂肪、钙、钾、镁、硒等营养元素，肉质细嫩，极易消化，适合儿童、老人及消化功能不佳的人。鳜鱼肉的热量不高，且富含抗氧化成分，对想美容又怕胖的女士也是极佳的选择
夏季	苦瓜酿肉	苦瓜又称凉瓜、锦荔枝等，明代李时珍《本草纲目》中记载："苦瓜性寒，味苦，祛邪热，解劳乏，清心明目，种子益气壮阳。"苦瓜中的苦瓜甙和多种氨基酸具有降脂减肥的功效，可起到排毒的作用。苦瓜对心、肺、胃具有清凉降火的作用，因此，夏季食用苦瓜可清热、益气、止渴、解疲劳、清心、明目和增强食欲，还具有养血滋肝、润脾补肾的功效
秋季	干贝丝瓜	秋季时节，丝瓜大量上市。丝瓜含有蛋白质、脂肪、糖、钙、铁、磷、胡萝卜素、维生素等多种营养成分，也含多量黏液和瓜氨酸等多种成分，它的医疗作用和药用价值很高。丝瓜性味甘平、入肝肾经，具有清热化痰、凉血、解毒的作用，可配伍治疗热病烦渴、痰喘咳嗽、伤风、痔漏、血淋、疔疮、乳汁不通、痈肿等疾病，月经不调者、身体疲乏之者适宜多吃丝瓜

续表

季　节	热菜名称	推荐理由
冬季	清蒸鲈鱼	鲈鱼含有丰富的、易消化的蛋白质、脂肪、维生素B$_2$、尼克酸、钙、磷、钾、铜、铁、硒等。中医认为，鲈鱼性温味甘，性平，入肝、脾、肾三经，具有健脾胃、补肝肾、补气、安胎之功效，并有止咳化痰的作用。冬天，鲈鱼肥腴可人，肉白如雪，鱼肉细腻，是最好的品鲈鱼季节，一般人群均可食用。鲈鱼忌与牛羊油、奶酪和中药荆芥同食
	山药芦荟鸡煲	此煲可清肝降火气，祛痘除斑、润泽肌肤。山药含有各种荷尔蒙基本物质，有促进内分泌荷尔蒙的合成作用，作用于皮肤时，能促进细胞的新陈代谢、提升肌肤保湿功能并改善体质。芦荟能清理肠胃，可以促进排便和排毒、减少体内聚积的脂肪
	红枣煨牛鞭	牛鞭又叫牛冲，是雄牛的外生殖器。牛鞭富含雄激素、蛋白质、脂肪，可补肾扶阳，主治肾虚阳痿、遗精、腰膝酸软等症。此外，牛鞭的胶原蛋白含量高达98%，也是女性美容助颜首选之佳品。作为一种珍贵进补之食，牛鞭在全世界广泛受到欢迎，在各餐饮场所也是炙手可热的一道美食。牛鞭的历史发展悠久，中国最早的牛鞭品牌"极乐牛鞭"，始创于清朝雍正年间，至今已近300年历史

（4）主食

热菜和主食要间隔穿插食用，在热菜上了两三道后就可吃主食，尽早吃些淡味的主食，能减轻胃肠负担，保护血脂，维持营养平衡。如果最后吃主食，容易导致热量超标。主食应多选择粗粮、豆类和薯类或发面点心，如荞麦面、莜麦面、担担面、清汤面、凉粉、米皮、蒸窝头、野菜团子、素馅包子、荷叶饼、玉米饼、蒸饺、白米饭、紫薯、蒸玉米、甘薯、芋头、南瓜等都比较健康。此外，紫米粥、绿豆粥、小米粥、白果粥等，也是不错的主食选择。谷类中植物蛋白、B族维生素、不饱和脂肪酸及纤维素的含量较高，薯类为低脂、高纤维、含丰富矿物质的食物，这些成分均是人体肌肉和神经活动不可缺少的物质。荤菜不含膳食纤维，而畜禽、水产品等也都是精细的少渣食品，吃多了会造成便秘，粪便等毒废物在肠道内滞留时间过长，会增加肠黏膜对毒素的吸收，容易诱发结肠癌。多吃粗纤维食物能消除少渣食品对人体造成的危害。小米、玉米、麦片、花生、薯类、南瓜等都是含粗纤维较多的食物。

主食应多选用蒸、煮的烹调方法。一般来说，酥香小点、炒饭、抛饼、油炸点心等油酥类和煎炸类主食和小点多糖油，起层酥点的脂肪含量多在30%以上，并含有大量饱和脂肪，对身体极为不利。因此不宜作为主食，最好少吃。主食推荐见表7.7。

表7.7　主食推荐

季　节	主食名称	推荐理由
春季	红薯（蒸或煮）、红薯粥	春季最好多吃些性温味甘的食物以助消化，值得推荐的是淀粉类食物，如粳米、糯米、山药、南瓜、红薯。春季常吃红薯能防止"春困"。日常饮食中米面、肉类、蛋类的摄入过多会导致人体的体液偏酸性，人就容易犯困。因此，吃些碱性食物就能缓解"春困"。红薯能中和酸性，保证人体健康。红薯还可以维护动脉管壁的弹性、防止心血管脂肪沉积。它含有的纤维素可以预防和缓解便秘。红薯粥利于消化吸收，粥里可以加点大枣、核桃，都是适合春季的温补食材
夏季	薏米红豆粥	薏米性味甘淡微寒，含有维生素B$_1$和多种氨基酸，《本草纲目》中记载："薏米能健脾益胃，补肺清热。炊饭食，治冷气。煎饮，利小便热淋。"有利水消肿、健脾祛湿、舒筋除痹、清热排脓等功效，为常用的利水渗湿的食物。夏天用薏米煮粥，是很好的消暑健身的滋补剂，薏米清除体内湿毒，又有抗癌作用

季　节	主食名称	推荐理由
夏季	绿豆粥	绿豆有"食中佳品，济世之食谷"的美称。炎炎夏日，绿豆亦食亦药，可用以清热解毒、消暑、利水，治暑热烦渴、水肿等。可搭配大米或者黑豆等其他豆类做成杂豆粥，能补充更多的微量元素和B族维生素。但绿豆属于凉性药食之品，身体虚寒或脾胃虚寒者过量饮用，会出现腹痛腹泻，阴虚者也不宜大量饮用，否则会致虚火旺盛而出现口角糜烂、牙龈肿痛等症状
秋季	枸杞山药粥	山药有"神仙之食"的美誉，还有"食物药"的功效。山药含有淀粉酶、多酚氧化酶等物质，有利于脾胃消化吸收。山药含有大量的黏液蛋白、维生素及微量元素，能有效阻止血脂在血管壁的沉淀，预防心血管疾病，有延年益寿的功效。中医认为，秋吃山药有健脾益胃、滋肾益精、益肺止咳的功效。蒸着吃、做汤喝、炒菜均可。蒸着吃，营养损失最小
冬季	杏仁百合粥	秋冬气候干燥，人们常会口鼻干燥、渴欲不止、皮肤干燥，甚至肺燥咳嗽。百合味甘微苦、性平，有润肺止咳、清心安神等功效，营养成分丰富，有蛋白质、维生素、胡萝卜素及一些特殊的有效成分，如淀粉、多糖、果胶及多种生物碱，对抑制癌细胞增生有一定的疗效。杏仁有润肺止咳、清心安神的功效，也可用百合、莲子和红枣共煮成羹，可补益安神
其他推荐		黑芝麻红枣小米粥、紫菜裙带菜鸡肉小馄饨、墨鱼香菇猪肉韭菜饺子、玉米面黄豆面小米面加鸡蛋牛奶蒸成的小窝头等

（5）饮料

选择饮料时，应避免可乐等营养价值低、含热能高的甜饮料，这不利于肥胖和慢性病的预防。碳酸饮料不仅营养价值极低，还会妨碍胃肠对食物的消化吸收。无论是碳酸饮料还是凉茶类饮料，其中含糖量均在10%左右，一杯300 mL的甜饮料下肚，相当于吞了7块方糖，对血糖控制极其不利。

取而代之的纯果汁、酸奶（不是乳酸饮料）、蔬菜汁和鲜豆浆则更健康。酸奶对饮酒者有较好的保护作用。各种茶水、花果茶（如菊花茶）、炒粮食茶（如大麦茶），不但能够补水，而且不会带来额外的热量。零热量的茶饮可根据季节进行安排，如春喝绿茶（龙井）、夏喝菊花茶、秋喝乌龙茶（铁观音）、冬喝红茶。茶是世界公认的健康饮品，如绿茶富含防止机体老化的谷氨酸，可利尿、提神、健脑。大麦茶不仅口感清甜，还有消食解腻的作用。

宴席上喝酒是中国人的传统习俗，如果需要酒精饮料，建议选择酒精度较低的酒类，如红葡萄酒、白葡萄酒、啤酒、气泡酒、黄酒等，都是不错的选择，既能感受喝酒的喜庆氛围，又满足了人们对健康的追求。饮品推荐见表7.8。

表7.8　饮品推荐

季　节	饮品名称	推荐理由
春季	蜂蜜红枣饮	初春是排毒减脂的好时节。蜂蜜有通便润肠的作用，可以解除便秘之苦。蜂蜜对肝脏有保护作用，可增强对疾病的抵抗力，因此是春季的第一饮品。用60 ℃以下的温水兑蜂蜜，可以保住其营养，蜂蜜红枣饮，适合乍暖还寒的初春季节。春季肝气旺，影响脾胃功能，红枣有补脾的功效。将去核的干红枣和冰糖倒入汤锅中再加满水，大火烧沸后盖上盖子，再用小火继续煮至水分完全收干，约30 min即可。关火晾凉，喝时再调入两勺蜂蜜即可

续表

季　节	饮品名称	推荐理由
夏季	酸梅汤	酸梅汤的原料是乌梅、山楂、桂花、甘草、冰糖几种。该汤消食合中，行气散淤，生津止渴，收敛肺气，除烦安神，常饮可祛病除疾、保健强身，是炎热夏季不可多得的保健饮品
秋季	鲜榨甘蔗汁	甘蔗有滋补清热的作用，含有丰富的营养成分。作为清凉的补剂，对于低血糖、大便干结、小便不利、反胃呕吐、虚热咳嗽和高热烦渴等病症有一定的疗效。但是甘蔗性寒，对脾胃虚寒和胃腹疼痛的人不宜食用
冬季	黄酒	黄酒是我国的民族特产，是世界上最古老的酒类之一，是含人体必需的氨基酸比较全面的饮料酒，含有18种氨基酸，这在世界营养类酒中是少见的。黄酒含较高的功能性低聚糖，能提高免疫力和抗病力，是葡萄酒、啤酒无法比拟的。中医认为，黄酒性热味甘苦，有通经络、行血脉、温脾胃、润皮肤、散湿气等治疗作用。最佳饮用方法是黄酒温饮，暖胃驱寒。黄酒的传统饮法是放在热水中烫热或隔火加热后饮用，以 35 ~ 45 ℃为佳。在黄酒烫热过程中，黄酒中含有的极微量对人体健康无益的有机化合物，会随着温度升高而挥发掉，减轻对身体的伤害

4）能量和主要营养素的确定原则

①确定成人每日膳食能量的原则。就餐人员的膳食营养供给量标准只能以就餐人群的基本情况或平均数值为依据，包括人员的平均年龄、平均体重，以及80%以上就餐人员的活动强度，确定就餐人员平均每日需要的能量供给量。成人（成人阶段一般指18~60岁）的能量供给允许在 ±10% 以内浮动。

使用直接查表法，按照被调查者的性别、年龄、劳动等级等，与《中国居民膳食营养素参考摄入量表》对照，得到成人每日膳食能量推荐摄入量。

②根据三餐的能量分配比例（早餐30%，午餐40%，晚餐30%），计算成人一日三餐的膳食能量推荐摄入量。

③根据三大产能营养素的能量占比计算一日三餐的三大产能营养素能量推荐摄入量：蛋白质占总能量比例10%~15%（假定为15%），脂肪占总能量比例20%~30%（假定为25%），碳水化合物占总能量比例55%~65%（假定为60%）。

④计算一日三餐的三大产能营养素推荐摄入量。

根据蛋白质的能量系数 4 kcal/g，脂肪的能量系数 9 kcal/g，碳水化合物的能量系数 4 kcal/g，计算一日三餐的三大产能营养素推荐摄入量。

⑤确定筵席菜单时，参考就餐者一日三餐的三大产能营养素推荐摄入量，参考筵席餐费标准进行制定。

表 7.9—表 7.14 是 18 ~ 50 岁不同劳动强度的男性和女性的能量需求和三大产能营养素的核定。

表7.9　18～50岁 轻体力劳动 男性 每日能量总需要量2 250 kcal

全天三大营养素需要量		三餐能量与营养素需要量					
		早餐的能量摄入量	675 kcal	午餐的能量摄入量	900 kcal	晚餐的能量摄入量	675 kcal
全天蛋白质供给的能量	338 kcal	早餐蛋白质供给的能量	100 kcal	午餐蛋白质供给的能量	135 kcal	晚餐蛋白质供给的能量	100 kcal
全天脂肪供给的能量	562 kcal	早餐脂肪供给的能量	170 kcal	午餐脂肪供给的能量	225 kcal	晚餐脂肪供给的能量	170 kcal
全天碳水化合物供给的能量	1 350 kcal	早餐碳水化合物供给的能量	405 kcal	午餐碳水化合物供给的能量	540 kcal	晚餐碳水化合物供给的能量	405 kcal
全天蛋白质的需要量	84 g	早餐蛋白质的需要量	25 g	午餐蛋白质的需要量	34 g	晚餐蛋白质的需要量	25 g
全天脂肪的需要量	63 g	早餐脂肪的需要量	19 g	午餐脂肪的需要量	25 g	晚餐脂肪的需要量	19 g
全天碳水化合物的需要量	335 g	早餐碳水化合物的需要量	100 g	午餐碳水化合物的需要量	135 g	晚餐碳水化合物的需要量	100 g

表7.10　18～50岁 中体力劳动 男性 每日能量总需要量2 600 kcal

全天三大营养素需要量		三餐能量与营养素需要量					
		早餐的能量摄入量	780 kcal	午餐的能量摄入量	1 040 kcal	晚餐的能量摄入量	780 kcal
全天蛋白质供给的能量	390 kcal	早餐蛋白质供给的能量	117 kcal	午餐蛋白质供给的能量	156 kcal	晚餐蛋白质供给的能量	117 kcal
全天脂肪供给的能量	650 kcal	早餐脂肪供给的能量	195 kcal	午餐脂肪供给的能量	260 kcal	晚餐脂肪供给的能量	195 kcal
全天碳水化合物供给的能量	1 560 kcal	早餐碳水化合物供给的能量	468 kcal	午餐碳水化合物供给的能量	624 kcal	晚餐碳水化合物供给的能量	468 kcal
全天蛋白质的需要量	98 g	早餐蛋白质的需要量	30 g	午餐蛋白质的需要量	39 g	晚餐蛋白质的需要量	30 g
全天脂肪的需要量	72 g	早餐脂肪的需要量	22 g	午餐脂肪的需要量	29 g	晚餐脂肪的需要量	22 g
全天碳水化合物的需要量	390 g	早餐碳水化合物的需要量	117 g	午餐碳水化合物的需要量	156 g	晚餐碳水化合物的需要量	117 g

表7.11　18～50岁 重体力劳动 男性 每日能量总需要量3 000 kcal

全天三大营养素需要量		三餐能量与营养素需要量					
		早餐的能量摄入量	900 kcal	午餐的能量摄入量	1 200 kcal	晚餐的能量摄入量	900 kcal
全天蛋白质供给的能量	450 kcal	早餐蛋白质供给的能量	135 kcal	午餐蛋白质供给的能量	180 kcal	晚餐蛋白质供给的能量	135 kcal
全天脂肪供给的能量	750 kcal	早餐脂肪供给的能量	225 kcal	午餐脂肪供给的能量	300 kcal	晚餐脂肪供给的能量	225 kcal
全天碳水化合物供给的能量	1 800 kcal	早餐碳水化合物供给的能量	540 kcal	午餐碳水化合物供给的能量	720 kcal	晚餐碳水化合物供给的能量	540 kcal

续表

全天三大营养素需要量		三餐能量与营养素需要量					
		早餐的能量摄入量	900 kcal	午餐的能量摄入量	1 200 kcal	晚餐的能量摄入量	900 kcal
全天蛋白质的需要量	113 g	早餐蛋白质的需要量	34 g	午餐蛋白质的需要量	45 g	晚餐蛋白质的需要量	34 g
全天脂肪的需要量	83 g	早餐脂肪的需要量	25 g	午餐脂肪的需要量	33 g	晚餐脂肪的需要量	25 g
全天碳水化合物的需要量	450 g	早餐碳水化合物的需要量	135 g	午餐碳水化合物的需要量	180 g	晚餐碳水化合物的需要量	135 g

表7.12　18～50岁 轻体力劳动 女性 每日能量总需要量1 800 kcal

全天三大营养素需要量		三餐能量与营养素需要量					
		早餐的能量摄入量	540 kcal	午餐的能量摄入量	720 kcal	晚餐的能量摄入量	540 kcal
全天蛋白质供给的能量	270 kcal	早餐蛋白质供给的能量	81 kcal	午餐蛋白质供给的能量	108 kcal	晚餐蛋白质供给的能量	81 kcal
全天脂肪供给的能量	450 kcal	早餐脂肪供给的能量	135 kcal	午餐脂肪供给的能量	180 kcal	晚餐脂肪供给的能量	135 kcal
全天碳水化合物供给的能量	1 080 kcal	早餐碳水化合物供给的能量	324 kcal	午餐碳水化合物供给的能量	432 kcal	晚餐碳水化合物供给的能量	324 kcal
全天蛋白质的需要量	68 g	早餐蛋白质的需要量	20 g	午餐蛋白质的需要量	27 g	晚餐蛋白质的需要量	20 g
全天脂肪的需要量	50 g	早餐脂肪的需要量	15 g	午餐脂肪的需要量	20 g	晚餐脂肪的需要量	15 g
全天碳水化合物的需要量	270 g	早餐碳水化合物的需要量	81 g	午餐碳水化合物的需要量	108 g	晚餐碳水化合物的需要量	81 g

表7.13　18～50岁 中体力劳动 女性 每日能量总需要量2 100 kcal

全天三大营养素需要量		三餐能量与营养素需要量					
		早餐的能量摄入量	630 kcal	午餐的能量摄入量	840 kcal	晚餐的能量摄入量	630 kcal
全天蛋白质供给的能量	315 kcal	早餐蛋白质供给的能量	95 kcal	午餐蛋白质供给的能量	126 kcal	晚餐蛋白质供给的能量	95 kcal
全天脂肪供给的能量	525 kcal	早餐脂肪供给的能量	158 kcal	午餐脂肪供给的能量	210 kcal	晚餐脂肪供给的能量	158 kcal
全天碳水化合物供给的能量	1 260 kcal	早餐碳水化合物供给的能量	378 kcal	午餐碳水化合物供给的能量	504 kcal	晚餐碳水化合物供给的能量	378 kcal
全天蛋白质的需要量	80 g	早餐蛋白质的需要量	24 g	午餐蛋白质的需要量	32 g	晚餐蛋白质的需要量	24 g
全天脂肪的需要量	59 g	早餐脂肪的需要量	18 g	午餐脂肪的需要量	23 g	晚餐脂肪的需要量	18 g
全天碳水化合物的需要量	316 g	早餐碳水化合物的需要量	95 g	午餐碳水化合物的需要量	126 g	晚餐碳水化合物的需要量	95 g

表7.14 18～50岁 重体力劳动 女性 每日能量总需要量2 400 kcal

全天三大营养素需要量		三餐能量与营养素需要量					
		早餐的能量摄入量	720 kcal	午餐的能量摄入量	960 kcal	晚餐的能量摄入量	720 kcal
全天蛋白质供给的能量	360 kcal	早餐蛋白质供给的能量	108 kcal	午餐蛋白质供给的能量	144 kcal	晚餐蛋白质供给的能量	108 kcal
全天脂肪供给的能量	600 kcal	早餐脂肪供给的能量	180 kcal	午餐脂肪供给的能量	240 kcal	晚餐脂肪供给的能量	180 kcal
全天碳水化合物供给的能量	1 440 kcal	早餐碳水化合物供给的能量	432 kcal	午餐碳水化合物供给的能量	576 kcal	晚餐碳水化合物供给的能量	432 kcal
全天蛋白质的需要量	90 g	早餐蛋白质的需要量	27 g	午餐蛋白质的需要量	36 g	晚餐蛋白质的需要量	27 g
全天脂肪的需要量	67 g	早餐脂肪的需要量	20 g	午餐脂肪的需要量	27 g	晚餐脂肪的需要量	20 g
全天碳水化合物的需要量	360 g	早餐碳水化合物的需要量	108 g	午餐碳水化合物的需要量	144 g	晚餐碳水化合物的需要量	108 g

🧁 7.2.3 筵席营养餐菜品举例及其制作

1）菜单举例

以女性轻体力工作者10人午餐筵席为例,女性轻体力工作者营养餐菜单（10人）见表7.15。

表7.15 女性轻体力工作者营养餐菜单（10人）

菜肴类型	菜肴名称	用料	营养特点
冷菜	香干马兰头	马兰头200 g，大白干50 g	绿白相间，咸鲜适中，清香爽口，含有丰富的蛋白质和维生素
	凉拌苦瓜	苦瓜250 g，红椒10 g	红绿相间，脆爽，苦中带咸，富含维生素
	糖醋杨花萝卜	杨花萝卜250 g	酸甜适中，色泽诱人，形状饱满，富含维生素等
	桂花糯米糖藕	藕150 g，糯米70 g，红糖50 g	香甜粉糯，富有江南地方特色，含有大量多糖
	酸辣葛根粉条	葛根粉条250 g	葛根粉条口感爽滑细腻，有韧性。葛根营养丰富，老少皆宜，有"千年人参"之美誉
	盐水鸭肫	鸭肫200 g	椒香浓郁，嚼劲十足，富含矿物质
	油爆虾	大河虾200 g	咸中带甜，色泽淡红，光亮十足，香气诱人，含有优质蛋白质和矿物质
	糟香小黄鱼	小黄鱼200 g	糟香浓郁，咸鲜适中，蛋白质含量高，含有微量元素
热菜	鲍脯小米南瓜羹	小米50 g，南瓜300 g，鲍鱼片100 g，鸡蛋30 g	色泽金黄，口感软糯，清淡带甜，含有维生素、矿物质和蛋白质
	生烤银鳕鱼	银鳕鱼300 g，生菜75 g，西红柿75 g，柠檬50 g	形状完整，海鲜香气十足，富含有大量的优质蛋白质、矿物质、维生素
	芦笋培根	培根250 g，芦笋150 g，白果20 g	咸鲜中带着丰富色彩，含有人体所需的蛋白质和维生素
	蜜汁牛仔骨	牛仔骨400 g，西芹100 g	甜辣香咸，香气四溢，骨不带肉，肉不离骨，富含优质蛋白
	泰式咖喱蟹	花蟹400 g，洋葱20 g，酒酿30 g，鸡蛋20 g	色金黄光亮，香浓微，嫩滑，富含优质蛋白质和矿物质
	白灼芥蓝	芥蓝500 g	清新淡雅，碧绿脆爽，富含大量维生素

续表

菜肴类型	菜肴名称	用　料	营养特点
汤菜	菌菇枸杞乳鸽汤	乳鸽400 g，菌菇100 g，枸杞5 g	鲜香爽口、色泽牙黄，营养丰富，含蛋白质、矿物质
主食	鸡冠饺	澄面100 g，进口生粉20 g，虾仁馅100 g	白色透明形态逼真，大小均匀，皮坯吃口滑爽、不黏口、有韧性，富含有蛋白质
	核桃酥	中筋粉120 g，低筋粉70 g，可可粉5 g，核桃馅90 g，猪油60 g	色泽棕色，大小均匀，形似核桃，吃口酥松、酥层均匀含有多种矿物质
水果	水果拼盘	西瓜100 g，哈密瓜100 g，猕猴桃100 g，草莓50 g，蓝莓50 g	拼摆造型美观，色泽艳丽，含有多种维生素
菜单总体评价	符合正常人体一餐的营养摄入量，运用到众多食材，烹调方法多样，红、黄、绿、白、黑五色兼具、口味丰富		

2) 计算营养数据

我们对上述菜单每个菜点的主料和辅料的三大营养素和能量进行计算，累加得出整个筵席菜点的营养数据。筵席菜点各组营养数据见表7.16。

表7.16　筵席菜点各组营养数据

食材名称	食材质量/g	蛋白质/g	脂肪/g	碳水化合物/g	能量/kcal
马兰头	200	4.80	0.80	6.00	50
大白干	50	8.10	1.80	5.35	70
苦瓜	250	2.50	0.25	8.75	47
红椒	10	0.10	0.02	0.40	2
杨花萝卜	250	2.75	0.50	8.00	48
藕	150	2.85	0.3	22.8	105
糯米	70	5	0.7	54	244
红糖	50	0.35	0	48.3	195
葛根粉条	250	5.5	0.5	84	364
鸭肫	200	36	2.60	4	183
大河虾	200	33	4.80	0.00	174
小黄鱼	200	36	6.00	0.20	198
小米	50	4.50	1.55	37	179
南瓜	300	2.10	0.30	14	65
鲍鱼片	100	13	0.80	6.60	84
鸡蛋	30	4	2.64	0.84	43
银鳕鱼	300	61.20	1.50	1.50	264
生菜	75	1.05	0.30	1.58	13
西红柿	75	0.45	0.23	1.50	10
柠檬	50	0.55	0.60	2.45	17
培根	250	56	22.50	6.50	452
芦笋	150	2.10	0.15	4.50	28
白果	20	1.28	0.48	7.20	38

食材名称	食材质量 /g	蛋白质 /g	脂肪 /g	碳水化合物 /g	能量 /kcal
牛仔骨	400	74	21.60	0.00	492
西芹	100	2.20	0.30	3.00	24
花蟹	400	64	12.40	3.60	380
洋葱	20	0.22	0.04	1.62	8
酒酿	30	0.48	0.00	30	120
鸡蛋	20	2.66	1.76	0.56	29
芥蓝	500	14.00	2.00	5.00	94
乳鸽	400	66	56.80	6.80	802
菌菇	100	2.70	0.10	2.00	20
枸杞	5	0.70	0.08	2.36	13
澄面	100	1.50	0.00	85	346
进口生粉	20	0.24	0.02	16.98	69
虾仁	80	35	2.08	0.00	159
中筋粉	120	13	1.80	86	413
低筋粉	70	5.74	0.60	55	247
可可粉	5	1.05	0.42	2.73	19
核桃	80	10	24	1.44	262
猪油	60	0.00	60	0.12	538
西瓜	100	0.60	0.10	5.50	25
哈密瓜	100	0.50	0.10	8	34
猕猴桃	100	0.80	0.60	12	56
草莓	50	0.50	0.10	3.00	15
蓝莓	50	0.37	0.17	6.45	29
米饭	1 000	26.00	3.00	260.00	1 171
共计	7 190	605	237	921	8 238
人均	720	60	24	92	824

菜单分析：根据女性中体力劳动者每日能量需要计算结果，就餐者每人午餐的能量推荐摄入量为 840 kcal，筵席实际供给量为 824 kcal，成人的能量供给允许在 ±10% 以内浮动，所以符合需要。就餐者每人午餐蛋白质的需要量为 32 g，筵席实际供给量为 60 g，偏多，但并没有超出全天蛋白质的需要量 80 g，可在晚餐中减少蛋白质摄入量。就餐者每人午餐脂肪的需要量为 23 g，筵席实际供给量为 24 g，符合需要。就餐者每人午餐碳水化合物的需要量为 126 g，筵席实际供给量为 92 g，略少于需要量，可根据就餐者需要增加主食。

3）菜品制作实例

（1）香干马兰头

制作方法：

①烧一锅开水，把清洗的马兰头放入开水锅中烫一下，迅速从开水锅中捞出，立即放入冰水中，使其迅速降温，保持马兰头翠绿色。

②把香干切成细末，放入炒锅炒至干香，盛出备用。

③把马兰头切成细碎放入拌料盆中，在里面加入盐、味精、少许糖、熟香干细末、葱油拌匀，使其成咸鲜味即可。

④把拌制好的香干马兰头用小碗装好，扣入盘中，使其造型美观。

（2）油爆虾

制作方法：

①河虾剪去须、脚，洗净后沥干水。

②葱洗净切成细末，姜洗净切成细末。

③洗净铁锅，倒入精制油，烧至八成热，下河虾，炸至须脚张开，倒入漏勺滤油。

④锅内留余油，下葱、姜末煸炒起香，放入炸好的河虾，加料酒、白砂糖、味精、盐和清水，煸炒至卤汁将干时出锅，整齐地排列，放入盘中。

（3）泰式咖喱蟹

制作方法：

①将蟹加工干净剁成 8 块。将洋葱、姜、蒜头加工成米。

②蟹腌渍拍干粉煎断生捞出。

③原锅烧热，留少许油加入洋葱、姜、蒜头、咖喱炒香，加入黄酒、高汤、盐、糖、椰子酱，再放入蟹加盖子烧 2 ~ 3 min，加味精。

④勾薄芡，再将打碎后的鸡蛋液淋在卤汁中手勺推匀，滴上辣油，酱汁浇在蟹壳上面。

（4）鸡冠饺

制作方法：

①调制面团。将澄粉、进口生粉等用沸水调制面团，再掺入猪油擦均匀。

②包捏成型。

A. 将面团切成 15 g 重的剂子，擀成圆形。

B. 包入虾仁馅 10 g。

C. 在边缘用手推捏成花纹形状。

D. 鸡冠饺生坯即形成。

E. 上开水蒸锅蒸熟。

7.2.4 营养餐筵席与传统筵席的膳食结构与营养比较

中国传统筵席制作时，往往更多注重筵席排场、规格、口味、品种等内容，更多注重动物性原料，忽视植物性原料，更多注重色香味形忽视营养平衡。虽然传统筵席包含了人们对筵席的重视，也包含了筵席主人对客人的尊重，但这种大鱼大肉的菜肴搭配已越来越不适合今天大家对健康的定义。因此，从营养学观点出发，要求筵席设计要用现代科学合理配膳，既要继承和发扬我国各民族高超的烹调技艺、优良的饮食传统，更要不断地改革创新以求不断发展。传统筵席与营养筵席比较见表 7.17。

表7.17 传统筵席与营养筵席比较

比较点	传统筵席	营养筵席
热菜菜式	肥肉、五花肉、内脏为原料的菜式	新鲜蔬菜、菌藻类为原料的菜式
	水煮类、干锅类、油炸类	清炖类、清蒸类、白灼类
凉菜菜式	高脂肪的内脏、肉类凉菜、大量油拌的素菜	生拌时蔬、水果色拉、含淀粉食品和根茎类食品、豆制品凉菜

比较点	传统筵席	营养筵席
汤类	油汤	蔬菜汤、菌菇汤、豆腐汤
菜肴特点	菜点繁多，主要是由动物原料和山珍海味组成，荤重素轻，主多辅少。蔬菜较少，鱼、肉、海鲜等食品多。筵席中热量过剩，在普通筵席中，脂肪的热能可高达总热量的60%左右，高级筵席的蛋白质可高达40%左右，而碳水化合物在两类筵席的热能不足20%，属于高脂肪、高蛋白、高热能膳食，脂肪和蛋白质过剩，碳水化合物、维生素、矿物质、膳食纤维不足，三大营养素的营养结构不平衡。动物蛋白质摄入过多，会造成人体酸碱平衡失调，极容易形成酸性体质，不仅增加糖尿病、心血管疾病、痛风等疾病的风险，还会促进钙元素的流失，促进骨质疏松的发生。过量食用高蛋白食品，也会给身体带来废物和负担	荤素搭配，素重荤轻。多蔬菜和豆制品、菌类，少肉类食品。维持高纤维素摄入、维持食物多样化，降低了宴席上动物性食品的比例。高纤维的摄入是中国传统饮食的明显特点，高纤维素食物来自植物，它不能被消化吸收，不含热量。调查结果表明，碳水化合物供能比例越高，人群超重及肥胖、糖尿病、高胆固醇的风险越低。食物多样化是中国传统饮食的另一显著特点，世界卫生组织和粮农组织提出的保持健康膳食因素的第一条就是食物多样化。食物是身体必需营养素的最好补充剂
进餐顺序	冷菜(同时搭配饮料或酒类)、热炒、大菜、汤菜、主食、水果、汤 高蛋白质食物肉类和鱼类几乎不含有碳水化合物，除70%左右的水分和少量矿物质，便是蛋白质和脂肪。如果空腹大量食用，会产生蛋白质浪费的问题。当身体需要能量时，因为没有足够的碳水化合物，不得不分解蛋白质供能。而且空腹吃鱼、肉，蛋白质分解供能之后，会产生大量含氮废物，增加肝脏和肾脏的负担，并促进大肠中的腐败菌增殖，影响肠道微生态平衡，增大肠癌风险	水果、汤、冷菜、蔬菜类热菜、主食、鱼、肉类热菜，可搭配饮少许酒类 这样的顺序可以控制肉类等动物性食物的摄入量，保证蔬菜和水果的摄入量。足够多的膳食纤维，能提供大量的抗氧化成分，维持呈酸性食物和呈碱性食物的平衡。同时，可以保护胃肠，减少因蛋白质和脂肪大量分解产生有害废物的危险，延缓脂肪的消化速度。对比中国居民膳食宝塔，每天摄入量最多的应当是蔬菜和主食，而摄入量较少的应该是动物性食品，放在就餐顺序的最后，比较合理
主食选择	吃饱了大鱼大肉，主食点心可有可无。主食多选精白米饭、细软面食、酥点、炒饭等。精白米饭和白面馒头升高血糖很快，炒饭含有油和盐，酥类小吃通常含有大量饱和脂肪，不利于健康	重视面点的营养，吃鱼肉类菜前，先吃主食。主食多为粗粮、杂粮类的少油、少糖的主食，如杂豆粥、杂粮食品、薯类、发酵类面食等。多种谷物和薯类的摄入，可使营养成分互补，更好地满足身体需求
关于水果	餐后吃水果。从营养学的角度讲，这种做法不科学。第一，水果的主要成分是果糖，可迅速通过胃肠吸收，饭后马上吃水果容易使血糖升高。第二，水果含有维生素C和可溶性植物纤维果胶等，饭后吃水果，胃中消化慢的含碳水化合物和蛋白质丰富的食物与水果混合，不利于水果中营养物质的消化吸收。第三，含鞣酸成分多的水果(如柿子、石榴、柠檬、葡萄、酸柚、山楂、杨梅和青果等)不宜与鱼、虾、蟹和藻类等富含蛋白质及矿物质的海味同吃。同吃后水果中的鞣酸不仅会降低海味蛋白质的营养价值，还容易和海味品中的钙与铁结合成一种不易消化的物质，这种物质能刺激胃肠，引起恶心、呕吐和腹痛等	餐前吃水果。从水果本身的成分和身体消化吸收的特性分析，饭前吃水果，有很多好处(柿子等不宜在饭前吃的水果除外)：第一，水果中的许多成分均是水溶性的，如维生素C以及可降低血液中胆固醇水平的可溶性的植物纤维——果胶等。其消化吸收不需要复杂消化液的混合，可迅速通过胃进入小肠吸收。空腹时的吸收率要远高于吃饱后的吸收率。因此，饭前吃水果有利于身体必需营养素的吸收。第二，饭前吃水果有利于健康饮食"八分饱"的把握。水果是低热量食物，其平均热量仅为同等质量面食的1/4，同等猪肉等肉食的约1/10。先进食低热量的食物，就比较容易把握总的摄入量。第三，许多水果本身容易被氧化、腐败，苹果和梨等切削后很快变色就是一个很明显的例子。先吃水果可缩短其在胃中的停留时间，降低其氧化腐败程度，减少可能对身体造成的不利影响

比较点	传统筵席	营养筵席
用油用盐	菜式油腻者多，调味重。菜肴大部分经"过油"程序，油脂经多次加热，产生有毒致衰老物质，对胃的刺激也很大。中国传统饮食中盐的使用量过多。中国有句俗话讲"好厨子一把盐"，就是明显的例子。科学研究表明，过多盐的摄入造成水、钠在体内的潴留，是导致高血压最主要的危险因素之一。中国营养学会推荐的每人日均食盐摄入量为 6 g，而我国居民的平均日摄入量为 12 g，超出整整 1 倍	多使用凉拌、清蒸、清炖、烩、氽、酱卤、白煮等不需要加入油的烹调方式制作菜肴，控制油脂、盐的摄入量
饮料选择	白酒类、碳酸类甜饮料。甜饮料会影响后面的食量，会增加患糖尿病的风险。碳酸饮料中不仅糖分过多，而且饮料中的碳酸会促使体内钙的流失，导致骨质疏松。白酒等酒类饮料中的醇类会损害人体各脏器功能，同时也是交通事故高发的重要原因之一	茶叶类、纯果汁、花果茶、豆浆、葡萄酒、黄酒等优质健康饮料。鲜榨豆浆含有丰富的优质蛋白和各种微量元素，纯果汁是补充水溶性维生素的良好途径，鲜花茶给爱美的女士，葡萄酒是地中海膳食的重要组成部分，可降血脂、降胆固醇，改善血循环，适量饮用是上佳选择
总评	不安全因素：油脂、甜饮料和酒类	配餐方向：低盐、低脂、低糖、平衡膳食

综上所述，筵席未来的发展方向是要走大众化、多样化、多变化的道路。筵席改革要本着继承、发扬、开拓、创新的原则，使筵席跟上时代的步伐，富有时代气息，更好地为改善人民生活、增强民族体质以及国际友好往来服务。

【练习与思考】

一、课堂练习

1. 大豆中含有高达（　　　）的优质蛋白质，这是获得优质蛋白质最经济的来源。
   A. 45%　　　　　　B. 35%　　　　　　C. 40%　　　　　　D. 50%

2. 水果的主要成分是果糖，可迅速通过胃肠吸收，（　　　）马上吃水果容易使血糖升高。
   A. 饭后　　　　　　B. 饭前　　　　　　C. 饭中

3. 18～50岁男性轻体力劳动者每日能量总需要量2 400 kcal，三餐能量分配为（　　　）。
   A. 早餐40%，午餐40%，晚餐20%　　　B. 早餐30%，午餐40%，晚餐30%
   C. 早餐40%，午餐30%，晚餐30%　　　D. 早餐30%，午餐30%，晚餐40%

4. 俗话说："吃饭（　　　），不用找药方。"
   A. 先吃肉　　　　　B. 先吃主食　　　　C. 先喝汤　　　　　D. 先吃鱼

二、课后思考

1. 如何根据顾客的能量需要制定营养食谱？
2. 根据所学内容，给自己制定一份午餐营养食谱。

三、分组实训

查阅资料制定一份适合新疆地域的营养餐食谱。

[1] 张首玉 . 营养配餐与设计 [M]. 北京：中国科学技术出版社，2013.

[2] 邓红 . 营养配膳与制作 [M]. 北京：科学出版社，2009.

[3] 周才琼，周玉林 . 食品营养学 [M]. 3 版 . 北京：中国质检出版社，2017.

[4] 刘志皋 . 食品营养学 [M]. 2 版 . 北京：中国轻工业出版社，2004.

[5] 李铎 . 食品营养学 [M]. 北京：化学工业出版社，2010.

[6] 蔡智军 . 食品营养与配餐 [M]. 北京：化学工业出版社，2011.

[7] 葛可佑 . 中国营养师培训教材 [M]. 北京：人民卫生出版社，2005.

[8] 杨月欣 . 中国食物成分表：标准版：第一册 [M]. 6 版 . 北京：北京大学医学出版社，2018.

[9] 杨月欣 . 中国食物成分表：标准版，第 2 册 [M]. 6 版 . 北京：北京大学医学出版社，2019.

[10] 杨月欣 . 中国食物成分表 . 2004[M]. 北京：北京大学医学出版社，2005.

[11] 中国就业培训技术指导中心 . 公共营养师（基础知识）[M]. 北京：中国劳动社会保障出版
社，2007.

[12] 中国营养学会 . 中国居民膳食指南 . 2022[M]. 北京：人民卫生出版社，2022.

[13] 王晶 . 食品营养标签和标示成分检测技术 [M]. 北京：化学工业出版社，2006.

[14] 蔡智军 . 食品营养与配餐 [M]. 北京：化学工业出版社，2011.

[15] 吴杰 . 儿童营养保健菜 [M]. 北京：金盾出版社，2008.

[16] 姜微 . 青少年营养健康新顾问 [M]. 延边：延边大学出版社，2007.

[17] 骆淑波，许成 . 营养餐配制 [M]. 北京：中国劳动社会保障出版社，2006.

[18] 王其梅 . 营养配餐与设计 [M]. 北京：中国轻工业出版社，2014.

[19] 张首玉 . 营养配膳技能训练 [M]. 北京：机械工业出版社，2011.

[20] 隋海涛.营养膳食与食疗保健 [M].北京：中国轻工业出版社，2012.

[21] 张奔腾.全家人的营养餐 [M].长春：吉林科学技术出版社，2012.

[22] 王者悦.中国药膳大辞典 [M].大连：大连出版社，1992.

[23] 中国营养学会.中国居民膳食指南 [M].拉萨：西藏人民出版社，2013.

[24] 张广德.中老年人常见病养生运动处方 [M].北京：高等教育出版社，2013.

[25] 中国营养学会老年营养分会.中国老年人膳食指南 [M].济南：山东美术出版社，2010.

[26] 杜立华.烹饪营养与配餐[M].2版.重庆：重庆大学出版社，2021.